全国高等职业院校医学美容技术专业规划教材

皮肤病与性病

（供医学美容技术、临床医学等相关专业用）

主　编　胡志帮　姜　蕾

副主编　薛晓东　杨　靖　龚　宇

编　者　（以姓氏笔画为序）

江　凤（重庆三峡医药高等专科学校附属人民医院）

杨　靖（重庆大学附属三峡医院）

杨雄波（重庆大学附属三峡医院）

李翔宇（山东中医药大学）

张　正（山东中医药高等专科学校）

胡志帮（重庆三峡医药高等专科学校附属人民医院）

姜　蕾（山东中医药高等专科学校）

龚　宇（重庆市第十三人民医院）

薛晓东（重庆三峡医药高等专科学校附属人民医院）

中国健康传媒集团
中国医药科技出版社

内容提要

本教材是“全国高等职业院校医学美容技术专业规划教材”之一，根据高等职业教育人才培养目标及皮肤性病学教学大纲的基本要求和课程特点编写而成，内容上涵盖了皮肤的结构及功能、皮肤病的症状体征及预防治疗等总论内容，各论涉及各种常见感染性、动物性、变态反应性、自身免疫性、红斑鳞屑性、血管炎性、损美性及性传播疾病等临床常见及多发皮肤及性病的病因、临床表现、诊治及预防等内容。本教材具有目标定位明确，内容全面实用，重点突出等特点。本教材为书网融合教材，纸质教材有机融合电子教材、PPT 课件、题库系统以及数字化教学服务（在线教学、在线作业、在线考试），强化知识的应用和技能的培养，突出了教材的实用性、趣味性和可读性，使教材内容立体化、生动化，便教易学。

本教材主要供高等职业院校医学美容技术、临床医学等相关专业使用，也可作为基层皮肤科医生参考用书。

图书在版编目（CIP）数据

皮肤病与性病 / 胡志帮，姜蕾主编. -- 北京 : 中国医药科技出版社，2024. 12

全国高等职业院校医学美容技术专业规划教材

ISBN 978-7-5214-4617-3

Ⅰ. ①皮… Ⅱ. ①胡… ②姜… Ⅲ. ①皮肤病 - 高等职业教育 - 教材 ②性病 - 高等职业教育 - 教材 Ⅳ. ①R75

中国国家版本馆 CIP 数据核字(2024)第 099198 号

美术编辑 陈君杞

版式设计 友全图文

出版 **中国健康传媒集团** | 中国医药科技出版社

地址 北京市海淀区文慧园北路甲 22 号

邮编 100082

电话 发行：010 - 62227427 邮购：010 - 62236938

网址 www. cmstp. com

规格 889mm × 1194mm $^1/_{16}$

印张 15 $^3/_4$

字数 460 千字

版次 2025 年 1 月第 1 版

印次 2025 年 1 月第 1 次印刷

印刷 北京盛通印刷股份有限公司

经销 全国各地新华书店

书号 ISBN 978 - 7 - 5214 - 4617 - 3

定价 65. 00 元

数字化教材编委会

主　编　胡志帮　姜　蕾

副主编　薛晓东　杨　靖　龚　宇

编　者　（以姓氏笔画为序）

江　凤（重庆三峡医药高等专科学校附属人民医院）

杨　靖（重庆大学附属三峡医院）

杨雄波（重庆大学附属三峡医院）

李翔宇（山东中医药大学）

张　正（山东中医药高等专科学校）

胡志帮（重庆三峡医药高等专科学校附属人民医院）

姜　蕾（山东中医药高等专科学校）

龚　宇（重庆市第十三人民医院）

薛晓东（重庆三峡医药高等专科学校附属人民医院）

出版说明

为深入学习贯彻党的二十大精神，落实《国务院关于印发国家职业教育改革实施方案的通知》《关于深化现代职业教育体系建设改革的意见》《职业教育提质培优行动计划（2020—2023年）》《关于推动现代职业教育高质量发展的意见》等有关文件精神，适应学科发展和高等职业教育教学改革等新要求，对标国家健康战略、对接医药市场需求、服务健康产业转型升级，建设高质量教材，支撑高质量现代职业教育体系发展的需要，使教材更好地服务于院校教学，中国健康传媒集团中国医药科技出版社在教育部、国家药品监督管理局的领导下，组织和规划了“全国高等职业院校医学美容技术专业规划教材”的修订和编写工作。本套教材具有以下特点。

1. 强化课程思政，辅助三全育人

教材编写将价值塑造、知识传授和能力培养三者融为一体，坚决把立德树人贯穿、落实到教材建设全过程的各方面、各环节，深度挖掘提炼专业知识体系中所蕴含的思想价值和精神内涵，科学合理拓展课程的广度、深度和温度，多角度增加课程的知识性、人文性，提升引领性、时代性和开放性，辅助实现“三全育人”（全员育人、全程育人、全方位育人），培养新时代创新人才。

2. 推进产教融合，体现职教精神

教材编写坚持现代职教改革方向，体现高职教育特点，以人才培养目标为依据，以岗位需求为导向，围绕“教随产出、产教同行”，教材融入行业人员参与编写。教材正文适当插入典型临床案例，使学生边读边想、边读边悟、边读边练，做到理论与相关岗位相结合，形成以案例为引导的职业教育教学模式新突破，提升人才培养针对性和适应性。

3. 体现行业发展，突出必需够用

教材编写坚持“已就业为导向，已全面素质为基础，以能力为本位”的现代职业教育教学改革方向。构建教材内容应紧密结合当前实际要求，吸收新技术、新方法、新材料，体现教材的先进性，教材编写落实“必需、够用”原则，教材编写以满足岗位需求、教学需求和社会需求的高素质人才，体现高职教学特点。同时做到与技能竞赛考核、职业技能等级证书考核的有机结合。

4. 建新型态教材，适应转型需求

适应职业教育数字化转型趋势和变革要求，依托“医药大学堂”在线学习平台，搭建与教材配套的数字化资源（数字教材、教学课件、图片、视频、动画及练习题等），丰富多样化、立体化教学资源，并提升教学手段，促进师生互动，满足教学管理需要，为提高教育教学水平和质量提供支撑。

本套教材的出版得到了全国知名专家的精心指导和各有关院校领导与编者的大力支持，在此一并表示衷心感谢。希望广大师生在教学过程中积极使用本套教材并提出宝贵意见，以便修订完善，共同打造精品教材。

前言 PREFACE

皮肤病与性病是一门重要的临床专业课程，与基础医学及其他学科密切相关。皮肤病种类繁多，发病率高，黄褐斑、雀斑等色素性皮肤病，痤疮、脱发等皮肤附属器疾病等损美性皮肤病可明显影响患者的容貌，皮肤美容涉及激光治疗、化学换肤、皮肤护理及养护等多种医学美容技术，均是医学美容技术专业的人才培养目标中重要的方面，当前美容业的迅速发展，需要培养大量的美容专业技术人才，皮肤疾病及美容相关知识均是医学美容技术人才需要学习及掌握的重要内容。

本教材本着内容实用，重点突出，编写内容均为常见及多发皮肤性病，体现“三基、五性、三特定”基本原则，体现专业课程的核心内容，精炼基础理论，突出技能应用，体现岗位需求。编写时融入最新指南、共识、学科前沿进展，最新的方法与技术等，使学生能够及时了解及掌握最新知识及技能。旨在通过本课程的学习，使学生掌握常见皮肤病及性病的理论知识，掌握常见与多发皮肤性病的临床特点、诊断和治疗、实践技能，具备健康宣教和预防宣传能力。编写时注重职业能力的培养，在强化技能知识的同时，注重责任心及创新、沟通交流、团队合作能力等方面的培养，同时注重学生的“德风”教育，在教材中融入思政内容，培养学生正确的人生观和价值观。

为适应医学美容技术专业人才培养需求，和传统皮肤性病学教材比较，本教材重点针对美容相关技术及常见损美性疾病内容：色素性皮肤病、皮肤附属器疾病、变态反应性皮肤病等章节进行编写；本着突出疾病诊治、强化皮肤美容养护原则，融入适量医学美学、美容技术相关知识，以项目、任务为单元设计学习要点、知识链接、案例分析等模块；教材内容总共二十个项目，分总论及各论，总论为项目一至项目三，介绍皮肤病性病的基本知识、基本理论和基本技能。各论为项目四至项目二十，主要阐述常见皮肤病的病因、临床表现、诊断及鉴别、治疗及预防指导。本教材为书网融合教材，纸质教材有机融合电子教材、教学配套资源（PPT 课件、题库系统等）以及数字化教学服务（在线教学、在线作业、在线考试），强化知识的应用和技能的培养，突出了教材的实用性、趣味性和可读性，使教材内容立体化、生动化，便教易学。

本教材中，项目一、三、四由姜蕾编写；项目二、五、七由江风编写；项目十六、十七由杨雄波编写；项目六、八由胡志帮编写；项目九、十九由薛晓东编写；项目十一、十八由杨靖编写；项目十二、十三由龚宇编写，项目十四、十五由李翔宇编写，项目十、二十由张正编写，最后由胡志帮统稿。本教材适合高等职业院校医学美容技术专业、临床医学专业师生教学使用，也可作为其他基层皮肤科医生的学习参考用书。

该教材编写过程中，得到了有关院校和同行的大力支持，在此深表感谢！由于受编者水平所限，教材中难免有不足之处，恳请广大同行及师生提出宝贵意见或建议，以便及时勘误。

编　者

2024 年 8 月

CONTENTS 目录

模块一 总 论

模块二 各 论

模块一　总　论

项目一　皮肤的解剖、组织及生理

PPT

学习目标

知识目标：通过本项目的学习，掌握皮肤的组织结构；熟悉皮肤的生理功能；了解皮肤的血管、淋巴管、肌肉及神经分布。

技能目标：具备说出皮肤结构、生理功能的能力。

素质目标：树立关爱患者的意识。

任务一　概　述

情境导入

情境：患者，女，16 岁。因面部丘疹半年就诊。患者半年前开始，额头部陆续出现丘疹，无瘙痒，无疼痛；检查见患者面部散在丘疹，色红。诊断为痤疮。

思考：1. 皮肤可以分成哪几层？

2. 痤疮皮损中出现的丘疹累及皮肤哪一层？

皮肤（skin）被覆于体表，由表皮、真皮和皮下组织构成，除各种皮肤附属器（毛发、指或趾甲、皮脂腺、汗腺等）外，还含有丰富的血管、神经、淋巴管及肌肉组织（图 1-1）。

皮肤是人体最大的器官，重量约占总体重的 16%，成人皮肤的总面积约 $1.5m^2$。皮肤的厚度因年龄、性别、部位不同而有所差异，平均厚度 0.5~4.0mm；表皮的厚度平均约 0.1mm，真皮的厚度是表皮的 15~40 倍。掌跖部皮肤最厚，其次是四肢伸侧等处，眼睑、乳腺、四肢屈侧、阴囊等处皮肤较薄；儿童的皮肤比成人薄，女性的皮肤比男性薄。

皮肤借皮下组织与人体深部附着，受真皮纤维束的不同排列和牵拉，皮肤表面形成许多深浅走向不一的细小沟纹，称为“皮沟”。皮沟将皮肤表面切分成大小不等且细长的隆起，称“皮嵴”。较深的皮沟形成三角形、多边形或菱形的微小区域，称“皮野”。皮嵴上分布许多凹陷小孔，为汗腺开口。在关节处的皮肤特别是掌跖部、指（趾）外皮肤有明显的褶痕，称“屈痕”；指（趾）末端屈面的皮沟、皮嵴呈涡纹状，称“指（趾）纹”，指（趾）纹形态受遗传因素决定，个体之间的指（趾）纹均有差异。

皮肤又分为有毛皮肤和无毛皮肤。唇红、乳头、龟头、包皮内侧、阴蒂、阴唇内侧、掌跖部屈面及其末节伸面等处无毛，称为“无毛皮肤”；其他部位皮肤长有疏密不匀、长短不一的毛，称为“有毛皮肤”。指（趾）末节伸面有指（趾）甲。

此外，皮肤的毛发数量、毛囊大小、腺体类型和数目、血管和神经分布、色素化程度、角化程度及机械张力等，因分布人体部位不同而有很大差别，并随年龄不同而变化。

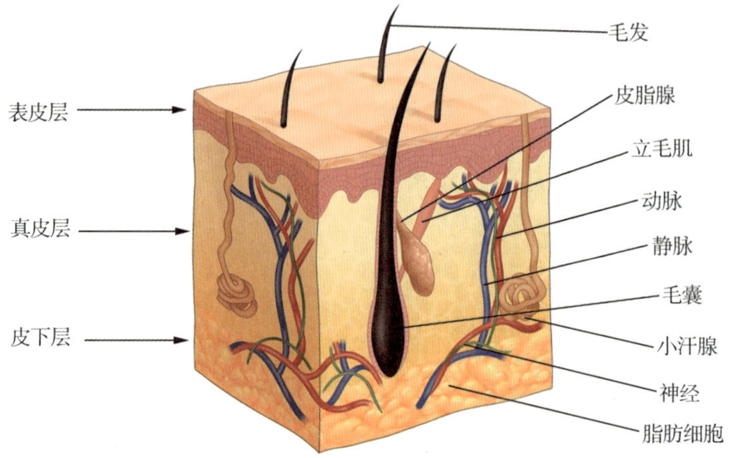

图1-1　皮肤解剖结构模式图

任务二　表　皮

情境导入

情境：患者，女，45岁。患者2个月前面部出现褐色斑片，无瘙痒和疼痛。检查见患者两侧颧部黄褐色斑片，形状不规则，似蝴蝶，表面无鳞屑。

思考：1. 患者面部黄褐色斑片的形成发生在皮肤的哪一层？

2. 这一层的主要作用还有哪些？

表皮是人体的第一道屏障，来源于外胚层，覆盖于机体表面，是皮肤的最浅层，表皮在组织学上属于复层鳞状上皮，主要由角质形成细胞和非角质形成细胞（黑素细胞、朗格汉斯细胞、梅克尔细胞等）构成。

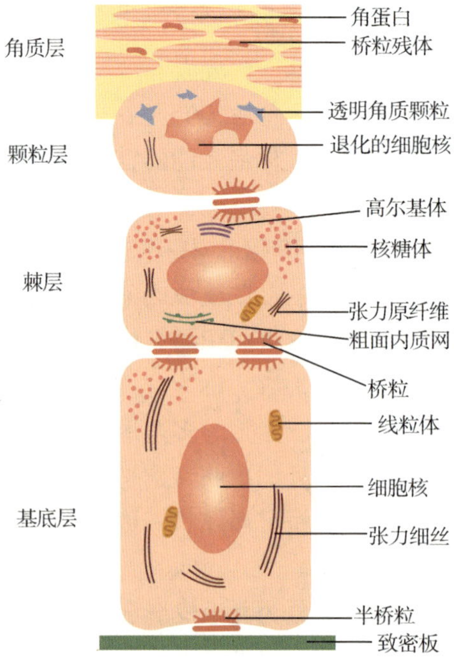

图1-2　皮肤解剖结构模式图

一、角质形成细胞

角质形成细胞（keratinocyte）又称“角朊细胞”，是表皮的主要构成细胞，占表皮细胞数量的80%以上，在分化过程中可产生角蛋白。角蛋白是角质形成细胞的主要结构蛋白，参与表皮的分化、角化等生理病理过程。根据角质形成细胞分化阶段与特点，表皮由深到浅可以分为5层，即基底层、棘层、颗粒层、透明层和角质层（图1-2）。

（一）基底层

基底层（stratum basale）是表皮的最底层，由单层矮柱状或立方状的细胞组成，与基底膜带垂直排列成栅栏状，与下方的真皮层呈锯齿状嵌合。表皮基底层与真皮之间为0.5～

1.00μm 厚的红染带，称“基底膜带”。此膜具有半渗透膜作用，真皮内分子量小于 4 万的营养物质可经此进入表皮，表皮的代谢产物亦可经此进入真皮。电镜下，可见相邻基底细胞间、基底细胞与棘细胞间靠桥粒连接，与基底膜带以半桥粒连接。

基底细胞是未分裂的幼稚细胞（干细胞），有活跃的分裂能力，新生的细胞向浅层移动过程中逐渐分化形成表皮其余几层的细胞，故基底层又称“生发层”。最终，基底层细胞分裂并逐渐分化成熟为角质层细胞，从皮肤表面脱落。正常情况下，约 30% 的基底层细胞处于核分裂期，新生的角质形成细胞有秩序地上移，正常表皮基底层细胞的分裂周期为 13 ~ 19 天；分裂后形成的细胞逐渐向上推移分化，由基底层移行至颗粒层约需 14 天；由颗粒层移行至角质层表面而脱落，又约需 14 天，共计约 28 天，称为角质形成细胞的通过时间或更替时间。因此，基底层可能存在具有长期增殖及分化潜能的表皮干细胞，在表皮的不断更新和创伤修复中起重要作用。

（二）棘层

棘层（stratum spinosum）位于基底层之上，由 4 ~ 10 层多边形体积较大的、轮廓渐趋扁平的细胞组成。细胞向四周伸出许多细短的突起，因在组织切片中呈现棘刺样形态而命名。电镜下可见细胞胞质内有许多张力细丝聚集成束，附着于桥粒上，相邻细胞部细胞胞质中散在分布直径为 100 ~ 300nm 的包膜颗粒，称角质小体。

（三）颗粒层

颗粒层（stratum granulosum）位于棘层之上，由 2 ~ 4 层扁平的梭形细胞组成，掌跖部等部位细胞可厚达 10 层。因颗粒层胞质中含有大量形状不规则的透明角质颗粒而得名。颗粒没有界膜包被呈致密均质状，沉积于成束的张力细丝间。颗粒层细胞有较多的角质小体，它们常与细胞膜融合，将磷脂类物质等内容物排出到细胞间隙内，使邻近细胞间黏合，形成多层膜状结构，构成阻止物质透过表皮的主要屏障。

（四）透明层

透明层（stratum lucidum）位于颗粒层上方，角质层的下方，仅见于掌跖部等角质层较厚的表皮，由 2 ~ 3 层扁平细胞组成，无胞核，细胞界限不清，但紧密相连，有强折光性，故名“透明层”。透明层是防止水、电解质及相关化学物质通过的重要屏障。

（五）角质层

角质层（stratum corneum）为表皮的最外层，由 5 ~ 20 层扁平角质细胞和角层脂质组成。掌跖部角质层较厚，可达 40 ~ 50 层。角质细胞扁平无核结构模糊，角化、干硬，没有生物活性，常被称为“死皮”。角质层细胞上下重叠，镶嵌排列组成板层状结构，非常坚韧，构成人体很重要的天然保护层，能够防御致病微生物的侵入，阻止水分与电解质的通过，抵抗外界摩擦，对一些理化因素如酸碱、紫外线有一定耐受力。细胞间隙充满由脂质构成的膜状物，细胞间桥粒逐渐消失或形成残体，脱落后成为皮屑，同时又有新生角质细胞相继补充，不断进行新陈代谢使表皮厚度保持相对稳定状态。

知识链接

银屑病的表皮代谢

银屑病的病理特征主要为角质形成细胞过度增殖引起的表皮增生，其发病机制复杂，尚未完全阐明，环境、遗传和免疫等多种因素共同参与。研究发现，银屑病患者角质形成细胞增殖加速，使其更替时间缩短至 3 ~ 4 天。

二、非角质形成细胞

（一）黑素细胞

黑素细胞（melanocyte）是生成黑素的细胞，由外胚层的神经嵴发生，然后迁移到皮肤中，约占基底细胞的10%，其数量与部位、年龄有关，而与肤色、人种、性别等无关，乳晕、腋窝、外生殖器部、会阴部等处数量较多。

黑素细胞的主要特征是胞质中含有多个长圆形黑素小体，当黑素小体充满黑色素后成为黑素颗粒，黑素颗粒迁移到细胞突起末端，然后转移到角质形成细胞的胞质中，因此黑素细胞中黑素颗粒很少，而角质形成细胞中却较多。每个黑素细胞借助树枝状突起伸向邻近的基底细胞和棘细胞，与大约10～36个角质形成细胞密切接触，形成表皮黑素单位，向表皮输送黑素颗粒。黑色素呈现棕黑色，是决定皮肤、毛发颜色的重要因素。黑素细胞功能异常会导致色素增加（如黄褐斑）或减少（如白癜风）性的皮肤病而影响皮肤美感。

（二）朗格汉斯细胞

朗格汉斯细胞（Langerhans cell）是一种来源于脾和骨髓的免疫活性细胞，占表皮细胞的3%～5%，分散于表皮棘细胞之间及毛囊上皮内，细胞分布密度因年龄、性别和部位而异，一般面颈部较多，掌跖部较少。

朗格汉斯细胞的特征是胞质内存在剖面呈杆状或网球拍状的特殊颗粒，称伯贝克（Birbeck）颗粒，其意义尚不了解。朗格汉斯细胞有多种表面标记，包括IgG、IgE的Feb受体等，特异性标记为CD1a和langerin；具有吞噬功能，并能识别、处理与传递抗原，参与多种异体移植的排斥反应。

（三）梅克尔细胞

梅克尔细胞（Merkel cell）分布于基底层细胞之间，数量较少，细胞有短指状突起，胞质中含有许多直径为80～100nm的神经内分泌颗粒，呈扁平状，单个散在于基底细胞之间。梅克尔细胞在感觉敏锐部位（指尖、鼻尖等）的密度较大，能产生神经介质，与感觉神经纤维构成梅克尔细胞－轴突复合体，接受机械性刺激而产生触刺感，可能具有非神经末梢介导的感觉作用。

（四）未定类细胞

未定类细胞位于基底层，有树枝状胞浆突，来源与功能未定。既往认为它可能向朗格汉斯细胞或黑素细胞分化，故称未定类细胞。目前发现其一般结构与朗格汉斯细胞相似，且具相同的表面标记，但却未发现伯贝克颗粒，认为可能是未成熟的朗格汉斯细胞。

任务三　真　皮

情境导入

情境：患者，男，因半小时前骑自行车摔倒导致右手擦伤就诊。检查见右侧手掌大鱼际处擦伤，擦伤处有少量出血。

思考：1. 患者擦伤至少伤及皮肤的哪一层？

2. 预估愈合后是否会遗留瘢痕？

真皮（dermis）位于表皮下方，通过基底膜带与表皮基底层细胞相嵌合，对表皮起支持作用；真皮由浅入深又分为乳头层和网状层，两层之间无明确界限。真皮来源于中胚层，属于不规则致密结缔组织，由纤维、基质和细胞组成，内含血管、神经、淋巴管、肌肉、皮肤附属器等。

一、乳头层

乳头层位于真皮的浅层，与表皮的基底层紧密相连，由大量的结缔组织形成真皮乳头，突向表皮基底层，形成波浪状的接触面。乳头层比较薄，其内分布着丰富的毛细血管网和神经末梢，如触觉小体。毛细血管网可以供给表皮所需要的营养物质，同时运走代谢产物。神经末梢可以感受触觉的刺激。

二、网状层

网状层位于真皮的深层，比较厚，与乳头层无严格界限。主要由粗大的胶原纤维束和弹性纤维束组成。纤维束排列多与身体表面平行，其余纵横交织呈网，从而使皮肤弹性和韧性加大。此层有较大且丰富的血管、淋巴管、神经以及汗腺、毛囊、皮脂腺等，深层有环层小体，能感受压迫和振动的刺激。

三、纤维

真皮内的纤维包括胶原纤维、弹力纤维和网状纤维。纤维组织的不同排列组合形成了皮肤表面的皮嵴（包括指、趾纹）。若外伤、烧伤等破坏基底层及以下组织，真皮内纤维组织即会增生取代缺损组织，使皮面得以修复，但其不完全再生会引起瘢痕的出现。

1. 胶原纤维（collagen fibers） 新鲜时呈白色，有光泽，又名“白纤维”，含量最丰富，是由胶原蛋白构成的原纤维经糖蛋白黏合而成的粗细不均的胶原纤维束，是真皮纤维中的主要成分。乳头层中的胶原纤维较细，且无一定走向；深部网状层胶原纤维变粗，集成粗束与皮面平行交织成网。胶原纤维韧性大、抗拉力强，能抵御外界机械性损伤，保护皮肤，并且能储存大量水分，但缺乏弹性。

2. 弹力纤维（elastic fibers） 新鲜状态下呈黄色，又名“黄纤维”，真皮内数量较少，占2% ~ 4%，呈细束状，由无定形弹力蛋白与微原纤维构成。弹力纤维受外力牵拉时，卷曲的弹性蛋白分子伸展拉长，除去外力后，弹性蛋白分子又回复为卷曲状态。弹力纤维弹性强而韧性差，多与胶原纤维交织缠绕在一起，并环绕皮肤附属器与神经末梢。弹力纤维在乳头层与表皮垂直走向基底膜带，在网状层则排列方向与胶原纤维束相同，与皮面平行，使胶原纤维束经牵拉后恢复原状，赋予皮肤弹性，对外界机械性损伤有防护作用。

3. 网状纤维（reticular fibers） 银染呈黑色，故又称嗜银纤维，由网状原纤维聚合而成，纤维较细，分支多，交织成网，纤维表面被覆蛋白多糖和糖蛋白。主要分布在乳头层及皮肤附属器、血管和神经周围。创伤愈合中或肉芽肿处可大量增生。

四、基质

基质（matrix）是一种无定形均质状物质，充填于纤维和细胞间。构成基质的大分子物质包括蛋白多糖和糖蛋白。蛋白多糖是由蛋白质与大量多糖结合而成，是基质的主要成分。主要是以透明质酸形成长链骨架，连接蛋白结合许多蛋白质分子形成支链，蛋白质分子支链又连有硫酸软骨素等多糖侧链，这些结构使基质形成许多微孔隙的分子筛立体构型。立体的蛋白多糖复合物形成有许多微细孔隙的分子筛，小于孔隙的水、电解质、营养物质和代谢产物等可以通过，进行物质交换；大于孔隙的大分子物质（如细菌等）不能通过，被局限于局部，利于吞噬细胞吞噬。

五、细胞

真皮中含有成纤维细胞、肥大细胞、组织细胞、淋巴细胞及少量真皮树突状细胞、噬黑素细胞、朗格汉斯细胞。成纤维细胞能产生胶原纤维、弹力纤维、网状纤维和基质，同时是皮肤组织深层损伤后的主要组织修复细胞。

任务四　皮下组织和皮肤附属器

情境导入

情境：炎热的夏天，室温达到30℃，窗外大树上知了不停地叫，小明热得汗流浃背。

思考：1. 小明此时的出汗属于哪种出汗？

2. 你还能说出哪些引起出汗的原因？

一、皮下组织

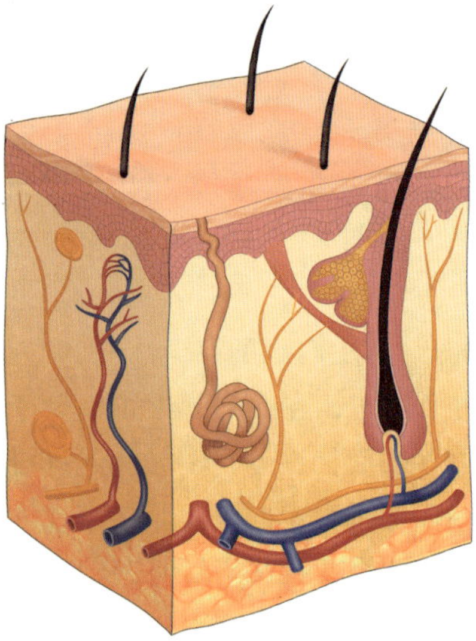

图1－3　皮下组织结构示意图

皮下组织（subcutaneous tissue）位于真皮下方，与真皮之间界限不明显，深部与肌膜等组织相连，由疏松结缔组织和脂肪小叶构成。脂肪小叶中含有脂肪细胞，胞浆透明，含大量脂质，又称“皮下脂肪层”。皮下组织内还含有汗腺、毛囊、血管、淋巴管及神经等，厚度因部位、营养、性别不同有所差异，皮下脂肪层具有缓冲外力冲击、保温、储备热量、参与体内脂肪代谢等功能（图1－3）。

二、皮肤附属器

皮肤附属器（cutaneous appendages）是由外胚层分化而来，包括皮脂腺、汗腺、毛发、毛囊、指（趾）甲等。

（一）皮脂腺

皮脂腺（sebaceous glands）属于泡状腺体，由腺泡和短导管构成，能合成和分泌皮脂，皮脂是脂类的混合物，约50%是甘油三酯和甘油二酯，其次是胆固醇、蜡脂及鲨烯，皮脂内还携带棒状杆菌、酵母菌、螨虫等常驻微生物。

皮脂腺位于立毛肌与真皮毛囊夹角之间，开口于毛囊上部。立毛肌收缩可促进皮脂的排泄，属全浆分泌腺。其分布广泛，除掌跖与指（趾）屈侧外，遍布全身，头、面、胸背上部等皮脂腺分布较密集的部位称“皮脂溢出部位”。分布于颊黏膜、唇红、乳晕、阴蒂、大小阴唇、包皮内侧、龟头等处的皮脂腺直接开口于皮肤表面，称“独立皮脂腺”。皮脂腺腺体呈分叶状，没有腺腔，由多层细胞构成，外围一薄层基底膜带和结缔组织。成熟的腺细胞内充满大量脂质微滴，腺细胞解体破碎连同释出的脂质团块，组成皮脂（此称为“全浆分泌”），经毛囊上1/3处的开口进入毛囊，再由毛囊排至皮肤表面。独立存在的皮脂腺则经单独的导管开口，将皮脂排至皮面。皮脂腺分泌主要受雄激素水平控制，青春期分泌活跃，具有润泽皮肤、毛发及杀菌作用。皮脂分泌过多、过少或排泄不畅淤积，均可引起皮肤异常。

（二）汗腺

根据结构与功能的不同，汗腺分为小汗腺和顶泌汗腺。

1. 小汗腺（eccrine glands）　又称“外泌汗腺”，属局浆分泌腺，除唇红、甲床、乳头、龟头、包皮内侧、阴蒂和小阴唇外，遍布全身，总数有160万~400万个，以掌跖部、腋窝、前额等处较多，背部较少，可分为分泌部和导管部。分泌部位于真皮深层及皮下组织中，由单层细胞排列成管状，球形盘绕，外有肌上皮细胞及基底膜。小汗腺的分泌细胞有亮细胞和暗细胞两种，其中亮细胞稍大，胞质中含较多的糖原颗粒，主要分泌汗液，暗细胞主要分泌黏蛋白和回收钠离子。小汗腺导管部也称“汗管”，由两层小立方形细胞构成，螺旋状上升，开口于皮嵴汗孔。表皮内的汗管细胞发生角化的过程早于表皮角质形成细胞，在颗粒层水平处即已完全角化。小汗腺具有分泌汗液、调节体温和电解质平衡、排泄机体代谢产物、保护和润泽皮肤的作用，受交感神经系统支配，神经介质是乙酰胆碱。

2. 顶泌汗腺（apocrine glands）　又名“大汗腺”，是较大的管状腺，腺体分泌部位于皮下组织内，由一层立方形或柱形分泌细胞排列成分枝管状，盘绕成团，外有肌上皮细胞及较厚的基底膜，其导管部分的组织结构与小汗腺相似，由两层细胞组成，螺旋状上升，开口于毛囊内皮脂腺开口的上部，少数直接开口于表皮。顶泌汗腺大小约为小汗腺的10倍，属顶浆分泌腺（腺细胞分泌时，富含分泌颗粒的细胞顶部突向腺腔，从细胞脱落，分解成为分泌物，这种分泌方式称为“顶浆分泌”）。能合成与分泌乳样液。顶泌汗腺主要分布于腋窝、乳晕、脐窝、肛门及外阴等处。外耳道的耵聍腺、睑睫腺、乳腺属于变异的顶泌汗腺。顶泌汗腺的分泌受性激素影响，性成熟前呈静止状态，青春期后分泌旺盛。新鲜的顶泌汗腺分泌物为一种无菌、无臭、较黏稠的乳状液，除水分外，含有蛋白质、糖类、脂肪酸和色原（如吲哚酚），排出后在皮面被某些细菌（如类白喉杆菌等）分解产生特殊气味，可形成“狐臭”（图1-4）。

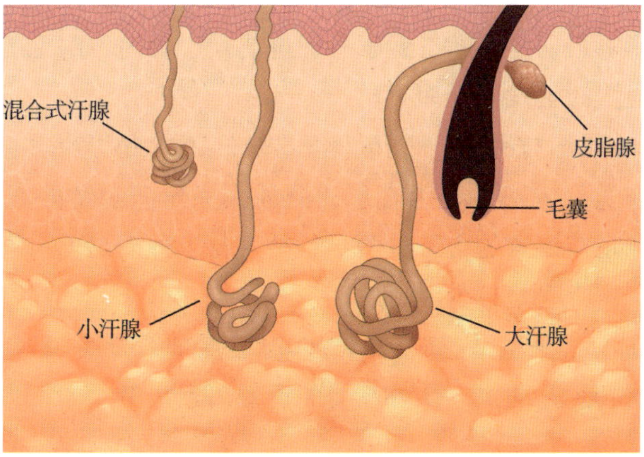

图1-4　汗腺结构模式图

（三）毛发与毛囊

毛发由角化的表皮细胞变化而来，人体除唇红、掌跖、指（趾）末节伸面、乳头、龟头、包皮内侧、阴蒂及阴唇内侧无毛外，其余皮肤均附有毛发。

1. 毛发的分类 毛发可分为胎毛、终毛、毳毛三种。胎儿期的毛发细软且色淡，称胎毛；成熟期毛发粗长而黑，含有髓质，称终毛；毳毛俗称“汗毛”，较细，无髓质，分布于面、颈、躯干、四肢等全身光滑皮肤。终毛又可分长毛和短毛，头发、胡须、阴毛和腋毛为长毛；眉毛、睫毛、鼻毛和外耳道毛为短毛。

2. 毛发的基本结构 毛发的基本结构分为毛干、毛根、毛囊、毛球四部分（图 1－5）。露出于皮肤以外的部分，称毛干；在皮内部分，称毛根；包裹毛根的上皮和结缔组织形成的鞘，称毛囊；毛根和毛囊的下部融合膨大部分，称毛球；毛球由毛乳头和毛母质构成，底部向内突出的真皮组织，称毛乳头，内含有神经、血管与结缔组织，为毛发与毛囊提供营养物质。毛乳头上部有一层柱状细胞，称毛基质，间有黑素细胞，相当于表皮基底层，是毛发与毛囊的生长区。

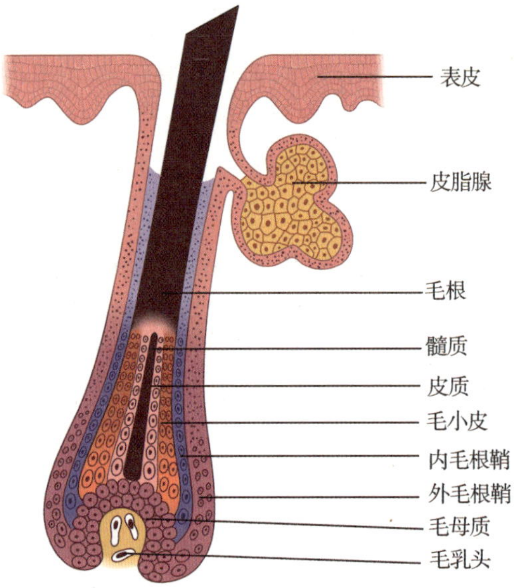

图 1－5 毛发及毛囊结构模式图

毛囊由内毛根鞘、外毛根鞘和结缔组织鞘构成，含丰富的神经末梢，是灵敏的触觉感受器，分为上、下两段，共三个部分。毛囊口至皮脂腺开口处称毛囊漏斗部，皮脂腺开口处至立毛肌附着处称毛囊峡部，这两部分亦称毛囊的上段；以下为毛囊的下段，包括毛囊茎部与球部。在毛囊的稍下段有立毛肌，属平滑肌，受交感神经支配。立毛肌下端附着在毛囊下部，上端附着在真皮乳头层，神经紧张及寒冷可引起立毛肌的收缩，而起“鸡皮疙瘩”。

3. 毛发的生长 毛发的生长呈周期性，分为生长期、退行期、休止期三个阶段。不同部位的毛发由于生长期长短的不同，其长短也不同。头发每日生长 0.27～0.4mm，平均约 0.37mm，生长期 3～6 年，退行期 3～4 周，休止期 3～4 个月，可长至 50～60cm，脱落后再长新发。眉毛、睫毛较短，生长期不超过 6 个月。正常人有少量毛发脱落属生理现象，会有相等数量的新发生长，使人体皮肤始终保持一定数量的毛发；各部位毛发也并非同时生长或脱落，约 80% 毛发处于生长期。毛发的周期性生长受激素水平、健康状况、遗传、气候等因素的影响，其中激素的影响最明显，如雄激素可促进胡须、腋毛、阴毛的生长，甲状腺素缺乏时毛发干燥、粗糙，甲状腺素过多时毛发则细而柔软。

4. 毛发的形态 毛发的形态与民族、遗传、营养及健康状况等有关。常见的毛发形态有直形、蜷曲形、螺旋形和波浪形。黄种人头发多为直形；黑种人头发多为蜷曲或螺旋形；白种人头发可直形，也可波浪形。毛发的颜色与黑素的含量有关，黄种人与黑种人是黑头发；黑素含量相对较多，白种人是金黄色发或灰白发，黑素含量较少。

5. 毛发的作用 毛发具有加强触觉感应、调节体温、抵御紫外线照射、机械性保护等重要作用。同时，毛发的外形、色泽、长短是构成人体外在美的重要因素，对人的工作、生活、社交有着重要的影响。

（四）甲

甲位于指（趾）末端伸侧，由多层紧密的角化细胞形成的硬角蛋白性板状结构，分甲板和甲根两部分，外露部分称甲板或甲体，伸入近端皮肤中的称甲根。正常甲为透明板状，略呈长方形，比较坚硬，能保护指（趾）末端，并能协助手指抓挤小物体，也是健康状态和某些疾病的外显标志。覆盖甲板周围的皮肤皱襞称甲襞，甲板与甲襞之间的沟称甲沟；甲板下组织是甲床；甲根之下和周围的上皮称甲母质，是甲的生长区；甲板近心端半月形淡白色区域称甲半月，是甲母质细胞层较厚所致。甲的生长呈持续性，成人指甲的生长速度约每日0.1mm，趾甲生长速度为其1/3～1/2。健康的指（趾）甲呈平滑、亮泽、半透明，疾病、营养状况、环境及生活习惯等可改变指（趾）甲的外观，甚至导致病变，通过观察指甲可以获得相应的病情资料，同时指（趾）甲也是重要的美饰对象（图1－6）。

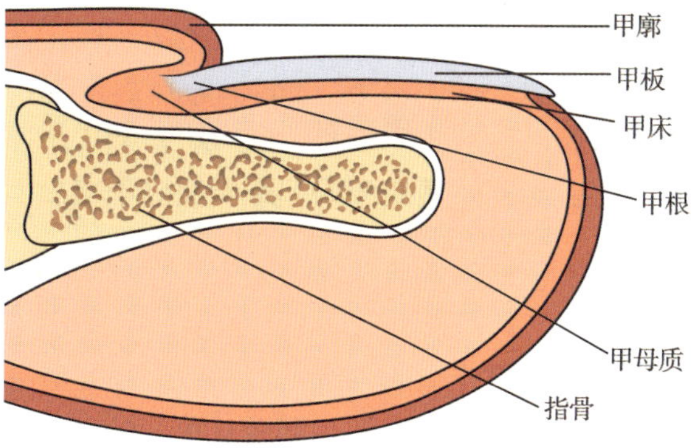

图1－6　甲结构模式图

任务五　皮肤的血管、淋巴管、肌肉和神经

情境导入

情境：冬天，天气寒冷，室外大雪纷飞，刚走出教学楼的同学们感觉被冻得汗毛都竖起来了。

思考：1. 竖起的汗毛是什么肌肉发挥的作用？

2. 人体通过什么器官感受到寒冷？

一、皮肤的血管

皮肤的表皮内无血管，在真皮及皮下组织中分布着血管丛。真皮中血管有乳头下血管丛（浅丛）和真皮下部血管丛（深丛）。这些血管丛大致呈现层状分布，浅丛与深丛之间有丰富的垂直走向的吻合支。皮肤内还含有能调节体温的血管结构，在指（趾）、耳郭、鼻尖等处真皮内有较多的动静脉吻合，称血管球。皮肤血管的结构特点有助于发挥营养代谢和调节体温等作用（图1－7）。若某些致病因素导致皮肤血管病变时则可引起局部皮肤的红斑、肿胀、皮疹等，损伤皮肤的健美。

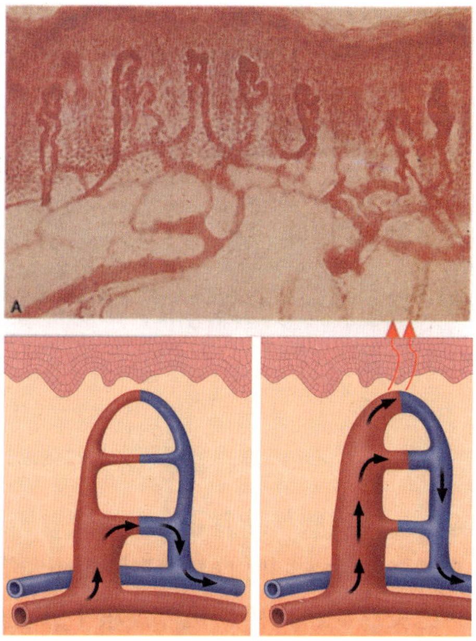

图1－7　皮肤血管网及体温调节机制

二、皮肤的淋巴管

皮肤的淋巴管网与主要的血管丛平行，毛细淋巴管盲端起源于真皮乳头的结缔组织间隙，与毛细血管伴行向下汇集成真皮浅层及深层淋巴管网，在皮下组织内形成较大淋巴管，并与所属淋巴结连接。由于毛细淋巴管内的压力低于毛细血管及其周围组织间隙，且管壁很薄，只有一层内皮细胞及稀疏的网状纤维构成，通透性强，皮肤中的组织液、游走细胞、病理产物及细菌等均易进入淋巴管而到达淋巴结，有害物质在淋巴结内被吞噬消灭或引起免疫反应，淋巴管也是肿瘤细胞的转移途径之一。

三、皮肤的肌肉

皮肤的肌肉组织主要是平滑肌，其中最常见的是立毛肌，还有阴囊肌膜、乳晕平滑肌和血管壁平滑肌等。面部表情肌和颈部颈阔肌属于横纹肌。

四、皮肤的神经

皮肤内有丰富的神经末梢，分布于血管、腺体和平滑肌，调节腺体的分泌和平滑肌的收缩，感受触、压、痛、温度等各种刺激。皮肤的神经与中枢神经系统相连，分为感觉神经和运动神经两大类。

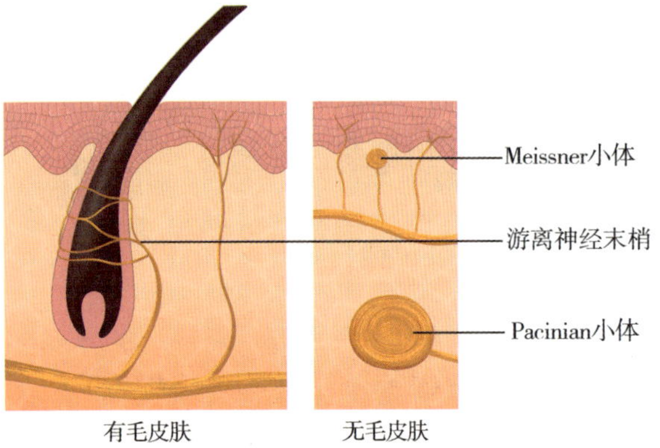

图 1-8 皮肤感觉神经模式图

（一）感觉神经

皮肤的感觉神经可分为神经小体和游离神经末梢，前者分囊状小体和非囊状小体，囊状小体主要分布于无毛皮肤，由结缔组织被囊包裹神经末梢构成，如 Pacinian 小体、Krause 小体、Meissner 小体等，这些小体可接受冷觉、压觉、痛觉、痒觉等（图 1-8）。目前研究发现，仅有游离神经末梢而无神经小体的部位也能区分皮肤上受到的这些刺激。

（二）运动神经

皮肤的运动神经来自交感神经的节后纤维，交感神经的肾上腺素能纤维支配立毛肌、血管、血管球、小汗腺和顶泌汗腺的肌上皮细胞；交感神经的胆碱能纤维支配小汗腺的分泌细胞。以上两种神经可调控血管收缩、汗腺分泌及毛发竖立，但属不随意性神经；面神经支配面部横纹肌，可随意控制面部表情变化，属随意性神经。

任务六 皮肤的生理功能

情境导入

情境：高考后的暑假，小明一直坚持在工地工作，忙碌的工作中，小明身体变得更结实，手上也长了“茧”。

思考：1. 茧体现了皮肤的哪种生理功能？

2. 皮肤表面茧形成的原因是什么？

人体皮肤与外界环境直接接触，是抵御有害因素入侵的第一道防线。皮肤不断地参与和完成机体的新陈代谢，同时自身不断地角化更新，具有很多特定的生理功能，还是重要的免疫器官，参与机体的免疫反应，对维护机体健康十分重要。皮肤的生理功能归纳起来有保护作用、感觉作用、体温调节作用、分泌与排泄作用、吸收作用、代谢作用、免疫作用。

一、保护作用

皮肤的保护功能主要体现为防护物理性和化学性损伤、防御微生物和防止营养物质丢失等。

（一）对物理性损伤的防护

物理性损伤包括力、光、电、磁等对皮肤产生的损伤。表皮的角质层，质地柔韧而致密，在经常摩擦、受压的部位形成胼胝，增强了对机械性刺激的耐受力；真皮层内的胶原纤维、弹力纤维和网状纤维相互交织，使皮肤具有一定的弹性和伸展性，抗拉能力增强；皮下脂肪层具有缓冲作用，能减低外力冲击和挤压，对皮肤及深部组织器官起到防护作用。皮肤对机械性损伤的防护能力因身体部位、年龄、性别及环境的不同而有所差异，如皮下脂肪层厚及表皮角质层较厚的部位，防护能力较强。当外界刺激过于强烈时，还可通过保护性的神经反射动作，避免损伤；皮肤破损后，可通过基底层细胞的再生进行修复。

皮肤是电的不良导体，皮肤对电流的防御能力与皮肤角质层含水量有关。角质层含水量越少，电阻越大，对电压、电流的阻抗能力越强，因此干燥的皮肤不易导电，而潮湿皮肤的电阻值只有干燥皮肤电阻值的1/3，电阻变小，易受电击伤害。

角质层可将大量日光反射回去，吸收大量的短波紫外线（波长180～280nm）；棘层和基底层则吸收长波紫外线（波长320～400nm）。黑素细胞产生的黑色素是人体防卫紫外线的主要屏障，黑色素能阻止短波紫外线的进入，并清除紫外线进入人体后产生的自由基，从而对皮肤起到保护作用，而且当人体受到紫外线照射后，黑素细胞会产生更多的黑色素，并传递给基底细胞、棘细胞和角质形成细胞，进一步增强皮肤对紫外线照射的防护能力。

（二）对化学性刺激的防护

皮肤角质层是有效防止多种外来化学物质进入体内的第一道防线。表皮的角质层细胞具有完整的脂质膜，富含角蛋白，有较强的斥水性及抗弱酸、弱碱的作用，能较好地防止水溶性物质、有害气体和其他有害物质的入侵。但这种防护作用是相对的，有些化学物质仍可通过皮肤进入体内，其弥散速度与化学物质的性质、浓度、在角质层的溶解度及角质层的厚度等因素有关。正常皮肤表面偏酸性，头部、前额和腹股沟偏碱性，所以皮肤对酸性或碱性物质有一定的中和或缓冲作用。当皮肤受到浸渍、局部发生糜烂、溃疡或药物外用剂量或浓度过大、时间过长时，皮肤防御功能就会减弱或丧失，对化学物质或药物等吸收加强，而引起疾病。

（三）对微生物的防御

角质层细胞排列致密，角质形成细胞之间通过桥粒结构镶嵌排列成板层状，能机械性阻碍一些致病微生物的侵入；皮肤表面含水量少，呈弱酸，对微生物生长繁殖不利；皮脂腺分泌某些不饱和脂肪酸，可抑制真菌的繁殖；角质形成细胞产生的抗微生物肽具有广谱抑菌作用；皮肤角质层的代谢脱落也有利于清除皮肤上寄生的微生物。完整的皮肤对微生物防御力强，表皮破损后，体表微生物就可以进入真皮，引起炎症。

（四）防止营养物质丢失

正常状态下，皮肤除了汗腺、皮脂腺分泌和排泄，角质层水分蒸发及脱屑外，营养物质及电解质等都不易通过皮肤角质层而丧失。这主要与皮肤角质层特殊的半透膜功能有关。成人每天通过皮肤丢失水分240～480ml（不显性出汗），但如果角质层全部缺失，每天通过皮肤丢失水分将增加10倍以上。

二、感觉作用

皮肤的感觉通常分单一感觉和复合感觉两大类。单一感觉是指神经末梢或特殊感觉小体的感受器接受体内外单一刺激，沿相应的神经纤维传入中枢，产生不同性质的感觉，如触觉、痛觉、压觉、冷觉、温觉等；复合感觉是指多种不同类型的神经末梢或感受器共同感知复杂形状或刺激，传入中枢后，由大脑综合分析形成的感觉，如干、湿、光、糙、硬、软等，另外还有形体觉、两点辨别觉、定位觉、图形觉等。皮肤的感觉功能利于机体做出保护性反应，有的产生非意识反应，如手触到高温物体会产生回缩反应，使机体免遭伤害。皮肤感觉功能有利于人类积极有效地参与各项生产劳动，在工作、生活及日常保健等方面发挥重要作用。

瘙痒（痒觉）是一种特殊感觉，是皮肤或黏膜的一种引起搔抓欲望的不愉快的感觉。瘙痒产生的机制尚不完全清楚，组织学至今尚未发现专门的痒觉感受器。但瘙痒是皮肤病中最为常见的自觉症状，许多因素与瘙痒的发生有关，如机械性刺激、电刺激、植物的细刺、动物的纤毛及毒刺、皮肤的微细裂隙、酸碱代谢异常、变态反应等，均可引起瘙痒。人体容易对皮肤病中反复出现的剧烈瘙痒产生一定的负面情绪，或影响睡眠。

三、体温调节作用

皮肤具有调节体温的作用，通过外周温度感受器感知外界环境温度变化，将相应的信息传送到下丘脑，并且接受中枢信息，通过寒战、出汗等实现体温调节，使体温保持在相对恒定的水平。皮肤中分布许多点状的温度感受器细胞，即热敏感受器和冷敏感受器，分别接受来自外界的冷、热刺激，并将这种刺激传递到下丘脑的体温调节中枢，然后通过交感神经中枢，调节皮肤血管的收缩和扩张，从而改变皮肤中的血流量及热量的扩散，以调节体温，使体温维持在一个相对稳定的水平。当外界温度升高时，皮肤毛细血管扩张，毛细血管的微循环血流量增多，散热加速，可使体温不至于过高；当外界温度降低时，皮肤毛细血管收缩，毛细血管的微循环血流量减少，散热减少，可防止体温过度降低。

皮肤血管的结构特点及汗腺功能都有利于体温的调节。皮肤真皮乳头下层有动脉网，毛细血管异常弯曲，形成丰富的静脉丛，手、足、鼻、唇和耳处皮肤还有丰富的血管球，这种结构使皮肤的血流量有很大变化。体表散热常通过辐射、传导、对流、蒸发等方式进行散热，发挥温度调节效应，其中辐射散热占全部散热的60%左右，环境温度过高时主要通过汗液蒸发散热。

四、分泌和排泄作用

皮肤的分泌和排泄作用主要通过汗腺和皮脂腺完成。

（一）汗腺的分泌和排泄

1. 小汗腺分泌和排泄 小汗腺的分泌与排泄受体内外温度、精神因素和饮食的影响。在正常室温下，只有少数小汗腺处于分泌活动状态，无明显出汗的感觉，称为“不显性出汗”，人体不易察觉；当环境温度高于30℃时，分泌性小汗腺排汗增多，出汗明显，称为“显性出汗”；大脑皮质活动，如过度恐慌、兴奋等可引起掌、跖、额、颈等部位出汗，称“精神性出汗”；进食热烫食物、进食辛辣或进食过快可使口周、鼻、面、颈、背等处出汗，称“味觉性出汗”。正常情况下，汗液无色透明，呈酸性（pH 4.5～5.5），大量出汗时，pH 值可达 7.0 左右。汗液中，超过 99% 为水，不足 1% 为无机盐与有机物质，无机盐以氯化钠为主，此外还有钙、镁、磷、锌和钾等，有机物质中一半为尿素，其他为乳酸、无机离子等。汗液与肾的部分排泄产物相似，对维持体内电解质平衡很重要。

2. 顶泌汗腺的分泌和排泄 顶泌汗腺于青春期开始分泌旺盛，大部分腺体于晨间分泌旺盛，夜间减低，情绪激动和环境温度增高时能刺激其分泌。有些人的顶泌汗腺分泌液呈黄、绿、红或黑色，使局部皮肤或衣服染色，称为“色汗症”；当分泌液被细菌分解时可产生臭味，形成“狐臭”。

（二）皮脂腺的分泌和排泄

皮脂腺的功能是分泌皮脂，分泌直接受内分泌系统的调控，雄激素及长期大量应用糖皮质激素可使皮脂腺增生肥大，分泌活动增加；雌激素可抑制皮脂腺分泌。皮脂腺的分泌活动还受人种、年龄、性别、营养、气候及皮肤部位等因素影响。

皮脂是多种脂类的混合物，包括甘油酯、蜡脂、鲨烯、胆固醇酯和游离脂肪酸。皮脂具有润泽毛发，防止皮肤干裂的作用。脂膜中的游离脂肪酸对某些病原微生物生长有抑制作用。脂质成分中 7-脱氢胆固醇（即维生素 D 原）经紫外线作用后可转化为维生素 D_3。游离脂肪酸在刚分泌的皮脂中并不存在，是由毛囊中寄生的痤疮丙酸杆菌和马拉色菌等微生物所产生的酯酶，能分解皮脂，若游离脂肪酸排出受限，则可刺激皮脂腺、毛囊及周围组织引起炎症反应，如痤疮、脂溢性皮炎等。

五、吸收作用

皮肤吸收作用主要通过角质层细胞、角质层细胞间隙和毛囊、皮脂腺及汗管口三条途径完成，其中以角质层细胞为主要吸收途径。如果角质层甚至全表皮丧失，物质也可通过真皮较完全地被吸收。经皮吸收是皮肤外用药治疗及美容养护方面的理论基础。影响皮肤吸收作用的因素主要有以下几个方面。

1. 皮肤的结构和部位　皮肤的吸收能力与角质层的厚薄、完整性及其通透性有关，不同部位皮肤的吸收能力因角质层厚薄不同有很大差异，一般依次为阴囊 > 前额 > 下肢屈侧 > 上臂屈侧 > 前臂 > 掌跖。婴儿皮肤角质层较薄，吸收能力强于成人；黏膜无角质层，吸收能力较强。皮肤糜烂、溃疡等损伤时，屏障作用降低，经皮吸收能力也加强，以上情况使用外用药时应忌用刺激性药物，或降低药物浓度以降低刺激性。

2. 皮肤角质层的水合程度　皮肤角质层的水合程度越高，皮肤的吸收能力就越强，皮肤浸渍时可增加吸收。药物外用时用塑料薄膜封包，可阻止局部汗液和水分的蒸发，使角质层水合程度提高，封包比单纯外用的吸收系数高 100 倍。

3. 被吸收物质的理化性质　完整皮肤只能吸收少量水分和微量气体，水溶性物质如维生素 C、B 族维生素、葡萄糖、蔗糖等不易被吸收，电解质吸收也少；脂溶性物质吸收良好，如脂溶性维生素中的维生素 A、维生素 D、维生素 K；某些性激素及部分糖皮质激素可经毛囊、皮脂腺吸收。皮肤对油脂类物质有较好的吸收作用，对油脂类吸收强弱顺序为：羊毛脂 > 凡士林 > 植物油 > 液状石蜡。皮肤对有机溶剂如二甲基亚砜、丙二醇、乙醚、三氯甲烷等可增加皮肤渗透性的物质的吸收能力也较强。另外，皮肤对某些药物的吸收还受药物剂型的影响，软膏剂及硬膏可促进吸收，霜剂可少量吸收，而粉剂、水溶液则吸收较差。皮肤对某些金属元素，如铅、汞等有一定的吸收能力，有些化妆品中含铅、汞成分，若长期涂擦，经皮肤吸收，蓄积后会造成中毒，出现黑斑、皮疹等。

物质分子量与皮肤的吸收能力无明显相关，如分子量小的氨气极易透皮吸收，而某些分子量大的物质也可以通过皮肤吸收。另外，在一定浓度下，物质的浓度与皮肤吸收率成正比，但某些物质（如苯酚）高浓度时可以引起角蛋白凝固，反而导致皮肤吸收不良。

4. 外界环境因素　影响皮肤吸收能力的外界环境因素主要是环境的温度和湿度。环境温度升高可使皮肤血管扩张、血流速度增加，使透入组织细胞内的物质加快弥散，从而使皮肤吸收能力提高。当环境湿度增大时，角质层水合程度增加，皮肤的吸收能力增强。

5. 皮肤疾病　皮肤患病后，角质层或表皮全层等出现的缺损、充血、炎症等可以影响皮肤吸收功能。

六、代谢作用

皮肤与内在组织器官是有机联系的整体。一方面，皮肤完成自身的新陈代谢，如角质形成细胞的分裂及分化、黑素合成与分泌等；另一方面，皮肤还参与整个机体复杂的代谢过程，如水、电解质、糖、蛋白质等物质的营养代谢。

（一）水、电解质代谢

皮肤是水、电解质重要的储存库之一。全身皮肤的含水量占人体体重的18%～20%，皮肤中的水分主要储存于真皮内，并随人体全身代谢而变化。当机体脱水时，皮肤可提供其水分的5%～7%，以维持循环血容量的稳定。

皮肤中含有的电解质约占皮肤重量的0.6%，主要贮存于皮下组织中，以氯化钠和氯化钾含量最多，此外还有镁、铜、钙、磷、硫、锌等。主要分布于细胞间液的Na^{+}、Cl^{+}和主要分布于细胞内的K^{+}、Ca^{2+}、Mg^{2+}，对维持细胞间的晶体渗透压和细胞内外的酸碱平衡起着重要的作用；K^{+}还可激活某些酶，Ca^{2+}可维持细胞膜的通透性和细胞间黏着，Zn^{2+}缺乏可引起肠病性肢端皮炎等；铜与糖酵解、角蛋白形成有密切关系，是黑素形成过程中所需酪氨酸酶的主要成分之一，铜缺乏时，可出现角化不全及毛发卷曲。

（二）糖代谢

皮肤中的糖类物质主要为糖原、葡萄糖和黏多糖等。其中糖原的合成主要在皮肤表皮细胞的滑面内质网完成，皮肤中含葡萄糖的量为血糖的60%～81%。糖尿病患者皮肤葡萄糖含量增高，容易发生真菌和细菌感染。皮肤中的葡萄糖以有氧氧化及无氧糖酵解两种方式进行分解，提供能量。黏多糖在真皮中含量丰富，主要包括透明质酸、硫酸软骨素等，其合成与降解主要通过酶促反应完成，但某些非酶类也可以降解透明质酸，内分泌因素（如甲状腺功能亢进）可影响黏多糖的代谢。黏多糖对于促进胶原纤维的合成，阻止细菌、毒素等入侵细胞，加强细胞间的相互作用都有重要影响，很多皮肤病（如红斑狼疮、皮肌炎、硬皮病等）与黏多糖代谢有关。

（三）蛋白质代谢

皮肤内的蛋白质包括纤维性和非纤维性蛋白质两种，前者包括角蛋白、胶原蛋白和弹力蛋白等，后者包括细胞内的核蛋白以及调节细胞代谢的各种酶类。角蛋白至少包括30种，是角质形成细胞和毛发上皮细胞的代谢产物及主要成分；胶原蛋白经糖蛋白黏合而形成粗细不均的胶原纤维束，是真皮纤维的主要成分；弹力蛋白是真皮内弹力纤维的主要成分。皮肤内非纤维性蛋白质与黏多糖类物质能合成蛋白质，是表皮基质的主要成分，也是基底膜带黏蛋白和细胞核内核蛋白的主要成分。蛋白质的分解是在蛋白质水解酶的作用下完成，蛋白质水解酶有肽链内切酶和肽链外切酶两组。

（四）脂类代谢

皮肤中的脂类包括脂肪和类脂质，人体皮肤的脂类总量（包括皮脂腺、皮脂及表皮脂质）占皮肤总重量的3.5%～6%。真皮和皮下组织中含有丰富的脂肪，脂肪的主要功能是储存能量和氧化供能。类脂质是细胞膜结构的主要成分和某些生物活性物质合成的原料。表皮细胞在分化的各阶段，其类脂质的组成有显著差异，如由基底层到角质层，胆固醇、脂肪酸、神经酰胺含量逐渐增多，而磷脂则逐渐减少。表皮中最丰富的必需脂肪酸为亚油酸和花生四烯酸，它们的主要功能是参与正常皮肤防御屏障功能的形成，花生四烯酸在日光作用下可合成维生素D，可预防佝偻病。血液脂类代谢异常也可影响皮肤脂类代谢，导致多种皮肤病，如高脂血症可使脂质在真皮局限性沉积，形成皮肤黄瘤。

（五）黑素代谢

黑素是由黑素细胞合成的一种蛋白质衍生物，对生物的成长、防卫和防御紫外线危害起重要作用。生物体内的黑素分为真黑素、赤褐素、异黑素三种。人体皮肤的黑素指真黑素，呈褐色或黑色，广泛存在于动物界，又称为动物黑素（吲哚黑素）。皮肤黑素代谢过程包括黑素的合成、转运降解及其调控。黑素代谢受多种因素影响，如角朊细胞、内皮素、酪氨酸酶、微量元素、内分泌因素和紫外线照射等。黑素代谢异常，会导致色素代谢失常类皮肤病。

七、免疫作用

皮肤是人体免疫系统的重要组成部分，既是免疫反应的效应器官，又具有主动参与启动和调节皮肤相关免疫反应的作用。皮肤的各种免疫因子和免疫细胞共同形成一个复杂的网络系统，并与体内其他免疫系统相互作用，共同维持着皮肤微环境和机体内环境的稳定。完整的皮肤免疫系统由细胞成分和体液成分组成。

细胞成分包括角质形成细胞、淋巴细胞、朗格汉斯细胞、内皮细胞、肥大细胞、巨噬细胞及真皮成纤维细胞；角质形成细胞可以合成和分泌白介素、干扰素等细胞因子；朗格汉斯细胞是重要的抗原提呈细胞，还具有免疫识别、免疫耐受和免疫调控等作用。体液成分包括细胞因子、补体、神经肽、抗微生物多肽和免疫球蛋白等；细胞因子分为六大类，分别是白细胞介素、干扰素、造血克隆刺激因子、生长因子、转化因子和趋化因子；补体可以通过溶解细胞、免疫吸附、杀菌、促进介质释放等方式参与免疫；免疫球蛋白在获得性免疫中发挥重要作用；抗微生物肽在皮肤中有 20 多种，在天然免疫中起主要作用。总之，皮肤免疫系统对机体起着防御功能、自稳功能、免疫监视功能三方面的重要作用。

答案解析

目标检测

选择题

A 型题

1. 以下含有黑素细胞是（　）
   A. 基底层　B. 棘层　C. 颗粒层　D. 透明层　E. 角质层
2. 角质层的更替时间至少为多少天（　）
   A. 28　B. 35　C. 14　D. 42　E. 7
3. 下列哪一层仅存在于掌跖部（　）
   A. 基底层　B. 棘层　C. 颗粒层　D. 透明层　E. 角质层
4. 皮肤不同结构吸收能力依次是（　）
   A. 阴囊 > 下肢屈侧 > 前额 > 上臂屈侧 > 前臂 > 掌跖
   B. 阴囊 > 下肢屈侧 > 前额 > 前臂 > 上臂屈侧 > 掌跖
   C. 阴囊 > 前额 > 下肢屈侧 > 上臂屈侧 > 前臂 > 掌跖
   D. 前额 > 阴囊 > 下肢屈侧 > 上臂屈侧 > 前臂 > 掌跖
   E. 阴囊 > 前额 > 下肢屈侧 > 前臂 > 上臂屈侧 > 掌跖

5. 真皮中不具有的是（　）

A. 胶原纤维　　B. 网状纤维　　C. 黑素细胞

D. 成纤维细胞　　E. 肥大细胞

6. 与狐臭形成有关的是（　）

A. 皮脂腺　　B. 皮下组织　　C. 毛囊

D. 小汗腺　　E. 顶泌汗腺

7. 室温条件下极少量排汗，称为（　）

A. 味觉性排汗　　B. 显性出汗　　C. 温热性排汗

D. 不显性出汗　　E. 精神性排汗

8. 表皮由内到外分别是（　）

A. 基底层、棘层、颗粒层、透明层、角质层

B. 基底层、棘层、透明层、颗粒层、角质层

C. 基底层、颗粒层、棘层、透明层、角质层

D. 基底层、颗粒层、透明层、棘层、角质层

E. 基底层、棘层、颗粒层、角质层、透明层

书网融合……

重点小结　　习题

项目二　皮肤性病的临床表现与诊断

PPT

学习目标

知识目标：通过本项目的学习，掌握皮肤性病各种原发性皮损、继发性皮损的定义和临床特点；熟悉皮肤性病的病史采集和体格检查；了解皮肤性病的常用辅助检查技术。

技能目标：能识别常见原发性损害、继发性损害；逐步养成科学的临床思维习惯和规范的皮肤科医疗文书书写能力，基本能逻辑性地分析问题。

素质目标：了解皮肤性病学的复杂性，培养认真细致的学习态度、吃苦耐劳精神和良好的医德医风，建立尊重患者人格、保护患者隐私的职业素养，体现人文关怀精神。

情境导入

情境：皮肤是人体最大的器官，与自然界直接接触，具有发病率高、病种多的特点。目前已被命名的皮肤病多达2000余种，常见的有200多种，而且不断有新的皮肤疾病被发现及命名。很多皮肤病表现相似，为将这些相似的皮肤病区别开来，我们需要不断努力学习和探索，而认识皮肤性病的原发性皮损和继发性皮损，是正确诊断皮肤疾病的基础。

思考：1. 皮肤性病的原发性皮损和继发性皮损分别有哪些？

2. 如何才能对皮肤性病做出正确诊断？

任务一　皮肤性病的症状

皮肤性病的症状包括自觉症状和他觉症状，是认识和诊断各种皮肤性病的主要依据，也是反映病情的重要指标。

一、自觉症状

患者主观感受到的症状称为自觉症状。它是多种多样的，主要有瘙痒、疼痛、烧灼感、麻木等感觉，其他还有异物感、对温度及接触异物的易感性增加或降低，也包括畏寒、发热、乏力和关节痛等全身症状，与皮肤性病的性质、病情严重程度及患者个体特异性有关。

瘙痒是一种可以引起搔抓愿望的不愉快感觉，是皮肤性病患者最常见的症状，可轻可重，时间上可为持续性、阵发性或间断性，范围上可为局限性或泛发性。由于患者的个体差异，对瘙痒的感受力也不尽相同。例如，同一种瘙痒性疾病，由于敏感度不同，在不同人身上可引起不同程度的痒感。瘙痒常见于荨麻疹、慢性单纯性苔藓、湿疹、疥疮等，一些系统性疾病如恶性淋巴瘤、糖尿病等也可伴发瘙痒。疼痛常见于带状疱疹、皮肤化脓性感染、结节性红斑、生殖器疱疹等，疼痛性质可为刀割样、针刺样、烧灼样和电击样等，范围多为患处局部。麻木感可见于麻风患者。

许多皮肤病的自觉症状常具有特异性，包括性质、发生时间、程度、持续时间等方面，掌握这些特点有助于做出正确的诊断及进行鉴别诊断。

二、他觉症状

他觉症状是指可以被他人通过视觉或触觉检查出来的皮肤黏膜上所呈现的客观病变，又称为皮肤损害（简称皮损），是皮肤性病最重要的体征，是对各种皮肤性病进行诊断和鉴别诊断的重要依据。皮损常分为原发性和继发性两种，但有时两者不能截然分开，如脓疱为原发性皮损，但继发于丘疹或水疱的脓疱则属于继发性皮损。

（一）原发性皮损

原发性皮损是由皮肤性病的组织病理变化直接产生的皮肤损害。不同的皮肤病有不同的原发皮损，因此原发皮损对皮肤性病的诊断和鉴别诊断非常重要。

1. 斑疹（macule） 为皮肤黏膜的局限性颜色改变。皮损与周围皮肤平齐，既不隆起，也不凹下，大小可不一，形状可不规则，直径一般小于2cm，大于2cm时称斑片（patch）。

根据发生机制和特征不同可分为红斑、出血斑、色素沉着斑及色素减退（或脱失）斑等。红斑由局部皮肤真皮内血管扩张、充血所致，压之可褪色，又可分为炎症性红斑（如丹毒）和非炎症性红斑（如鲜红斑痣）（图2－1）；出血斑由毛细血管破裂后红细胞外渗到真皮内所致，压之不褪色，直径小于2mm时称瘀点（图2－2），大于2mm时称瘀斑（图2－3）；色素沉着斑及色素减退（脱失）斑是表皮细胞中色素增加、减少（或消失）所致，压之均不褪色（如雀斑、花斑癣和白癜风等）（图2－4至图2－6）。

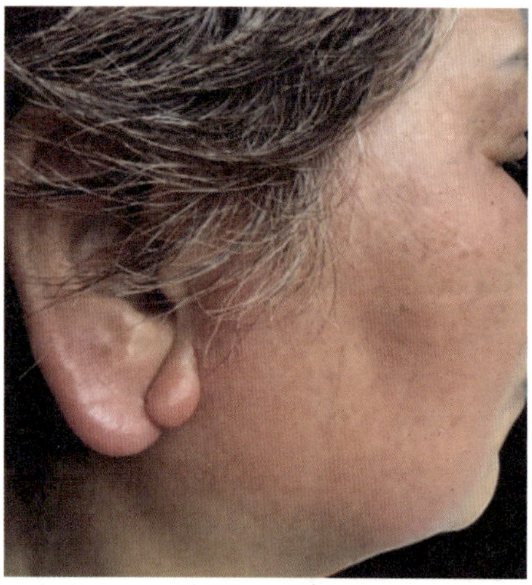

图2－1 红斑

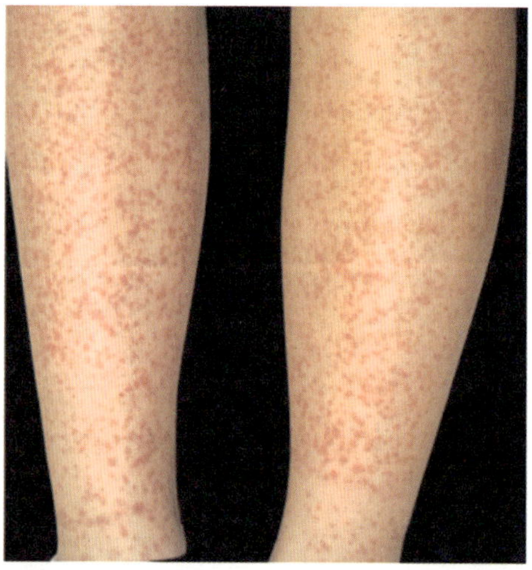

图2－2 瘀点

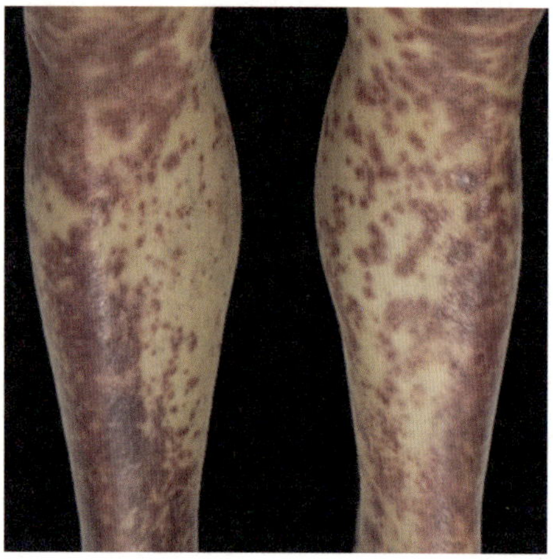

图2－3 瘀斑

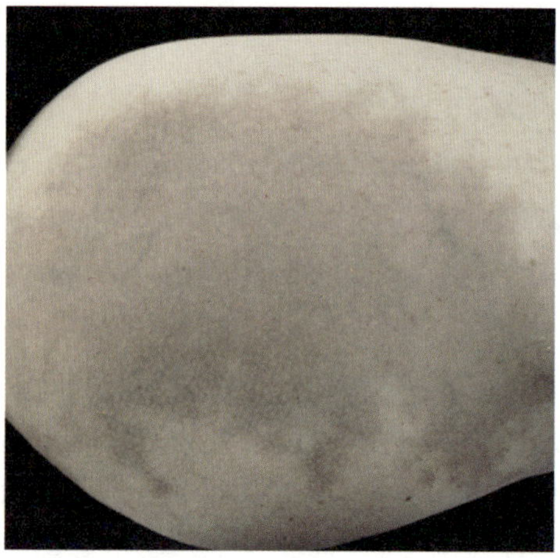

图2－4 色素沉着斑

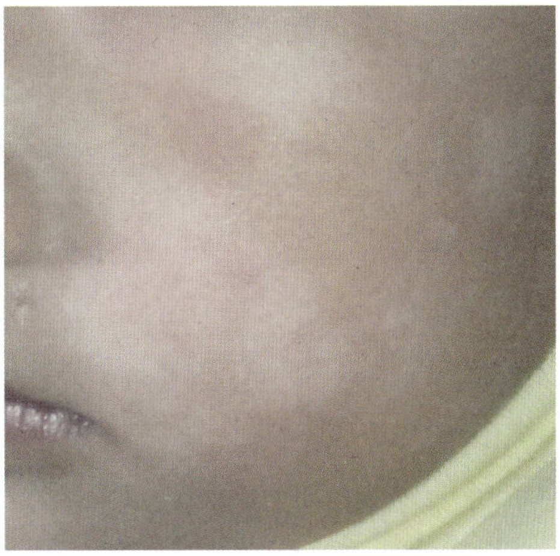

图 2－5　色素减退斑

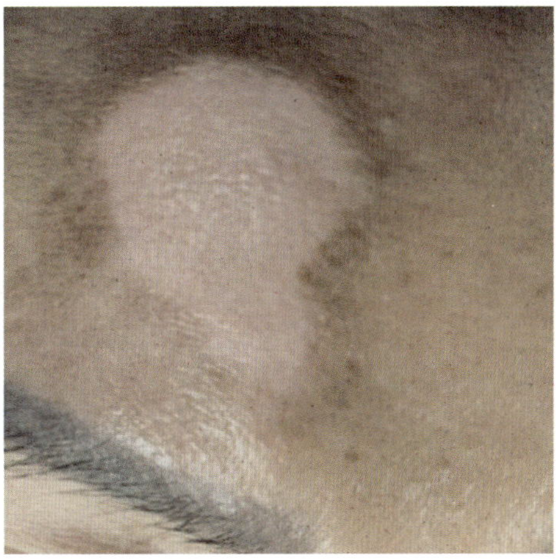

图 2－6　色素脱失斑

2. 丘疹（papule）　为局限性、实质性、隆起性皮损，直径小于 1cm，可由于代谢产物聚积（如皮肤淀粉样变）（图 2－7）、表皮或真皮细胞浸润（如湿疹）引起。丘疹表面可光滑或粗糙，顶部可呈扁平（如扁平疣）、乳头状（如寻常疣）或中央凹陷如脐窝（如传染性软疣），颜色可呈红色（如银屑病）、紫红色（如扁平苔藓）、黄色（如黄色瘤）、白色（如萎缩性硬化性苔藓）或黑褐色（如色素痣）。形态介于斑疹与丘疹之间的稍隆起皮损，称斑丘疹；丘疹顶部伴有小水疱时称丘疱疹；丘疹顶部伴有小脓疱时称丘脓疱疹。

3. 斑块（plaque）　为直径大于 1cm 的隆起性、浅表性皮损，顶端较扁平，多为丘疹扩大或融合而成。见于银屑病等（图 2－8）。

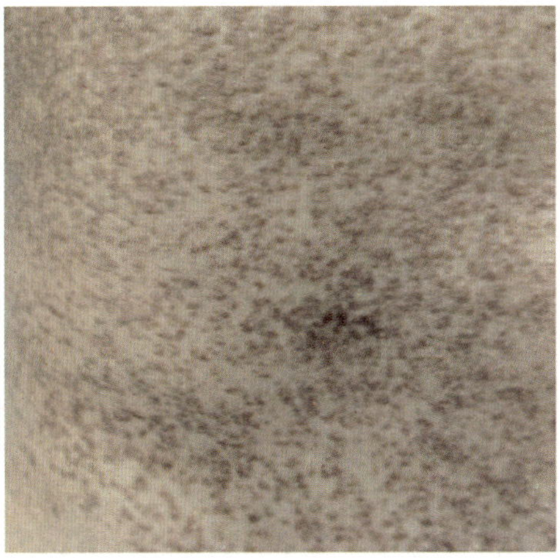

图 2－7　丘疹

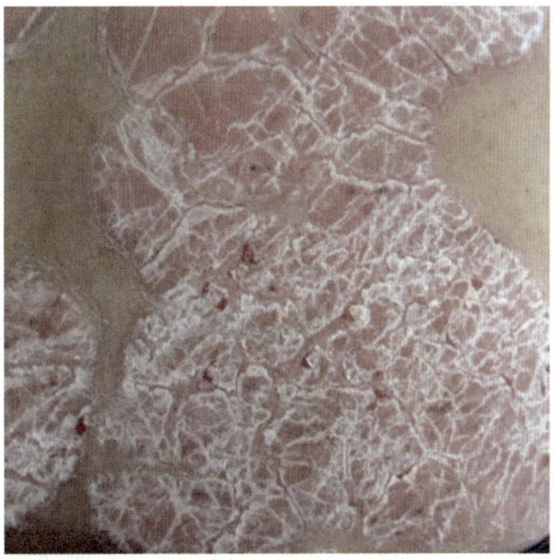

图 2－8　斑块

4. 水疱（vesicle）和大疱（bulla）　水疱为高出皮面、内含液体的局限性、腔隙性皮损，可直接发生，亦可由丘疹转变而来，直径一般小于 1cm，大于 1cm 者称大疱（图 2－9）。水疱可位于角质层下（如白痱）、表皮内（如寻常型天疱疮）或表皮下（如大疱性类天疱疮），依据位置不同，疱壁可呈紧张或松弛。内容物含血液者称血疱。

5. 脓疱（pustule）　为高出皮面、内含脓液的局限性、腔隙性皮损（图 2－10）。可以为原发，亦可继发与水疱；可由细菌感染（如脓疱疮）或非感染性炎症（如脓疱型银屑病）引起。脓疱的疱液一般较浑浊，稀薄或黏稠，皮损周围常有红晕。

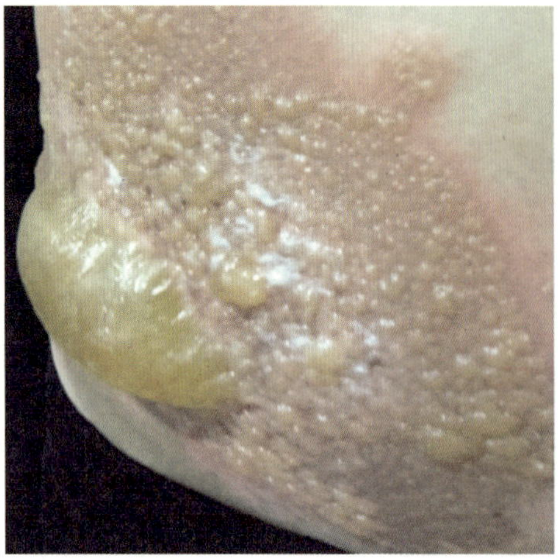

图2-9 水疱和大疱

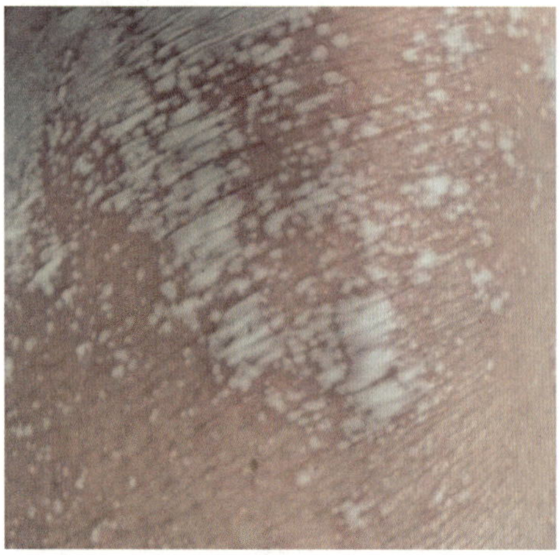

图2-10 脓疱

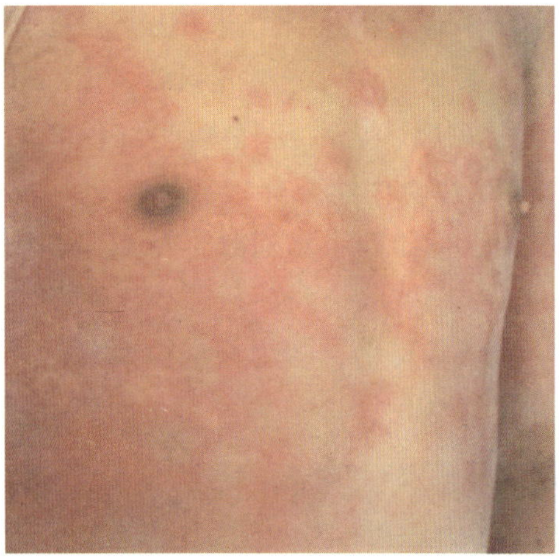

图2-11 风团

6. 风团（wheal） 为真皮浅层水肿引起的暂时性、局限性、隆起性皮损（图2-11）。皮损一般大小不一，形态不规则，可为红色或白色，周围常有红晕；皮损发生快，存在时间短暂，可在数小时内消失，且消退后不留任何痕迹。见于荨麻疹等。

7. 结节（nodule） 为局限性、实质性、深在性皮损，位置可深达真皮或皮下（图2-12）。皮损呈圆形或椭圆形，可隆起于皮面，亦可不隆起，需触诊方可查出，触之有一定硬度或浸润感。可由炎性浸润（如结节性红斑）、肿瘤或代谢产物沉积（如结节性黄瘤）所致。结节可吸收消退，亦可坏死形成溃疡遗留瘢痕。结节直径大于2cm者称为肿块。

8. 囊肿（cyst） 为含有液体、半固体黏稠物或细胞成分的局限性囊性皮损（图2-13）。外观呈圆形或椭圆形，触之有弹性，大小不等。一般位于真皮或更深位置，可隆起于皮面或仅可触及（如皮脂腺囊肿等）。

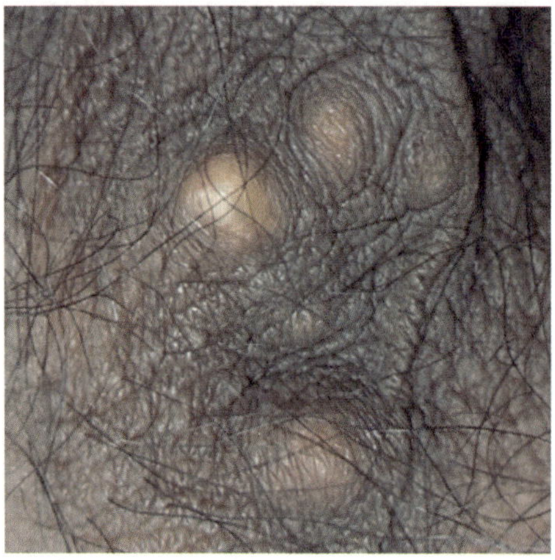

图2-12 结节

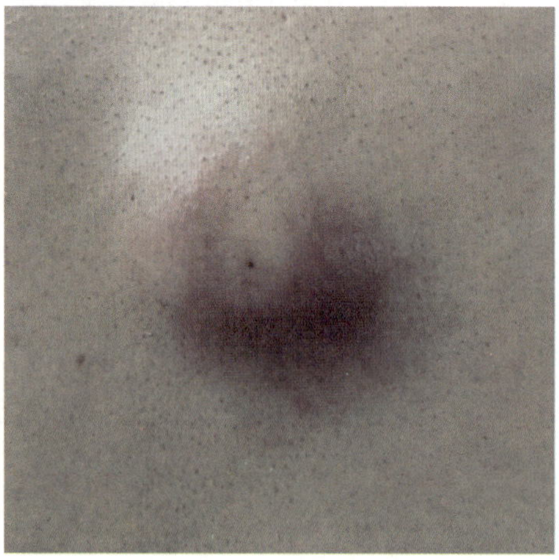

图2-13 囊肿

（二）继发性皮损

继发性皮损由原发性皮损自然演变而来，或因搔抓、治疗不当引起。

1. 糜烂（erosion） 为局限性表皮或黏膜上皮缺损形成的湿润创面（图 2－14）。常由水疱、脓疱破裂或浸渍处表皮脱落所致，大小、形态各异，损害较表浅，基底层细胞仍存在，愈后不留瘢痕。

2. 溃疡（ulcer） 为皮肤或黏膜深层真皮或皮下组织的局限性缺损（图 2－15）。可由感染、外伤、结节或肿块破溃等引起。皮损的大小、形态各异，其基底部常有坏死组织附着，边缘可陡直、倾斜或高于周围皮肤，表面常有浆液、脓液、血液等。因损害常破坏基底层细胞，故愈后可留有瘢痕。

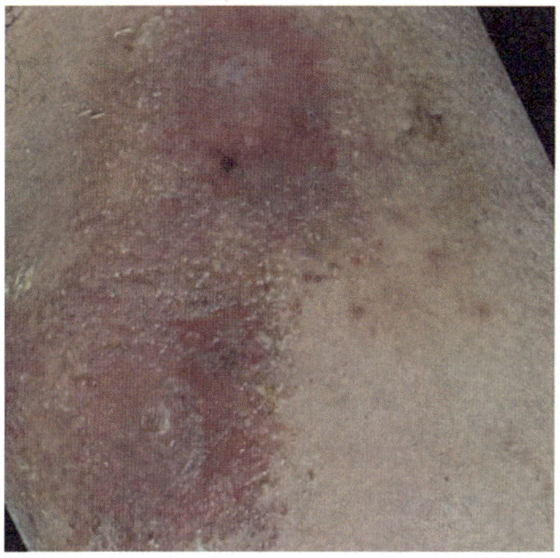

图 2－14　糜烂

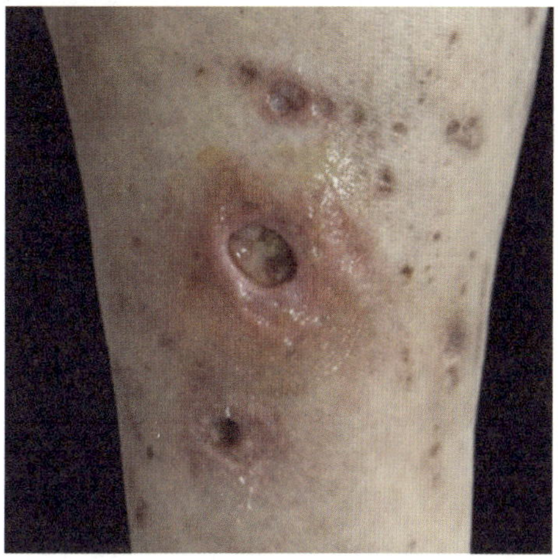

图 2－15　溃疡

3. 鳞屑（scale） 为即将脱落或累积增厚的角质层细胞（图 2－16）。常由角化过度、角化不全演变而来。其大小、厚薄、形态不一，可呈糠秕状（如玫瑰糠疹）、蛎壳状（如银屑病）或大片状（如剥脱性皮炎），颜色可呈灰白色（如白色糠疹）、黄褐色（如脂溢性皮炎）等。

4. 浸渍（maceration） 为皮肤角质层含水量增多导致的表皮松软、变白（图 2－17）。常见于长时间浸水或处于潮湿状态下（如湿敷较久、指趾缝等皱褶部位）。浸渍处摩擦后表皮易脱落而露出糜烂面，容易继发感染。

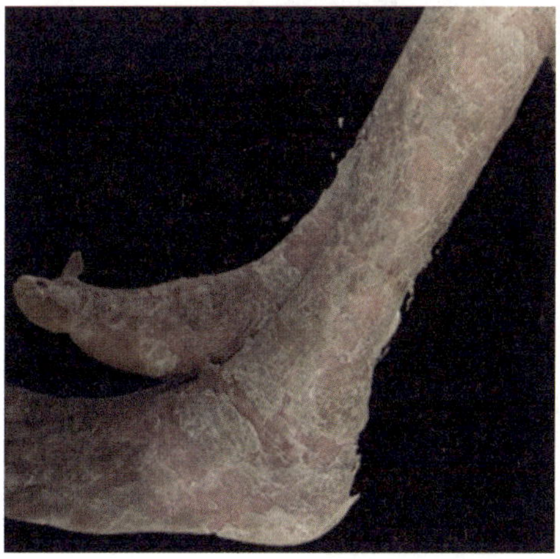

图 2－16　鳞屑

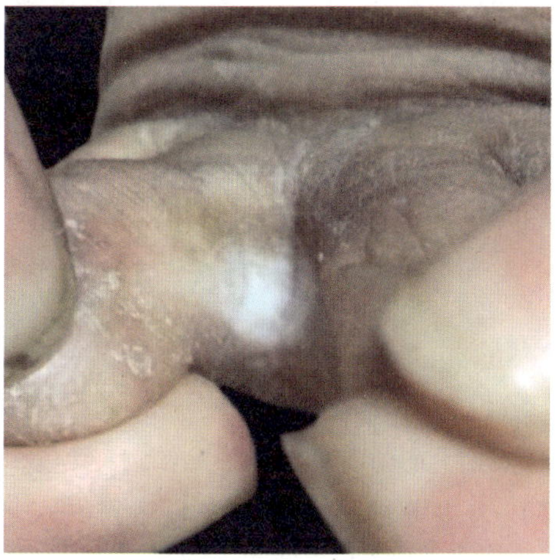

图 2－17　浸渍

5. 裂隙（fissure） 也称皲裂，为线状的皮肤裂口，可深达真皮（图 2－18）。常因干燥、皮肤慢性炎症或角化导致皮肤弹性减弱后牵拉引起，多发生在掌跖、指（趾）关节部位、口角等处。

6. 痂（crust） 由渗液与脱落组织、药物等混合干涸后凝结而成的附着物，常附着于有渗液的创面上（图2－19）。痂可薄可厚，质地柔软或脆硬，并可与皮肤粘连。其颜色根据成分的不同，可呈黄色（浆液性）、黄绿色（脓性）、棕色或黑褐色（血性）。

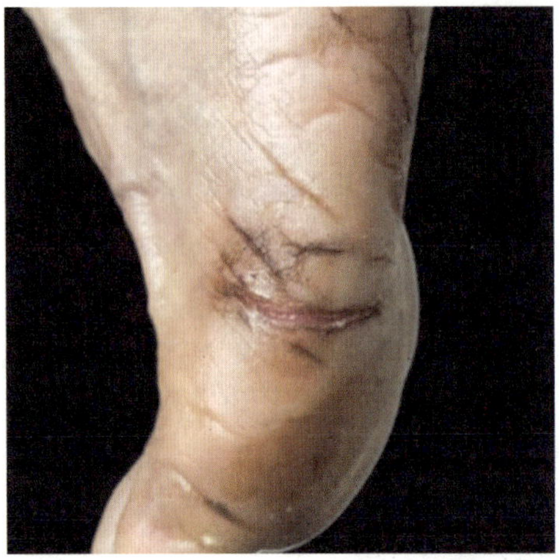

图2－18 裂隙

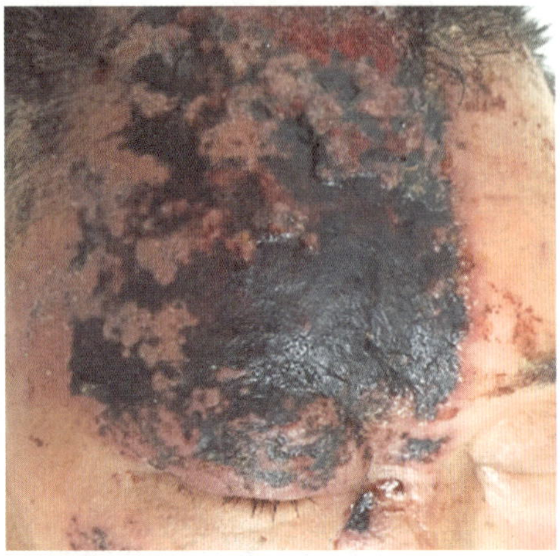

图2－19 痂

7. 抓痕（excoriation） 为搔抓或摩擦所致的表皮或深达真皮浅层的剥脱性缺损（图2－20）。常呈线状或点状，表面可有渗出、脱屑或血痂，若损伤较浅则愈后不留瘢痕。

8. 苔藓样变（lichenification） 亦称苔藓化，为皮肤局限性粗糙增厚，皮嵴隆起，皮沟加深，表面粗糙，硬如皮革，界限清楚（图2－21）。常由搔抓、摩擦及皮肤慢性炎症所致。常见于慢性瘙痒性皮肤病（如慢性单纯性苔藓、慢性湿疹等）。

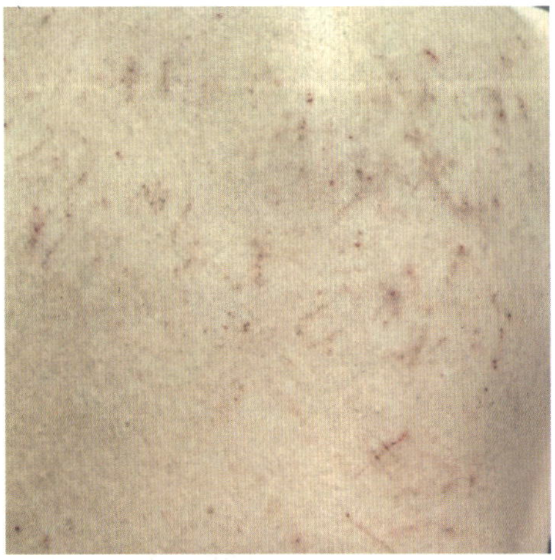

图2－20 抓痕

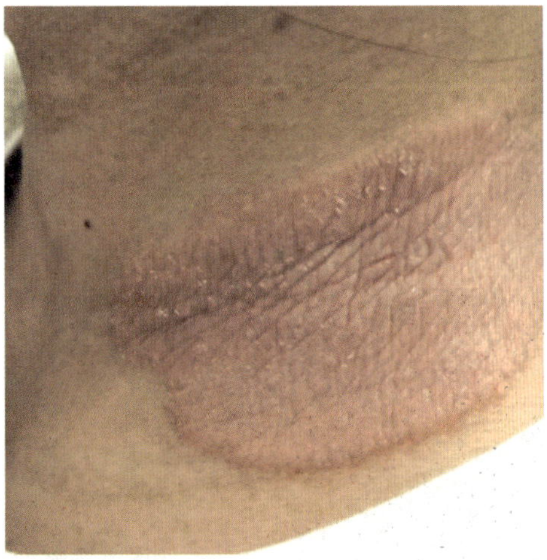

图2－21 苔藓样变

9. 萎缩（atrophy） 为皮肤的退行性变引起的皮肤变薄。可发生于表皮、真皮及皮下组织，由表皮细胞数目或真皮和皮下的结缔组织减少所致。

（1）表皮萎缩 由表皮细胞数目减少所致，常表现为皮肤变薄，半透明，表面有细皱纹呈羊皮纸样，正常皮沟变浅或消失（图2－22）。

（2）真皮萎缩 由真皮结缔组织减少所致，表现为局部皮肤凹陷，表皮纹理可正常，毛发可能变细或消失。

（3）皮下组织萎缩 主要由皮下脂肪组织减少所致，表现为明显凹陷，表面皮纹正常。

10. 瘢痕（scar） 为真皮或深部组织缺损或破坏后，由新生结缔组织增生修复而成，表面光滑，无弹性，无皮纹和毛发。增生明显而隆起者称增生性瘢痕（图 2－23）；较周围正常皮肤低凹者称萎缩性瘢痕。

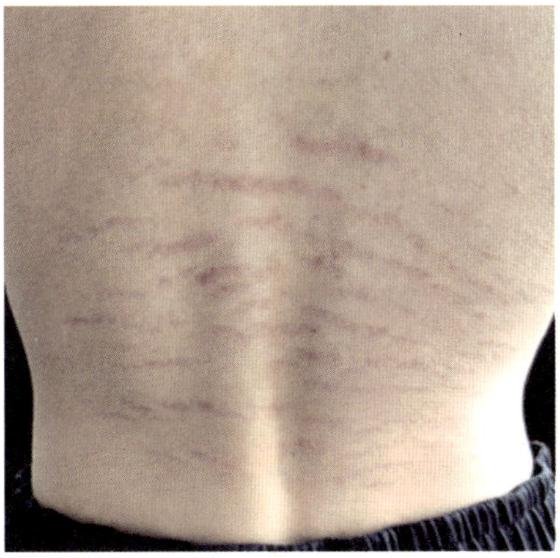

图 2－22　表皮萎缩

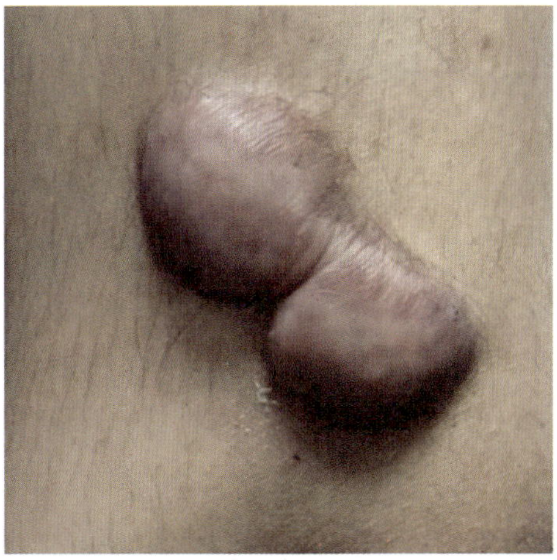

图 2－23　瘢痕

任务二　皮肤性病的常用辅助诊断

一、病原体检查

（一）真菌镜检

真菌镜检是一种方便、简单、实用的诊断真菌性皮肤病的实验室方法。

1. 标本采集　浅部真菌病常采取鳞屑、菌痂、毛发和甲屑等。深部真菌病可采取脓液、痰、尿、粪、口腔、阴道分泌物及各种穿刺液、病变组织等。

2. 方法　标本置于玻片上，加 1～2 滴 10% KOH 溶液或真菌荧光染色液，盖上盖玻片，放置数分钟，待角质溶解后轻压盖玻片驱除空气泡，然后在显微镜下观察（图 2－24）。

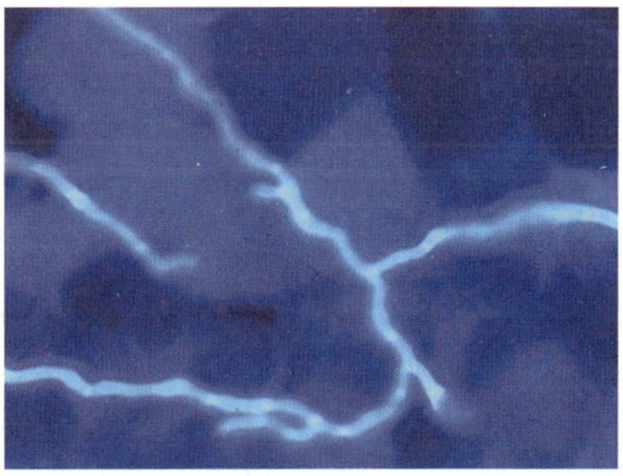

图 2－24　真菌菌丝

3. 注意事项　取材应选损害活动区，如环形损害的边缘、水疱顶部，标本量要充足。同时，采集标本时需注意无菌操作，有条件者应同时进行真菌培养。

（二）疥螨、蠕形螨和阴虱镜检

1. 疥螨检查　选择患者指间、腕关节屈侧、腋下、下腹部等部位新鲜小水疱或隧道，用消毒针尖在隧道盲端挑出灰白色小点置于玻片上，或用蘸有矿物油的消毒手术刀轻刮皮损 6～7 次，取附着物移至玻片上，滴一滴 0.9% 氯化钠溶液（生理盐水），盖上盖玻片，在低倍显微镜下观察便可看清疥螨全貌，有时还能见到疥螨的残体、虫卵。

2. 蠕形螨检查　选取鼻、颊及颧等部位，用钝刀或手挤压，将挤出物置于玻片上，加滴一滴生理盐水，盖上盖玻片，在显微镜下观察有无蠕形螨。

3. 阴虱检查　用剪刀剪下附有阴虱和虫卵的阴毛，以 75% 乙醇或 5%～10% 甲醛溶液固定后放在玻片上，滴1~2滴10% KOH溶液后镜检，可见阴虱用其螃蟹样的足爪紧抓阴毛或附着在阴毛上的虫卵。

（三）淋球菌革兰染色

1. 方法 用含无菌生理盐水的棉拭子，伸入男性尿道2~4cm. 轻轻转动取出分泌物；女性先清洁阴道，再用棉拭子插入宫颈内1~2cm处，旋转取出分泌物。涂片，自然干燥、加热固定后做革兰染色，在油镜下检查，可见大量多形核细胞，细胞内外可找到成双排列、呈肾形的革兰阴性双球菌。

2. 注意事项 ①取材时棉拭子伸入尿道或宫颈口内的深度要足够。②男患者最好在清晨首次排尿或排尿后数小时采集标本进行培养；女性因宫颈口杂菌多，为确保检查准确，一定要尽量擦去阴道内黏液。③涂片时动作宜轻柔，防止细胞破裂变形，涂片的厚薄与固定及革兰染色时间要合适。④直接涂片镜检阳性者可初步诊断，但阴性不能排除诊断；培养阳性可确诊。

（四）梅毒螺旋体检查

1. 梅毒螺旋体直接检查 可取病灶组织渗出物、淋巴结穿刺液或组织研磨液，用暗视野显微镜观察，可见梅毒螺旋体菌体细长，两端尖直，折光性强，沿纵轴旋转伴轻度前后运动。也可经镀银染色、吉姆萨染色或墨汁负染色后用普通光学显微镜检查，或用直接免疫荧光检查。镀银染色法示螺旋体呈棕黑色，吉姆萨染色法螺旋体呈桃红色，直接免疫荧光检查螺旋体呈绿色荧光。

2. 非梅毒螺旋体抗原血清试验 作为梅毒的诊断筛选试验。包括快速血浆反应素环状卡片试验（rapid plasma reagin test，RPR）、性病研究实验室试验（venersal disease research laboratory test，VDRL）、不加热血清反应素试验（unheated serum reagin test，USR）等。该试验敏感性高而特异性低，结果为阳性时，临床表现符合梅毒，可初步诊断。定量试验是观察疗效、判断复发及再感染的手段。假阴性常见于一期梅毒硬下疳出现后的2~3周内、感染梅毒立即治疗、晚期梅毒或二期梅毒的“前带现象”。假阳性常见于自身免疫性疾病、麻风、海洛因成瘾者、少数孕妇及老人。

3. 梅毒螺旋体抗原血清试验 用于梅毒的特异性诊断，包括梅毒螺旋体颗粒凝集试验（treponema pallidum particle agglutination test，TPPA）、梅毒螺旋体血凝试验（treponema pallidum particle hemagglutination assay，TPHA）、荧光螺旋体抗体吸收试验（fluoresent treponemal antidody-absorption test，FTA-ABS）。梅毒螺旋体抗原血清试验常呈持久阳性，不可用于观察、判断疗效。

二、过敏原检查

（一）过敏原皮肤点刺试验

过敏原皮肤点刺试验是过敏原在体（体内）检测方法，是临床上最常用的过敏原检测方法，具有简单方便、快速灵敏、价格便宜的特点。

1. 方法 常选择前臂掌侧皮肤作为受试部位（测试部位应距离腕部和肘窝至少2~3cm），用记号笔标记点刺位置（两个点刺位置的间距应≥2cm），75%乙醇消毒皮肤后自下而上滴各种点刺液1小滴（比针尖大即可）。用一次性消毒点刺针透过每一点刺液中垂直刺入皮肤（刺破表皮，使针尖下面有少量点刺液进入皮肤，点刺针停留1秒后提起），5~10分钟后将全部点刺液拭去，15~20分钟后判读结果并记录。用组胺做阳性对照，生理盐水做阴性对照。

2. 结果判读 以风团大小为判断标准，红晕大小仅作为参考。阴性对照为皮肤无反应或为最小的风团，否则提示皮肤高反应性。①“-”为阴性对照，风团大小相同或小于阳性对照风团的1/3。②“+”为大于阴性对照，位于≥1/3且<2/3阳性对照风团之间。③“++”为≥2/3但小于阳性对照风团。④“+++”为与阳性对照风团相同大小。⑤“++++”为大于阳性对照风团或伴有

伪足。

3. 注意事项　①点刺液要保存在2～8℃的冰箱中冷藏。②询问患者用药情况，是否服用过影响结果的药物，是否曾发生过敏性休克或严重的过敏不良反应。③妊娠期尽量避免进行。④应准备肾上腺素注射液，可快速抢救可能发生的过敏性休克。⑤如患者有迟发反应，24小时后可来院进行再次判读。

（二）斑贴试验

斑贴试验是一种主要测定迟发型变态反应的方法，寻找或确定变应性接触性皮炎病因，特别是对明确职业性皮肤病的致病原因具有重要意义，还可用于寻找替代物，指导患者预防和治疗过敏性疾病。

1. 方法　受试部位一般取上背部脊柱两侧的正常皮肤，若皮脂过多，可用75%乙醇轻轻擦拭，然后用生理盐水清洗待干，根据受试物的性质配制成适当浓度的溶液，软膏或以原物作为试剂，先将变应原置于斑试器内（液体变应原需预先在斑试器内放置滤纸片，然后滴加变应原），再将加好变应原的斑试器贴于受试部位，用标记笔做好标记。贴敷48小时小时后除去测试物，半小时后进行第1次判读，24～48小时进行第2次判读。视情况可在贴敷后7天再观察1次，以减少漏诊率。

2. 结果判读　①“－”为阴性，受试部位皮肤无反应。②“±”为可疑，皮肤仅有轻度红斑。③“＋”为弱阳性，皮肤出现红斑、浸润，可有少量丘疹。④“＋＋”为强阳性，皮肤出现红斑、浸润、丘疹、水疱。⑤“＋＋＋”为极强阳性，皮肤出现红斑、浸润明显、水疱、大疱。

3. 注意事项　①应当告知患者斑贴试验的目的和益处、操作方法和可能发生的不良反应。②测试期间停用可能影响试验结果的药物，包括糖皮质激素、免疫抑制剂等。③测试期间注意不要淋浴、搔抓贴敷部位，勿做剧烈运动，减少出汗，避免暴露于阳光下。④如果斑贴试验处皮肤反应强烈，尤其是当出现疼痛或烧灼感时，应及时去掉斑试物。⑤应注意区分过敏反应与刺激反应。

（三）过敏原特异性IgE（sIgE）检测

血清sIgE检测是过敏原最常用的体外检测方法，是过敏性疾病诊断的重要组成部分。检测项目包括吸入过敏原（螨类、蟑螂、动物皮屑、真菌、花粉等）、食物过敏原（动物类、植物类等）和其他（交叉反应性糖类决定簇）。

1. 方法　目前血清sIgE检测方法繁多，临床常用的sIgE检测方法包括酶联免疫法（ELISA）、免疫印记法（IBT）、荧光酶联免疫分析法（FEIA）、化学发光免疫分析法（CLIA）、过敏原微阵列芯片法等。

2. 结果分类　①定性分析：是根据检测值高于或低于阈值，来界定阳性或阴性结果，不能检测出sIgE的浓度。目前已不被推荐作为sIgE检测方法。②半定量分析：可对阳性结果的强度进行分级（如1～6级），因无标准曲线校准，不能得到确定的sIgE浓度。常用于过敏原筛查。③定量分析：基于多点校准曲线获得sIgE浓度。有助于评估过敏性疾病的严重程度，协助精准治疗，更有效地预测疾病的发生和预后。

3. 注意事项　①不同的检测方法对于不同sIgE项目检出的灵敏度和特异度不一致。②年龄、外源性生物制剂（如奥马珠单抗）、某些疾病（原发性免疫缺陷病）等可导致sIgE假阴性。③注意存在交叉反应致敏。

三、面部皮肤多光谱检查

采用标准白光、紫外光、偏振光多光谱拍照，可快速确定面部皮肤状况。标准白光即正常光线，可探测皮肤表皮层情况；偏振光可用于探测皮肤表面和皮下的细节，可自动过滤因外界色差阴影、面部油脂与反射光带来的干扰，准确显示皮肤基本结构；通过紫外光可探测皮肤深层的皮肤状况。从斑点、皱纹、纹理、毛孔、紫外线色斑、棕色斑、红血丝及卟啉油脂等8个指标，对皮肤表面色素、血管、毛孔等各个方面进行科学的评估，辅助检测色素障碍性皮肤病（如黄褐斑、雀斑、褐青色痣、白癜风等）、皮肤附属器疾病（如痤疮、玫瑰痤疮）、血管瘤、鲜红斑痣、衰老等皮肤问题，可以科学指导制订护肤医美计划，为点阵激光、光子祛红、调Q激光、化学焕肤等治疗方法提供客观的定量衡量标准，更为直观地判断疗效。

四、皮肤影像学检查

皮肤影像学是利用现代成像技术对皮肤病进行在体、无创和实时图像诊断的一门新兴技术学科。主要包括皮肤镜、皮肤反射式共聚焦显微镜（reflexion confocal microscope，RCM）、皮肤超声、皮肤光学相干层析成像技术（optical coherence tomo－graphy，OCT）等。皮肤影像学为皮肤病的诊断提供了客观的意见，帮助临床医师获得更多的具有诊断价值的信息，提升了皮肤病诊断水平和效率。

1. 皮肤境检查 皮肤镜又名皮肤透光式显微镜，通过光学放大、浸润和偏振技术观察活体皮肤表面及其下亚微观结构和病理变化的相关表现，成为连接临床和组织病理的桥梁，是皮肤科临床上一种非创伤性检查方法，被喻为“皮肤科的听诊器”。根据皮肤镜所观察到的色素及血管等结构的形态和模式变化，辅助诊断多种皮肤病。

皮肤镜最常用于鉴别黑素瘤与其他色素细胞性、良性与恶性肿瘤。随着皮肤镜设备的更新和经验的积累，皮肤镜被逐渐应用到非色素性肿瘤及非肿瘤性皮肤病，如炎症性皮肤病（银屑病、皮炎、扁平苔藓、玫瑰糠疹、盘状红斑狼疮、玫瑰痤疮等）、感染性皮肤病（疥疮、疣、头癣等）、毛发疾病、甲病等。

2. 皮肤反射式共聚焦显微镜（RCM） 是一种能够识别细胞和组织接近于病理组织学分辨水平的皮肤影像诊断技术。RCM能对皮肤各层次进行横向扫描，获得细胞排列方式、细胞形态及异常结构等信息，可提供比皮肤镜更深的探查范围。临床常应用于皮肤肿瘤、炎症性皮肤病、感染性皮肤病，协助诊断和鉴别诊断，以及非外科治疗的评估。

3. 皮肤超声检查 是一种无创性诊断辅助技术，可对皮肤各层及其周围组织发生的异常进行定性及定量诊断，还可评估疾病活动性和严重性，决定诊断及为治疗方式的选择提供有关信息。一般采用14～15MHz观察皮肤各层，用7～13MHz观察较深组织。临床主要应用于良性皮肤疾病（如表皮囊肿、藏毛窦、毛母质瘤、血管病变等）、皮肤恶性肿瘤（如基底细胞癌、鳞癌、黑素瘤等）、炎症性皮肤病（如银屑病、硬斑病）、感染性皮肤病（如跖疣、化脓性汗腺炎）、甲病（如血管球瘤、甲下外生骨疣）等。

知识链接

皮肤光学相干层析成像技术

光学相干断层成像（OCT）通过测量被散射光的回波，对生物组织内部的微结构进行高分辨率、横断面和三维体积成像，是一种无创性检查，具有分辨率高、重复性好、成像迅速等特点。其分辨率是超声的10倍以上；成像深度是反射式共聚焦显微镜的40倍。1997年Welzel等首次描述了正常皮肤的OCT影像，并展示了病变皮肤的示例图像。OCT与人工智能相结合可定量显示皮肤的超微结构，可用于了解皮肤衰老过程及表皮疾病相关变化。目前OCT已应用到皮肤肿瘤、炎症性皮肤病、色素性皮肤病及毛发疾病辅助诊断中，以及评估皮肤疾病治疗效果。OCT联合皮肤镜、RCM和皮肤超声等影像技术将极大提高多种皮肤病的诊断准确率，具有明显的应用前景。

知识链接

皮肤病理学检查

皮肤病理学检查又称皮肤组织病理检查或皮肤活体组织检查，简称皮肤活检，是一种有创的医学检查方法，通过手术的方式从皮肤上提取组织，并经一系列实验室技术处理后，由皮肤病理医生或病理科医生根据显微镜下所见微观的特征性皮肤组织改变，从而确定皮肤病的诊断，为治疗提供重要的依据。包括钻孔活检术、外科手术法、剃须活检、皮肤刮匙活检。适用于皮肤肿瘤、癌前期病变、肉芽肿性疾病、大疱性皮肤病、血管炎、某些炎症性皮肤病、感染性皮肤病等。

皮肤作为人体最大的器官，不仅为我们提供了保护，还展示了人体的健康状况。有时候，皮肤的变化可能预示着更深层次的健康问题。这时，皮肤病理学检查就显得尤为重要。

任务三　皮肤性病的诊断

一、病史采集

1. 一般资料　包括患者的姓名、性别、年龄、职业、民族、籍贯、婚姻状况、出生地等。

2. 主诉　患者就诊的原因，包括发病部位、皮损性质、自觉症状和病程等方面的信息。

3. 现病史　应详细记录患者发病直至就诊时的全过程，包括初发皮损的部位、性质、数目、发展顺序、病情变化及规律、局部及全身症状、曾接受的治疗方案及其疗效与不良反应、各种环境因素（季节、气候、饮食等）与疾病发生与发展的关系等信息。

4. 既往史　过去曾罹患的疾病名称、经治方案及其疗效，特别是与现有皮肤病相关的疾病，应注意有无药物过敏史和其他过敏史（食物、动物、植物等）。

5. 个人史　患者的出生地、长期居住地、生活饮食习惯、烟酒嗜好、婚姻情况、生育情况及不洁性活动史等。

6. 家族史　应询问家族中有无类似疾病及其他遗传病的患者，有无变态反应性疾患、近亲结婚等。

二、体格检查

1. 全身检查　许多皮肤病常伴发内脏或全身性疾患，故需注意有无全身症状。要求基本同内科。

2. 皮肤黏膜检查　对皮肤及其附属器、黏膜的各种损害或变化（特别是原发性皮损）进行检查，包括视诊、触诊及其他特殊手段。皮肤检查应在自然充足的光线下进行，以获得最接近真实的皮损信息；室内温度应适宜，过冷或过热均可影响皮损性状；应充分暴露皮损，皮损分布较广者应检查全身皮肤。

（1）视诊对皮损进行视诊应注意获取以下信息

1）性质　主要区别原发性皮损与继发性皮损，是单一皮损还是多种损害并存。

2）大小和数目　大小可实际测量，亦可对比实物描述，如针头、芝麻、黄豆、鸡蛋或手掌大小；数目为单发、多发或用数字表示。

3）颜色　正常皮色或红、黄、紫、黑、褐、蓝、白等，并注意其色调，如淡红、暗红、鲜红等。

4）形状　可呈圆形、椭圆形、多角形、不规则形或地图状等。

5）界限及边缘　界限可为清楚、比较清楚或模糊，边缘可整齐或不整齐等。

6）表面　可为光滑、粗糙、扁平、隆起、中央脐凹、乳头状、菜花状等，有无糜烂、溃疡、渗出、鳞屑和痂等。

7）基底　可为较宽、较窄或呈蒂状。

8）内容物　主要用于观察水疱、脓疱和囊肿，可为血液、浆液、黏液、脓液、皮脂、角化物或其他异物等。

9）排列　可呈孤立或群集、散在或融合，排列可呈线状、带状、环状或无规律等。

10）部位和分布　位于暴露部位、覆盖部位或与某特定物一致，伸侧、屈侧或间擦部位，多汗、皮脂分泌多或皮肤黏膜交接部位；分布方式为局限性或全身性，是否沿血管分布、沿神经节段分布或对称分布，单侧或对称分布。

11）其他　如溃疡的深浅、水疱疱壁厚薄、是否易破等。

（2）触诊　了解皮肤的温度、湿度和油腻程度，皮损的质地（坚实或柔软）、位置（浅在或深在），有无浸润增厚、萎缩变薄、松弛、凹陷，是否与其下组织粘连，有无压痛、感觉过敏、减低或异常，浅表淋巴结有无肿大、触痛或粘连等。

棘层松解征又称尼氏征（Nikolsky sign），是某些皮肤病发生棘层松解性水疱（如天疱疮）时的触诊表现。可有四种阳性表现：①手指推压水疱一侧，可使水疱沿推压方向移动；②手指轻压疱顶，疱液可向四周移动；③稍用力在外观正常皮肤上推擦，表皮即剥离；④牵扯已破损的水疱壁时，可见水疱以外的外观正常皮肤一同剥离。

（3）其他临床检查

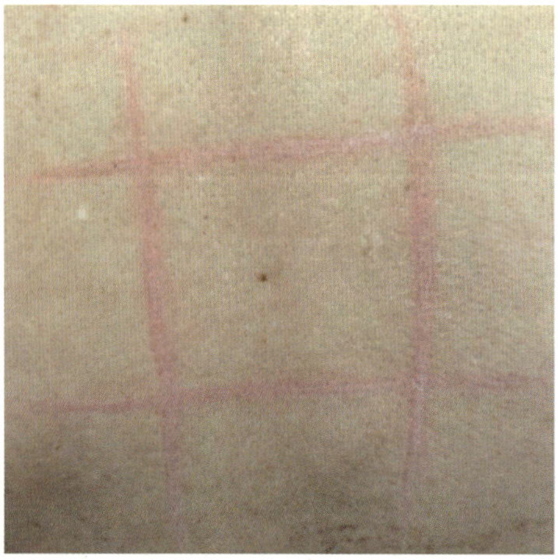

图2－25　皮肤划痕试验

1）玻片压诊试验　可用以简单区分出血和充血性皮损，玻片压迫皮损处至少15秒后，充血性红斑会消失，当玻片松开后红色复现，而出血性红斑及色素斑玻片按压后颜色不变。寻常狼疮皮损压诊时可呈现特有的苹果酱颜色。

2）皮肤划痕试验　在荨麻疹患者皮肤表面用钝器以适当压力划过，可能出现以下三联反应，称为皮肤划痕试验阳性：划后3～15秒，在划过处出现红色线条，可能由真皮肥大细胞释放组胺引起毛细血管扩张所致；15～45秒后，在红色线条两侧出现红晕，此为神经轴索反应引起的小动脉扩张所致，麻风皮损处不发生这种反应；划后1～3分钟，划过处出现隆起、苍白色风团状线条，可能是组胺、激肽等引起水肿所致（图2－25）。

三、诊断思维

皮肤性病诊断思路必须考虑皮损的分布、特征、自觉症状等重要临床信息。还需要结合真菌、细胞学和组织病理学及相关实验室检查结果的证据支持才能最终确诊。

（一）诊断

1. 详细了解病史和正确识别皮损是皮肤性病准确诊断的基础。

2. 根据皮损特征考虑皮肤性病类别，再具体到某一疾病。部分皮肤性病有特殊的好发部位，如单纯疱疹好发于皮肤黏膜交界处；带状疱疹皮损沿某一周围神经呈带状分布；接触性皮炎发生部位多与致敏物接触部位相符。这些特征对皮肤性病的诊断有重要指导作用。

3. 确定诊断思路，依据皮损特征，结合辅助检查结果，综合判断后做出准确诊断。

（二）鉴别诊断

1. 皮肤性病的种类繁多，表现复杂。有些皮肤性病具有相同或近似的症状，而有时同种疾病可有多个临床类型，所以鉴别诊断十分重要，如同样的鳞屑性斑疹，除考虑银屑病和副银屑病、玫瑰糠疹外，还需要与梅毒等很多疾病鉴别。

2. 皮肤性病诊断不仅依靠皮损特征，还需依据相关实验室检查，包括病原体检查/培养、组织病理、生化、免疫荧光检测等。如疑似红斑狼疮需做自身抗体等检测，疑似梅毒还需做梅毒螺旋体及血清学检测，大疱性皮肤病除常规组织病理学检查外还需免疫病理检查、疱病抗体检测以鉴别诊断。

目标检测

答案解析

一、选择题

A 型题

1. 红斑与瘀斑的区别是（　）

A. 大小不同　B. 深浅不同　C. 指压后颜色改变

D. 预后不同　E. 来源不同

2. 以下不属于原发性损害的是（　）

A. 红斑　B. 溃疡　C. 瘀斑

D. 结节　E. 风团

3. 以下不属于继发性损害的是（　）

A. 红斑　B. 溃疡　C. 鳞屑

D. 瘢痕　E. 萎缩

4. 淋球菌检查的取材部位是尿道口上（　）

A. 0.5cm　B. 1.0cm　C. 1.5cm

D. 2.0cm 以下　E. 2.0cm 以上

二、名词解释

5. 风团

6. 皮肤划痕征

7. 尼氏征

三、问答题

8. 简述糜烂和溃疡的鉴别。

书网融合……

重点小结　习题

项目三　皮肤性病的治疗、预防及保健

PPT

学习目标

知识目标：通过本项目的学习，掌握皮肤性病治疗常见药物类型；熟悉外用药物种类及剂型；了解物理、化学、光电疗法及皮肤外科手术、皮肤保健与美容技术。

技能目标：具备应用临床常见药物的能力。

素质目标：树立爱伤意识，具备医师职业素养。

任务一　系统药物治疗

情境导入

情境：患者，男，45岁。右侧胸部成簇水疱，疼痛明显，经检查诊断为带状疱疹。

思考：1. 带状疱疹可以选择哪一类药物治疗？

2. 带状疱疹可否使用糖皮质激素治疗？

皮肤性病科常用的系统药物包括抗组胺药、糖皮质激素、抗生素、抗病毒药物、抗真菌药物、维A酸类药物、生物制剂及免疫抑制剂等。

一、抗组胺药

抗组胺药（antihistamines）在机体内能与组胺竞争效应细胞上的组胺受体而发挥抗组胺的作用。由于作用的受体不同，可将抗组胺药分为H_1受体拮抗剂和H_2受体拮抗剂两大类。H_1受体主要分布在皮肤、黏膜、血管及脑组织，H_2主要分布于消化道，皮肤的微小血管有H_1、H_2两种受体存在。抗组胺类药物常用于变态反应性疾病、神经性皮炎等疾病中。

1. H_1受体拮抗剂　可以和组胺争夺效应细胞上的H_1受体，使组胺不能与之结合，从而减少渗出、减轻炎症和缓解平滑肌痉挛等。此类药物还有镇静及止痒作用，主要用于变态反应性皮肤病，如接触性皮炎、荨麻疹、湿疹和药疹等，还用于神经性皮炎、瘙痒症等瘙痒性皮肤病。

第一代H_1受体拮抗剂易于透过血－脑屏障，可引起中枢抑制，而产生嗜睡困倦等副作用；又有抗胆碱能作用，可产生口干、头晕、乏力等；还可偶见肝肾功能损害。因此，用药期间不宜从事驾驶、机械操作、高空作业等工作，肝肾功能不全者禁用或慎用。常用第一代H_1受体拮抗剂见表3－1。

表3－1　常用第一代H_1受体拮抗剂

药名	常用成人剂量	常见不良反应
氯苯那敏	每次4～16mg，3次/日，口服或10mg/次，1～2次/日，肌内注射	嗜睡、痰液黏稠、胸闷、咽喉痛、心悸、失眠、烦躁等
苯海拉明	每次25～50mg，3次/日，口服或20mg/次，1～2次/日，肌内注射	头晕、嗜睡、口干、长期使用（6个月以上）可引起贫血

续表

药名	常用成人剂量	常见不良反应
多塞平	每次25mg，3次/日，口服	嗜睡、口干、视物模糊、体重增加，孕妇及儿童禁用
赛庚啶	每次2～4mg，3次/日，口服	光敏性、低血压、心动过速、头痛、失眠、口干、尿潴留、体重增加
异丙嗪	每次12.5～25mg，3次/日，口服或25～50mg/次，1～2次/日，肌内注射	嗜睡、低血压、注意力不集中，大剂量和长期应用可引起中枢兴奋性增加
酮替芬	每次1mg，2次/日，口服	嗜睡、疲倦、口干、恶心、头晕、体重增加

第二代H_1受体拮抗剂不易通过血－脑屏障，无明显或仅有轻度嗜睡作用，抗胆碱能作用较小，而且药物吸收快，作用时间长，在临床上应用较广。常用第二代抗组胺药见表3－2。

表3－2　常用第二代H_1受体拮抗剂

药名	常用成人剂量	常见不良反应
非索非那定	每次60mg，2次/日，口服	婴幼儿、孕妇、哺乳期妇女慎用
氯雷他定	10mg/d，口服	2岁以下婴幼儿安全性未确定，孕妇、哺乳期妇女、肝肾功能损害者慎用
西替利嗪	10mg/d，口服	婴幼儿、孕妇、哺乳期妇女慎用
奥洛他定	每次5mg，2次/日，口服	肝功能低下者、孕妇、哺乳期妇女及老年患者慎用
依巴斯汀	10～20mg/d，口服	儿童用药安全性未确定，服药期间避免哺乳，肝功能障碍者、孕妇和老年人慎用
咪唑斯汀	10mg/d，口服	严重的肝病、心脏病患者及婴幼儿、孕妇、哺乳期妇女禁用，轻度困倦，忌与大环内酯类抗生素、唑类抗真菌药合用
苯磺酸贝他斯汀	每次10mg，2次/日，口服	肾功能障碍的患者应从低剂量开始，慎重给药；哺乳期妇女慎用；有可能引起困倦

2. H_2受体拮抗剂　此类药物与H_2受体有较强的亲和力，使组胺不能与该受体结合，具有收缩血管、减轻炎症及抑制胃酸分泌等作用。主要药物有西咪替丁、雷尼替丁和法莫替丁等。H_2受体拮抗剂常见的不良反应有腹泻、腹胀、口干、血清转氨酶升高；大剂量应用时可致男性乳房发育、性欲减退，停药症状可消失；孕妇忌用。

二、糖皮质激素

糖皮质激素（glucocorticoid）具有抗炎、抗过敏、抗毒、抗休克、免疫抑制等作用。

1. 适应证　糖皮质激素广泛用于皮肤病的治疗，常用于变态反应性皮肤病，如药疹、荨麻疹、接触性皮炎等；自身免疫疾病，如系统性红斑狼疮、皮肌炎、自身免疫大疱性皮肤病等；某些严重感染性皮肤病，如金黄色葡萄球菌性烫伤样皮肤综合征、麻风反应等也可在使用抗生素的前提下短期使用。

2. 禁忌证　原则上不宜系统使用糖皮质激素的有：病原学不明的感染、系统性真菌感染、疱疹性角膜炎、促肾上腺皮质激素引起的超敏反应等。对于银屑病，除妊娠期脓疱型银屑病的一线治疗为系统应用糖皮质激素外，其他类型的银屑病都应慎用，尤其是寻常型银屑病，非必要，应禁系统使用糖皮质激素。还禁用于有消化性溃疡、糖尿病、活动性肺结核、骨质疏松症、严重高血压及肾功能不全等患者。

3. 常用糖皮质激素种类　见表3－3。

表 3-3 常用糖皮质激素

药效	药物	等效剂量（mg）	抗炎效价
低效	可的松	25	0.8
	氢化可的松	20	1
中效	泼尼松	5	4
	泼尼松龙	5	4
	甲泼尼龙	4	7
	曲安西龙	4	5
高效	地塞米松	0.75	30
	倍他米松	0.5	25～40

4. 临床应用 方法评估是否需要系统性应用糖皮质激素，关键是看临床获益是否超过风险，使用时要充分考虑药物品种、剂量、给药途径和疗程（包括应用时机、频率、时程以及累积剂量）等因素。

5. 不良反应

（1）长期大剂量用药时，可引起代谢异常，诱发或加重糖尿病、高血压、感染、消化道黏膜损害、肾上腺皮质功能减退、水电解质紊乱、骨质疏松、缺血性骨坏死、神经精神系统症状等。

（2）皮质类固醇激素能抑制蛋白质合成，加速其分解，故治疗中应给予高蛋白、高钾低钠饮食，多吃新鲜蔬菜，适当控制饮食热量，以免体重增加。

（3）长期服用皮质类固醇激素患者不可骤然停药，骤然停药或者减量过快，可导致原发病反复或加重，称为反跳现象，需规范化控制糖皮质激素增减剂量。

知识链接

外用糖皮质激素在皮肤性病中的应用

外用糖皮质激素（glucocorticoids，GCs）在皮肤性病科应用广泛。在皮肤疾病的防治中，越来越重视表皮屏障功能。而不规范地使用 GCs 可严重破坏局部皮肤屏障结构及功能，引起局部皮肤萎缩、毛细血管扩张，甚至会继发激素依赖性皮炎、痤疮等皮肤病，限制其临床应用。研究发现，GCs 对表皮屏障作用并非是单方面抑制或促进作用，而是正反两方面的，这或与外用 GCs 的效能、时长、部位以及疾病性质等因素息息相关。经过学者深入研究，GCs 对于表皮屏障不同组织结构的影响已经有了进一步的理解，但对于 GCs 的不同长度治疗周期对表皮屏障的影响研究开展较少，还有待于进一步研究。

三、抗生素

主要用于感染性皮肤病，根据致病菌及药物的敏感性不同而选用不同的抗生素，常用的抗生素有以下几类。

1. 青霉素类 主要用于革兰阳性菌引起的感染（如疖、痈、丹毒、脓疱疮、蜂窝织炎）和梅毒等。主要有青霉素 G、广谱青霉素类（阿莫西林、氨苄西林）、苯唑西林、哌拉西林等。广谱青霉素还可用于革兰阴性杆菌的感染。青霉素应用前需进行过敏试验，皮试阳性者禁用。

2. 头孢菌素类（先锋霉素类） 作用机制和青霉素相似，主要用于耐青霉素金黄色葡萄球菌与一些革兰阴性杆菌所引起的感染。主要包括第一、二、三、四代头孢菌素。对青霉素过敏者应注意与本类药物的交叉过敏。

3. 碳青霉烯类 主要用于耐青霉素的金黄色葡萄球菌和某些革兰阴性杆菌的感染。主要包括亚胺培南、美罗培南、帕尼培南、厄他培南等。

4. 氨基糖苷类 主要用于革兰阴性杆菌引起的感染。不良反应为肾毒性及耳毒性。常用药物有庆大霉素、阿米卡星、链霉素等。

5. 四环素类 广谱抗生素，除对革兰阳性菌和革兰阴性菌有效外，对衣原体、支原体、螺旋体也有良效。临床主要用于痤疮，以及支原体、衣原体和淋病等的感染。不良反应有胃肠道反应、二重感染、对骨和牙生长的影响、肝毒性等。主要药物有多西环素、米诺环素等。

6. 大环内酯类 抗菌谱与青霉素相似，除对革兰阳性菌和某些革兰阴性菌有效外，对衣原体、支原体和螺旋体亦有效，且毒性较低，可用于对青霉素过敏的患者。常见药物有红霉素、阿奇霉素、克拉霉素、罗红霉素、螺旋霉素等。

7. 喹诺酮类 主要用于细菌性皮肤病、衣原体或支原体的感染。常用药物有诺氟沙星、左氧氟沙星、环丙沙星、莫西沙星等。

8. 磺胺类 包括复方新诺明、磺胺嘧啶等。主要用于细菌性皮肤病及衣原体、奴卡菌感染。

9. 抗结核药 包括异烟肼、利福平、乙胺丁醇等，主要用于结核分枝杆菌感染，还可用于某些非结核分枝杆菌的感染。治疗结核分枝杆菌感染需要联合用药，且疗程长。

10. 抗麻风药 包括氨苯砜、氯法齐明、沙利度胺等。

11. 糖肽类 包括万古霉素和替考拉宁。万古霉素是目前唯一肯定有效的治疗甲氧西林耐药金黄色葡萄球菌的药物，主要用于多重耐药金黄色葡萄球菌，具有肾毒性。

12. 其他 包括甲硝唑、替硝唑、克林霉素、磷霉素、多黏菌素等。甲硝唑和替硝唑可以治疗滴虫病、蠕形螨、淋菌性盆腔炎和厌氧菌感染。磷霉素属于广谱抗菌药物，对金黄色葡萄球菌、大肠埃希菌、肺炎克雷伯菌、产气肠杆菌、绿脓杆菌，都具有抗菌作用。克林霉素用于链球菌属、葡萄球菌属及厌氧菌所致的中、重度感染。多黏菌素肾毒性强。

四、抗真菌药物

1. 多烯类（polyene） 主要有制霉菌素、两性霉素 B 等。这类药物水溶性及稳定性差，口服吸收差且毒性大。

2. 唑类（azole） 是人工合成的广谱抗真菌药，可口服，副作用小，目前已成为治疗系统性真菌病和浅表真菌病的主要药物。内服的主要有酮康唑、伊曲康唑、氟康唑；外用种类有克霉唑、咪康唑、益康唑等。内服需要注意检查肝功能。

3. 丙烯胺类（allylamine） 主要为特比萘芬和萘替芬，后者仅作为外用药。特比萘芬临床主要用于治疗甲真菌病和角化过度型手癣，对念珠菌和酵母菌效果较差。成人口服剂量为每日 250mg。不良反应为偶有胃肠道反应和皮疹。

4. 氟胞嘧啶（flucytosin，5－FC） 是人工合成抗真菌药，用于隐球菌病、念珠菌病、着色真菌病。不良反应有恶心、食欲差、白细胞减少等，肾功能不良者慎用。

5. 灰黄霉素（griseofulvin） 对表皮癣菌有抑制作用，主要用于头癣的治疗，不良反应有胃肠道不适、头晕、光敏性药疹、白细胞减少及肝损害等，现已较少使用。

五、抗病毒药物

主要从不同环节抑制病毒的复制，治疗各种病毒性皮肤病，主要有以下三类。

1. 核苷类抗病毒药 常见的有阿昔洛韦、伐昔洛韦、泛昔洛韦、更昔洛韦等，主要用于病毒感染引起的疱疹性皮肤病。阿昔洛韦可在被病毒感染的细胞内与脱氧核苷竞争病毒胸腺嘧啶核苷激酶或细胞激酶，在体内转变成活化型三磷酸酯的形式，作为病毒 DNA 复制的底物与脱氧鸟嘌呤三磷酸酯竞争病毒 DNA 聚合酶，从而抑制病毒 DNA 的合成。不良反应有静脉炎、暂时性血清肌酐升高，肾功能不全者慎用。

2. 阿糖腺苷（vidarabine） 阿糖腺苷对疱疹病毒Ⅰ型和Ⅱ型、带状疱疹病毒、巨细胞病毒及 EB 病毒都有抑制作用，外用眼膏可治疗疱疹性角膜炎，与葡萄糖注射液静滴治疗致死性疱疹脑炎。阿腺糖苷是腺嘌呤核苷类似物，是广谱抗 DNA 病毒药物。在细胞内经胸苷激酶作用，使其磷酸化生成单磷酸盐、二磷酸盐、三磷酸盐，其三磷酸盐阿糖腺苷为活性物质，竞争性地与病毒 DNA 多聚酶结合，抑制其活性，也抑制核苷酸还原酶和脱氧核苷酸转移酶，从而抑制病毒 DNA 合成。不良反应有呕吐、恶心、食欲不振、腹泻及轻度骨髓抑制，停药后恢复，肾功能不全者慎用。

3. 膦甲酸（foscarsnet） 具有广谱抗病毒作用，对单纯疱疹病毒、乙型肝炎病毒、巨细胞病毒、流感病毒都有抑制作用。作用机制主要是抑制病毒特异性 DNA 聚合酶和反转录酶，从而抑制病毒增殖。不良反应有恶心、呕吐等，减量即可恢复。

4. 利巴韦林（ribavirin） 是一种广谱抗病毒药，通过干扰病毒核酸合成而阻止病毒复制。10～15mg/(kg·d) 加入5%葡萄糖注射液中静滴，也可肌内注射；成人口服 0.2g，每日 3 次。不良反应有贫血、白细胞减少、胃肠道反应等，孕妇忌用。

六、免疫抑制剂

此类药物对机体有非特异性免疫抑制作用，能抑制细胞免疫和体液免疫，阻止细胞增殖，有非特异性抗炎作用，可单独使用，也可以联合糖皮质激素增强疗效，减少激素的不良反应。多用于红斑狼疮、天疱疮、皮肌炎、难治性银屑病等。不良反应有胃肠道反应、骨髓抑制、肝损害、诱发感染、引起不育和畸胎等，应慎用。

1. 甲氨蝶呤（methotrexate，MTX） 主要用于治疗红斑狼疮、天疱疮、重症银屑病等。成人起始剂量为每周 5～7.5mg，逐渐增量至 15～25mg，每周 1 次口服，或相同剂量每周 1～2 次肌内注射。病情控制后逐新减至每周 5mg 维持。需同时口服叶酸片 50～100mg。

2. 环磷酰胺（cyclophosphamide，CTX） 主要用于系统性红斑狼疮、皮肌炎、天疱疮等。成人剂量为 1～3mg/(kg·d) 口服，或 10～15mg/(kg·m^2)，每周 1 次静脉注射，一般总量 6～8g。用药期间应大量饮水以减少对膀胱黏膜的毒性。

3. 环孢素（ciclosporin，CsA） 能显著抑制 T 淋巴细胞功能，是非细胞毒性免疫抑制剂，对多种抗原引起的迟发型变态反应均有抑制作用，主要用于治疗严重难治性银屑病、寻常型鱼鳞病等。一般 5～10mg/(kg·d) 分两次口服。不良反应主要为肝、肾损害。

4. 硫唑嘌呤（azathioprine，AZA） 可用于治疗天疱疮、大疱性类天疱疮、红斑狼疮、皮肌炎等。成人常用剂量为 50～100mg/d 口服。

5. 吗替麦考酚酯（mycophenolate mofetil，MMF） 可用于治疗活动性狼疮肾、类风湿关节炎及自身免疫性疾病及血管炎。成人剂量范围 0.5～2.5g/d，根据病种及病变程度确定疗程。

七、生物制剂

包括肿瘤坏死因子-α（TNF-α）抑制剂、白细胞介素-12（IL-12）/IL-23 抑制剂和 IL-17A 抑制剂三大类，其中多种药品已被广泛应用于中重度银屑病、类风湿关节炎、天疱疮等。常用药物有依那西普、英夫利西单抗、阿达木单抗、乌司奴单抗、古塞奇尤单抗、司库奇尤单抗、依奇珠单抗、司柏索利单抗等。不良反应有头痛、寒战、发热、上呼吸道感染等，长期的安全性和不良反应尚需进一步观察。其中，阿达木单抗可用于 4 岁以上儿童，乌司奴单抗、司库奇尤单抗、依奇珠单抗可以用于 6 岁以上儿童及青少年中重度斑块型银屑病，其他均只用于成人。

八、维生素

皮肤科常用的维生素主要有维生素 A、维生素 C、维生素 E、维生素 B_6、烟酸等。维生素 A 促进表皮正常角化，维持上皮细胞功能，用于鱼鳞病、毛周角化病、维生素 A 缺乏症等，服用期间要注意有无肝损害。维生素 C 是较强的抗氧化剂，对色素沉着有促进消退的功能，并能降低血管通透性，用于变态反应性皮肤病、色素性皮肤病等。维生素 E 能维持血管完整性、抗氧化、抗衰老，主要用于血管性皮肤病、色素性皮肤病等的辅助治疗。维生素 B_6 是肝脏辅酶的重要成分，用于脂溢性皮炎、痤疮、脱发等的辅助治疗。烟酸在体内转化为烟酰胺，参与辅酶Ⅱ组成，并可以扩张血管，主要用于烟酸缺乏症、光线性皮肤病、冻疮、大疱性类天疱疮等的辅助治疗。

九、维 A 酸类

维 A 酸类是一组与天然维生素 A 结构类似的药物，具有溶解角质、纠正表皮角化过度、抑制皮脂分泌及抗细胞增生的作用，可调节免疫功能并有抗炎作用。根据分子结构可以分为三代，第一代主要包括全反式维 A 酸、异维 A 酸和维胺酯等；第二代主要包括阿维 A 酯、阿维 A 酸等；第三代常见的有芳香维 A 酸。常用于银屑病、鱼鳞病、掌跖角化病等。不良反应有致畸、高甘油三酯血症、高钙血症、骨骺早期闭合、皮肤黏膜干燥、肝功能异常等。

十、其他药物

1. 氨甲环酸（tranexamic acid）　也叫止血环酸，为止血促凝药，近来发现有干扰酪氨酸酶活性或减少色素合成作用，可用于黄褐斑的治疗，每次 0.25g，每日 2～3 次口服，6 周后出现疗效。

2. 钙剂　可降低毛细血管通透性，有抗过敏、抗炎作用。10% 葡萄糖酸钙或 5% 溴化钙注射液 10ml/d，静脉缓慢注射，每日 1 次。注射时速度要慢，以防引起心律不齐，老年人慎用。

3. 羟氯喹（hydroxychloroquine）　能降低皮肤对紫外线的敏感性，稳定溶酶体膜，抑制中性粒细胞趋化，还具有吞噬功能及免疫活性。可用于红斑狼疮、荨麻疹、玫瑰痤疮、多形性日光疹等。不超过 6.5mg/(kg·d)，饭后服，可减少胃肠道的反应。不良反应主要有胃肠道反应、药疹、白细胞减少、角膜色素沉着斑、视网膜黄斑区损害、肝肾损害等。

4. 左旋咪唑（levamisole）　原为驱虫剂，后发现有提高或恢复机体细胞免疫的功能，调节抗体的产生。可用于带状疱疹、复发性单纯疱疹、寻常疣等。通常每 2 周连服 3 天，每天 150mg，分 3 次服，连续 5～6 周。不良反应有恶心、呕吐、皮疹瘙痒等。

5. 雷公藤总苷（tripterygium glycosides）　具有抗炎、抗过敏、抗肿瘤及免疫调节等作用。适用于红斑狼疮、皮肌炎、湿疹、银屑病等。不良反应有肝损害、胃肠道反应、白细胞减少、精子活力降低、月经量减少或闭经等。

6. 干扰素（interferon，IFN）　具有抗病毒、抗肿瘤及免疫调节作用。常用于病毒性皮肤病、皮肤肿瘤等的治疗。常用的药物有 α-干扰素、β-干扰素、γ-干扰素，肌内注射、局部注射或外用，疗程根据病种确定。

7. 硫代硫酸钠（sodium thiosulfate）　具有非特异性抗过敏作用，可用于过敏性皮肤病。注射过快可引起血压下降。

任务二 外用药物治疗

情境导入

情境：一男性湿疹患者，右侧小腿下部外侧水疱密集，基底发红，糜烂、渗出明显，伴有剧烈瘙痒。

思考：1. 该患者此时可以选用何种剂型治疗？

2. 使用过程中需要注意哪些问题？

一、外用药物的种类

1. 清洁剂（cleansing agents） 具有清除皮肤渗出物、鳞屑、痂及残留药物的作用。常用的有0.9%氯化钠溶液（生理盐水）、2%～4%的硼酸溶液、1∶5000～1∶8000的高锰酸钾溶液、0.01%呋喃西林溶液、温肥皂水、植物油或矿物油等。较厚的痂需用凡士林涂布软化后用植物油或水清洗，鳞屑多或头上附有较多软膏时用温水或肥皂水洗，糊剂清洗用植物油，硬膏清洗用乙醇。

2. 止痒剂（antipruriticagents） 具有止痒的作用。常用的有5%～10%樟脑、0.5%～1%薄荷脑、1%～2%冰片、0.25%～2%盐酸达克罗宁、0.5%～2%苯酚等。此外，抗组胺药、各种焦油制剂也有止痒作用。

3. 保护剂（protectiveagents） 具有润滑、收敛的作用，可以保护皮肤，无刺激性。常用的有10%～20%炉甘石、氧化锌、滑石粉、植物油等。

4. 收敛剂（astringents） 具有凝固蛋白质、减少渗出、消除水肿、消除炎症等作用。常用的有0.5%～1%硫酸铜、0.1%～0.5%醋酸铅、5%明矾、0.1%～0.2%硫酸锌等。

5. 抗菌剂（antibacterialagents） 具有抑制和杀灭细菌的作用。常用的有1%四环素、3%硼酸溶液、0.5%～3%红霉素、1%克林霉素、2%莫匹罗星、2%甲紫溶液等。

6. 抗真菌剂（antifungalagents） 具有抑制和杀灭真菌的作用。常用的有6%～12%苯甲酸、10%～30%冰醋酸、5%～10%硫磺、3%～5%克霉唑、2%咪康唑、2%酮康唑、1%联苯苄唑、1%萘替芬等。

7. 抗病毒剂（antiviralagents） 能抑制病毒复制。常用的有3%～5%阿昔洛韦、0.1%～3%酞丁胺、0.5%～1%碘苷、干扰素、足叶草酯等。

8. 角质促成剂（keratoplasticsagents） 促进真皮血管收缩，减少炎性渗出，使表皮角质层恢复正常。常用的有1%～5%煤焦油、5%～10%黑豆馏油、2.5%～5%糠馏油、0.1%～1%蒽林、3%～5%硫磺、1%～3%水杨酸、钙泊三醇等。

9. 角质剥脱剂（keratolytics） 松解角质细胞，使过度角化的角质层细胞剥脱。常用的有5%～10%水杨酸、10%乳酸、10%～15%雷锁辛、20%～40%尿素、10%～30%冰醋酸、0.1%维A酸、10%硫磺等。

10. 腐蚀剂（caustics） 能去除局部增生。常用的有纯硝酸银、纯石炭酸、10%～20%水杨酸、30%～50%三氯乙酸等。

11. 遮光剂（sunscreenagents） 具有遮光、防晒的作用，使皮肤免受紫外线损伤。常用的有4%二氧化钛、5%～15%对氨基苯甲酸、10%～15%鞣酸、10%氧化锌、维生素E等。

12. 脱色剂（depigmentingagents）　能使色素沉着减轻，用于治疗黄褐斑等。常用的有3% ~5%氢醌、20%壬二酸、3% ~5%过氧化氢溶液、1% ~2%曲酸及内皮素拮抗剂等。

13. 润肤剂（emollient）　羊毛脂、凡士林、丙二醇、5% ~10%尿素、尿囊素、玻璃酸酶等。

14. 抗衰老剂（anti – aging agents）　胶原蛋白、透明质酸、硫酸软骨素、胎盘蛋白提取液、维生素E、维生素C；中草药中的人参、灵芝、当归等。

15. 糖皮质激素（glucocorticoid）　具有抗炎、抗免疫、止痒等作用。常用的有0.5% ~1%氢化可的松、0.025% ~0.1%曲安奈德、0.01%氟轻松、0.1%丁酸氢化可的松、0.05%卤美他松、0.05%戊酸倍他米松等。

16. 杀虫剂（insecticides）　可杀灭疥螨、蠕型螨等寄生虫。常用的有5% ~10%克罗米通、5% ~10%硫磺、50%百部酊、5%过氧化苯甲酰等。

17. 维A酸类（retinoids）　具有调节表皮角化、抑制表皮增生和调节黑素代谢的作用。常用的有0.025%全反式维A酸霜、0.1%他扎罗汀凝胶等。

二、外用药物的剂型

药物剂型不同可以适用于不同皮损情况和不同的部位。

1. 溶液（solution）　由水及水溶性药物所组成，具有散热、收敛、止痒、消炎及清洁作用。适用于急性皮炎伴明显渗出者。常用的溶液有3%硼酸溶液、0.02%呋喃西林溶液等，使用时用消毒纱布浸入溶液后湿敷患处。

2. 粉剂（powder）　是一种或多种干燥粉末状药物均匀混合制成，具有干燥、保护及散热的作用。适用于急性或亚急性皮炎无糜烂渗出者。常用药物有氧化锌、滑石粉、炉甘石粉等。使用时可用镊子夹棉球蘸粉撒布，或用纱布包粉剂外扑。

3. 洗剂（lotion）　也称振荡剂，是由水和适量不溶于水的粉剂（30% ~50%）混合而成，静置时水和粉分离，用时需摇匀后用棉签蘸涂。具有消炎、杀菌、收敛、保护及清洁等作用。适用于急性皮炎无渗液者，毛发部位不宜用。常用药物有炉甘石洗剂、氧化锌洗剂、滑石粉洗剂等。

4. 酊剂（tincture）　由乙醇和溶于乙醇的药物组成，有消炎、杀菌及止痒的作用。适用于慢性皮炎、瘙痒症等，禁用于急性炎症或渗出糜烂者。常用的有止痒酊剂、癣药水等。面部、黏膜部位及婴幼儿等皮肤薄嫩部位不宜应用。

5. 乳剂（emulsion）　是油和水经乳化而成的剂型，分为油包水型（脂）和水包油型（霜）乳剂，具有清凉、滋润、保护、消炎、止痒等作用。适用于亚急性或慢性皮炎而无渗出者。

6. 糊剂（paste）　是粉剂（主要为氧化锌、20% ~50%滑石粉）与凡士林（或羊毛脂）混合而成，具有消炎、保护、干燥等作用，药物透入皮肤比软膏弱但刺激性低。适用于亚急性皮炎有少量渗出时，毛发部位不宜使用。

7. 软膏（ointment）　是基质（羊毛脂、凡士林等）和药物混合而成，具有消炎、止痒、保护、滋润、软化痂皮等作用，比乳剂透皮作用强。适用于慢性皮炎无渗出者。常用的药物有硫磺软膏、复方苯甲酸软膏等。

8. 油剂（oil）　主要是药物加入植物油、动物油或矿物油混合而成，具有滋润、消炎、止痒、保护等作用。适用于亚急性皮炎无糜烂渗出者。常用的有氧化锌油、樟脑油等。

9. 凝胶（gel）　是药物加入有机聚合物丙二醇凝胶和聚乙二醇中制成，局部涂用后形成一层透明薄膜，具有清凉、润滑、舒适的作用，无刺激，易水洗，不油腻。适用于亚急性或慢性皮炎。如过氧化苯甲酰凝胶。

10. 硬膏（plaster） 是药物加入黏着性基质（如橡皮膏、树脂等）而成的剂型，具有软化皮肤、促进药物吸收、阻止水分蒸发、保护患部、药效持久的作用。适用于慢性皮炎皮损肥厚者。常用的有氧化锌硬膏、肤疾宁硬膏等。

11. 涂膜剂（film） 是药物和成膜材料加入挥发性溶剂中而制成的液体涂剂，具有保护皮肤、减少摩擦、防止感染的作用。适用于慢性皮炎无渗出者。

12. 气雾剂（aerosol） 是借助压缩气体或液化气体的压力，将药物从特制的容器中呈雾状喷出的制剂，作用同涂膜剂，使用简便。可用于治疗急、慢性皮炎或感染性皮肤病。

13. 其他 有的溶剂能促进透皮吸收，常用的有10% ~70%二甲基亚砜溶液、1% ~5%氮酮溶液、30% ~70%丙二醇溶液、30% ~100%甘油等，能溶解药物，促进药物的透皮吸收。适用于慢性皮炎无渗出者。

三、治疗原则和注意事项

（一）治疗原则

1. 根据病因与发病机理选择外用药物种类 例如，真菌感染引起的手癣、足癣等选用抗真菌剂；病毒感染引起的带状疱疹、疣等选用抗病毒剂；角化不全者选用角质促成剂，变态反应性皮肤病选用皮质类固醇或非甾体抗炎制剂，以瘙痒为主又无明确原因者选用止痒剂等。

2. 根据皮损正确选择剂型 急性皮炎若伴有糜烂渗出者，选用溶液湿敷，若表现为红斑、丘疹、未破的水疱、风团等无渗出者，选用粉剂、洗剂；亚急性皮炎，若表现为红斑、丘疹伴有少量渗出者，选用油剂或糊剂，若表现为鳞屑无渗出者，选用乳剂或糊剂；慢性皮炎表现为皮损增厚、苔藓样变、角化过度，选用软膏、酊剂、硬膏、乳剂、涂膜剂；单纯瘙痒而无皮损者可选用酊剂、乳剂。

（二）注意事项

1. 用法、用量、浓度要适当 告知患者用药的次数、用量、方法及用药部位、可能出现的不良反应等，以免影响治疗效果。用药量及浓度应根据患者性别、年龄、皮损部位而选择。婴幼儿、妇女、皮肤薄嫩处用量不宜过多，浓度也要稍低；药物的浓度要适当，刺激性强的药物，从低浓度开始，根据患者的耐受情况，逐渐增加浓度。

2. 用药要简单 用药不宜过于复杂，若出现过敏反应，应立即停药。

3. 科学使用外用皮质类固醇激素类药物 长期或大面积使用皮质类固醇激素类药物可致局部皮肤敏感、抵抗力降低、表皮萎缩及老化、毛细血管扩张、痤疮样皮炎及色素沉着等改变，经皮吸收还可引起全身性副作用。因此，不得滥用激素类药物，应根据适应证决定是否选用。

任务三　物理化学及光电治疗

情境导入

情境：患者，女，右侧手背部多个赘生物，黄褐色，表面光滑，质地稍硬轻微瘙痒。经检查诊断为扁平疣。

思考：本患者可以采用何种物理方法治疗？

一、冷冻疗法

冷冻疗法（cryotherapy）指利用制冷剂产生的低温作用于病变组织，使之坏死或诱发生物学效应，达到治疗目的。常用的制冷剂有液氮（-196℃）、二氧化碳（-78.9℃）、氟利昂-12（-29.8℃）、氟利昂-22（-40.8℃）、液体空气（-186℃）等。目前皮肤美容冷冻术中最常用的是液氮，具有温度低、无色、无味、无毒、不易燃、不易爆、来源广、价格便宜等特点。

1. 适应证 冷冻疗法适用于寻常疣、扁平疣、尖锐湿疣、雀斑、结节性痒疹、血管瘤、脂溢性角化、化脓性肉芽肿及浅表良性肿瘤等。临床应用时需注意，寒冷性荨麻疹、冷球蛋白血症、冷纤维蛋白原血症、雷诺现象以及年老、体弱和对冷冻不能耐受者，均不宜进行冷冻治疗。

2. 方法 分喷射冷冻和接触冷冻，前者是将冷冻剂喷射到病变组织表面，后者是按皮损情况选择适当大小的冷冻头进行接触冷冻，还有一种最简便的方法是用棉签浸蘸液氮涂于皮损上进行冷冻。冷冻时组织有不同程度的结霜及变硬，表现为局部组织变霜白及苍白反应，数分钟后组织解冻，呈现轻重不同的水肿反应，甚至发生水疱或大疱，并有渗液、糜烂、溃疡，需要用无菌纱布、凡士林纱布外敷或消炎药膏涂抹等处理以保护创面。1~2 周内创面可干燥结痂，2~3 周脱痂而愈，愈合后局部留有暂时性的色素沉着或色素减退斑，会逐渐恢复。

二、微波治疗（microwave）

微波（microwave）是电磁波，频率范围从 300M~300GHz，根据波长不同分为三个波段：分米波（10~100cm）、厘米波（1~10cm）和毫米波（1~10mm）。微波理疗仪一般应用波长 10~30cm 的电磁波，治疗中常用 2450 兆赫（MHz）频率，波长为 12.5cm 的分米波。微波波长介于长波红外线与短波之间，振荡的频率高。常用于各种皮肤疣、蜘蛛痣、皮赘、老年斑、老年性血管瘤、汗管瘤、粟丘疹、鸡眼等。具有治疗时间短、痛苦小、安全性高等优势。治疗时间及治疗仪的输出功率应根据皮损的性质、大小、深浅度等决定。

三、光动力治疗

光动力治疗（photodynamic therapy，PDT）是利用光敏剂注入体内，在特定波长的光或激光的作用下，机体产生单态氧或其他自由基，使病变组织发生变化而达到治疗目的的一种方法。常用光敏剂有 5-氨基酮戊酸、海姆泊芬等；常用光源有氦氖激光、氩离子染料激光、非连续性激光、脉冲激光等。临床用于治疗鲜红斑痣、皮肤恶性肿瘤、痤疮、尖锐湿疣等。不良反应有局部灼热感、红斑和疼痛。

四、化学剥脱术

化学剥脱术（chemical peeling）是使用化学制剂剥脱皮肤的表皮和（或）真皮浅层，通过降低角质形成细胞间黏附性，可促进黑素颗粒的脱落，通过皮肤组织的修复和再生，以达到改善色素沉着、纠正老化的目的。常用于治疗角化性疾病、色素沉着性疾病、疣、痤疮等疾病。常用药物有果酸、水杨酸、乳酸、杏仁酸等。剥脱剂渗透的深度受剥脱剂的种类、浓度、用量、使用次数、是否联合使用、表皮屏障的完整性、治疗前用药情况及皮肤的清洁度和解剖厚度等影响。

五、水疗

水疗（hydrotherapy）是美容皮肤科重要的辅助治疗手段，恰当运用能加速疾病的痊愈。常用的水疗法有米糠浴、矿泉浴、中药浴等。米糠浴可使肌肤光洁嫩滑，其中的焦油成分对皮炎湿疹有止痒效果；矿泉浴有促进机体免疫功能、健身祛病的作用，矿泉所含的化学成分差别较大，使用时应根据病情不同有所选择；中药浴应遵循辨证论治原则，选择适当功效的中药进行组方，煎水洗浴或熏蒸，达到治疗目的。

六、光疗

光疗是利用光线的生物学效能治疗疾病的一种方法。

1. 红外光疗法（infraredray） 可以产生热效应，扩张血管，改善局部血液循环和营养，促进炎症消退，加快组织修复。临床常用于感染性皮肤病、冻疮、多形性红斑等。

2. 紫外光疗法（ultravioletray） 紫外线分短波紫外线（UVC，波长 200 ~ 290nm）、中波紫外线（UVB，290 ~ 320nm）、长波紫外线（UVA，320 ~ 400nm），皮肤科常用 UVA、UVB，治疗玫瑰糠疹、银屑病、白癜风、毛囊炎、慢性溃疡、斑秃、痤疮、带状疱疹、冻疮和局限性皮肤瘙痒症等。禁用于有活动性肺结核、甲状腺功能亢进、红斑狼疮、心肝肾功能不全者及光敏感者。治疗时，病情不同，强度不同，照射时需戴防护眼镜。

（1）窄谱 UVB（narrow-band，NB-UVB） 波长为（311 ±2）nm，用于治疗稳定期白癜风、银屑病、特应性皮炎等。

（2）UVA1 疗法 UVA1 是指波长在 340 ~ 400nm 的 UVA，可以诱导细胞凋亡、抑制真皮成纤维细胞的胶原合成，主要用于特应性皮炎、硬皮病的治疗。

（3）光化学疗法（psoralen-ultraviodet A，PUVA） 以内服或外用光敏剂后用紫外线照射皮肤引起光化学反应来治疗疾病的一种方法。常用的光敏剂是 8-甲氧补骨脂素（8-MOP）或三甲基补骨脂素（TMP），在长波紫外线的照射下可产生光敏反应，抑制表皮细胞合成，抑制全身免疫反应。用于治疗银屑病、白癜风、斑秃、过敏性皮炎、扁平苔藓、掌跖脓疱病等。口服 8-MOP 0.5mg/kg 后 2 小时或外涂 0.1% ~0.5% 的 8-MOP 溶液后 0.5 ~1 小时进行 UVA 照射，开始用最小光毒量，以后逐渐加大剂量，每周 2 ~3 次，口服药后患者 12 小时内应戴墨镜保护眼睛，避免日晒，避免食用光敏食物，如芹菜、香菜、胡萝卜、酸橙等，禁用其他光敏性药物。不良反应有胃肠反应和局部皮肤干燥、瘙痒、色素沉着、红斑等，长期使用可引起皮肤老化、白内障、诱发皮肤肿瘤等。有严重器质性疾病、光感性疾病、红斑狼疮、恶性肿瘤、白内障、12 岁以下儿童及孕妇等禁用。

七、激光治疗

激光（laser）是受激辐射而放大的光，具有单色性、相干性、平行性、功率高和易聚焦的特点。利用这些特性，可以将激光束高度聚焦，对靶组织做准确、细致的切割和焊接，因高能量易将组织凝固气化和炭化而达到治疗目的。多用于治疗疣、鸡眼、色素性皮肤病和血管性皮肤病等。使用时有激光手术、激光理疗、点阵激光和选择性激光四类。激光手术可用于各种疣、良性肿瘤、鸡眼等；激光理疗可用于毛囊炎、斑秃、带状疱疹等，可以促进炎症吸收和创面修复；点阵激光可用于痤疮瘢痕、面部老化、疣、黑素细胞痣、斑秃等；选择性激光适应证广，可用于痤疮瘢痕、各种增生、血管性损害、色素性损害、多毛症等。

八、X 线治疗

X 线对生长及分裂较快的细胞有抑制作用，能减少汗腺及皮脂腺的分泌、闭塞微血管，并有止痒和镇痛作用。可用于治疗疣、慢性湿疹、神经性皮炎、瘢痕疙瘩、草莓状血管瘤、海绵状血管瘤、局限性多毛症、臭汗症、掌跖脓疱病、皮肤癌等。临床上常用的有浅层 X 线治疗机、软 X 线治疗机和接触治疗机等。照射的剂量可根据病种、病情、发病部位及皮损面积大小而定。浅层 X 线一般每次剂量为 0.75～1Gy（75～100rd），每周 1～2 次，6～8 次为一个疗程，瘢痕疙瘩剂量稍大。治疗中要避免剂量过大，注意副作用的发生。

任务四　皮肤外科

情境导入

情境：患者，男，26 岁开始脱发明显，现头顶部头发缺失，自觉秃发影响自信心，导致心情低落。经检查，诊断为雄激素性脱发。

思考：目前能解决此患者脱发困扰的办法有哪些？

皮肤外科主要是针对皮肤疾病进行的手术治疗。常用于皮肤肿瘤切除、脓肿切开引流、创伤清理及缝合、切除活检及美容整形等。

一、切割术和切除术

切割术和切除术用于切割破坏局部增生的毛细血管及结缔组织，或切除皮肤肿瘤、囊肿或切除活检等。

二、切开引流术

切开引流术的目的是引流脓液，用于化脓性皮肤病，如蜂窝织炎、痈等感染性疾病，若化脓则需要切开引流脓液。

三、移植术

1. 皮肤移植术　包括游离皮片移植术、皮瓣移植术和表皮移植。

（1）游离皮片移植术　游离皮片有表层皮片、中厚度皮片和全层皮片；适用于烧伤后皮肤修复，表浅性皮肤溃疡、皮肤瘢痕切除后修复等。

（2）皮瓣移植术　是将缺失部位相邻部位的皮肤或皮下组织同时转移至缺失部分，有血液供应，皮瓣易于成活；适用于创伤修复、较大皮肤肿瘤切除后修复等。

（3）表皮移植　表皮移植一般是自体移植，用负压吸引法在供皮区和受皮区吸引形成水疱，再将供皮区疱壁移至受皮区并加压包扎；适用于白癜风、无色素痣等的治疗。

2. 毛发移植术　毛发移植主要采用自体毛发移植，毛发移植术主要分三步，即获取毛囊单位、分离制备毛囊单位移植体及种植毛囊单位移植体。获取毛囊的方式有三种，包括头皮条切取技术、毛囊单位提取技术、ARTAS～FUE 技术。用于修复雄激素性秃发等。

知识链接

ARTAS－FUE 技术毛发移植术

ARTAS－FUE 技术是一种利用计算机影像辅助 ARTAS 系统，可协助医师进行自动的、一致的、精准及重复的毛囊（FU）解剖操作，在过去几年中得到继续发展。ARTAS 系统用于 FU 的解剖游离，为医生对 FU 的提取做好准备，具有从供体区域精确地选择和提取单个毛囊、不易感到疲劳、节省人力等优点。

四、皮肤磨削术

磨削术（dermabtasion）通常是使用一种装有砂石磨头或金钢石磨头的快速旋转的手持器械，对表皮和真皮浅层进行可控制的机械性磨削，以完成治疗及美容的一种手术。磨削后创面愈合过程中真皮的胶原纤维和弹性纤维重新排布，残存的皮肤附属器（毛囊、皮脂腺、汗腺）会迅速形成新的表皮，创面几乎不留有瘢痕。适用于痤疮瘢痕、其他皮肤疾病遗留的小瘢痕、部分浅表恶性肿瘤或色素性疾病等。

五、剥离术

针对较重的腋臭，可以针对不同情况采用全切术、部分切除加剥离术或剥离术。全切术用于范围较小的患者；部分切除加剥离术指在切除大部分腋毛区后，周围剩余腋毛区用刀沿真皮下分离破坏顶泌汗腺导管和腺体，然后缝合皮肤；剥离术是破坏所有顶泌汗腺导管和腺体，然后缝合。

任务五　皮肤的保健及美容

情境导入

情境：患者，女，17 岁，学生。面部出油多，额头和下颌部多个丘疹，无痒痛，经检查诊断为痤疮。

思考：1. 需要嘱咐患者饮食中注意哪些方面？

2. 如何指导患者正确的皮肤日常护理方法？

一、皮肤的保健

做好皮肤保健，对于保持皮肤健康、延缓衰老、预防皮肤病发生非常重要。

1. 保持心情舒畅　重视不良情志对皮肤病的影响，不良情志刺激往往会加重皮肤病或诱发皮肤病，如斑秃、神经性皮炎等，要帮助患者树立信心，学会调控情绪，嘱咐患者保持心情舒畅，防止疾病反复。

2. 养成良好的生活习惯　饮食起居规律，保证充足睡眠，合理饮食，戒烟，避免酗酒，加强体育锻炼。对于食物过敏引起的相关疾病，如荨麻疹、湿疹等，要禁食相关致敏食物；与外界环境刺激关系密切的疾病，如黄褐斑、荨麻疹等，黄褐斑患者需要减少紫外线照射，日常防晒，寒冷性荨麻疹患者要避风寒，寒温适宜。

3. 加强皮肤日常护理　日常护理需遵循清洁、补水、保湿、防晒原则。针对不同类型的皮肤，需要进行不同的护理及美容。中性皮肤要保湿，注意防晒及抗老化，外出时外用防晒剂；干性皮肤及相关皮肤病（如银屑病、慢性湿疹等）需要保湿、滋润，躯干、四肢皮肤洗浴不宜过勤，一般情况下，2～3 天洗 1 次，如果皮肤特别干燥，则 5～7 天 1 次；水温不宜过高，35～38℃为宜，洗浴后应立即擦干皮肤，尽快搽保湿霜；油性皮肤及皮脂溢出性皮肤病（如痤疮等）需要控油、保湿，选择中性、缓和的弱碱性保湿清洁剂，每天清洁 2 ~ 3 次，选择收敛性化妆水或保湿凝露；敏感性皮肤要注意保湿，选用温和的、弱酸性、不含皂基的洁肤产品清洁，或直接用清水洁面，水温不可过热或过冷，一般在 30℃左右，洁面后注意保湿。注意物理防护紫外线，可外涂低敏防晒霜。此外，当表皮屏障修复后，还可采用光子技术等方法治疗敏感性皮肤，混合性皮肤的干性区与油性区皮肤护理分别按照干性皮肤及油性皮肤护理。

4. 皮肤按摩　可以促进皮肤组织的血液循环，使患者心情放松，改善新陈代谢，预防衰老。

二、皮肤的美容技术及应用

（一）注射填充治疗

1. 肉毒素注射　肉毒杆菌毒素是肉毒杆菌产生的含有高分子蛋白的神经毒素，是目前已知的毒性最强的生物毒素，能够抑制神经末梢释放乙酰胆碱，引起肌肉松弛麻痹，从而抑制肌肉的收缩，以达到去除皱纹的目的。适用于面部早期皱纹治疗（眉间纹、额纹、鱼尾纹、面中下部皱纹、颈阔肌纹）、修饰脸部轮廓（双侧咬肌过大）、眉毛下垂等。目前肉毒杆菌毒素有 A 和 B 两型，以 A 型肉毒素毒力最强，稳定性最好。用于美容目的的肉毒素注射剂量极低，一般肉毒素注射后 1 个月效果最佳，4 个月后效果基本消失。

2. 填充物注射　软组织填充物注射可以用来改善光老化引起的粗糙皱纹和组织容量减少，用于治疗深度皱褶和非动力性皱纹。生物降解材料、永久填充物和自体脂肪移植等均可作为软组织填充物，目前最常用的皮肤填充物质是透明质酸（又称玻尿酸），可用于眼周、唇部的皱纹、凹陷性痤疮瘢痕、隆唇的治疗；它可以改善皮肤营养代谢，增加皮肤弹性，减少皮肤皱纹，使皮肤柔嫩光滑，防止皮肤衰老。

（二）手术治疗

光老化引起的皱纹和皮肤松弛等可以通过手术改善，但对于光老化的色斑、丘疹、毛细血管扩张和皮肤弹性下降等效果不佳。手术会损伤机体，且有一定手术风险，术后恢复时间较长，是光老化治疗的最后选择。

目标检测

答案解析

选择题

A 型题

1. 下列属于第二代 H_1受体拮抗剂抗组胺药的是（　）
   A. 西替利嗪　B. 苯海拉明　C. 赛庚啶
   D. 酮替芬　E. 异丙嗪
2. 下列可以用于细菌感染性皮肤病的是（　）
   A. 头孢氨苄　B. 酮康唑　C. 特比萘芬
   D. 伊曲康唑　E. 阿昔洛韦
3. 关于外用药物治疗原则，说法错误的是（　）
   A. 要正确选择外用药物的种类
   B. 皮疹渗液明显的可选用粉剂

C. 角化不全的使用角质促成剂

D. 有刺激性的药物从低浓度开始

E. 变态反应性疾病可以外用糖皮质激素类外用药

4. 下列可以用于治疗带状疱疹的是（　）

A. 制霉菌素　B. 青霉素　C. 灰黄霉素

D. 阿昔洛韦　E. 异烟肼

5. 下列不属于免疫抑制剂的是（　）

A. 环磷酰胺　B. 甲氨蝶呤　C. 硫唑嘌呤

D. 膦甲酸　E. 环孢素

6. 关于维 A 酸类药物，说法错误的是（　）

A. 可用于痤疮、掌跖角化病、银屑病等

B. 不良反应有高血钙、骨骼早期闭合

C. 孕妇可以使用

D. 第二代有阿维 A 酯、阿维 A 酸

E. 外用药物有阿达帕林、他扎罗汀，可用于银屑病、痤疮的治疗

7. 利用制冷剂产生低温使病变组织坏死达到治疗目的的方法是（　）

A. 冷冻疗法　B. 激光疗法　C. 光疗法

D. 放射疗法　E. 水疗法

8. UVA1 的波长是（　）

A. 320～400nm　B. 340～400nm　C. 200～290nm

D. 290～320nm　E. 290～340nm

9. 可以降低毛细血管通透性的维生素是（　）

A. B 族维生素　B. 维生素 K　C. 维生素 A

D. 维生素 C　E. 维生素 E

10. 激光的特点不包括（　）

A. 单色性　B. 方向性好　C. 相干性强

D. 功率高　E. 不良反应多

书网融合……

重点小结　习题

模块二　各　论

项目四　病毒性皮肤病

PPT

学习目标

知识目标：通过本项目的学习，掌握单纯疱疹、水痘、带状疱疹、疣、传染性软疣的诊断与治疗；熟悉单纯疱疹、水痘、带状疱疹、疣、传染性软疣的病因；了解单纯疱疹、水痘、带状疱疹、疣、传染性软疣的预防。

技能目标：具备对单纯疱疹、水痘、带状疱疹、疣、传染性软疣做出诊断和临床治疗的能力。

素质目标：树立传染病防治意识，具备医师职业素质。

病毒性皮肤病是指因某些病毒感染引起皮肤和（或）黏膜损害的一类疾病。

病毒分为脱氧核糖核酸（DNA）病毒和核糖核酸（RNA）病毒两大类。DNA 病毒包括疱疹病毒、痘病毒、乳多空病毒、腺病毒和微小病毒。RNA 病毒包括小核糖核酸病毒、披膜病毒、呼吸道肠道病毒、冠状病毒、正黏病毒、副黏病毒、反转录病毒、沙粒样病毒和杆状病毒。

根据不同病毒感染后的临床表现，可将病毒性皮肤病分为 3 型。

1. 水疱型　如单纯疱疹、带状疱疹等，由疱疹病毒引起，皮疹以水疱为主。

2. 新生物型　如寻常疣、扁平疣、传染性软疣等，由乳头多瘤空泡病毒引起，皮疹以乳头瘤状或疣状增生为主。

3. 红斑发疹型　如风疹、麻疹等，由 RNA 病毒引起，皮疹以红斑、斑丘疹为主。

任务一　单纯疱疹

情境导入

情境：患者，女，5 岁。患者 2 天前嘴角旁出现小簇水疱，伴有轻微疼痛。检查见嘴角右侧密集粟米粒大小的水疱，疱液清，基底微红，实验室检查单纯疱疹病毒Ⅰ型 IgM 阳性，细胞学检查可见多核巨细胞和核内嗜酸性包涵体。

思考：1. 患者初步诊断为什么疾病？依据是什么？

2. 可采用的治疗方法有哪些？

单纯疱疹（herpes simplex）是由单纯疱疹病毒（herpes simplex virus，HSV）感染引起的病毒性皮肤病，临床很常见。皮损以簇集性水疱为特征，有自限性，容易复发，痊愈后不留瘢痕。

一、病因和发病机制

单纯疱疹的病原体是 HSV，分为Ⅰ型（HSV-1）和Ⅱ型（HSV-2），是具有嗜神经性的双链 DNA

病毒。人类是 HSV 的唯一自然宿主，人体若接触感染者的疱液、口鼻和生殖器分泌物，可以被感染，病毒侵入人体皮肤黏膜后，可先在局部增殖，形成初发感染（原发感染），然后沿神经末梢上行至支配皮损区域的神经节内长期潜伏，并终身携带，当机体抵抗力降低时，疱疹可复发。HSV 在体外不易存活，对外界抵抗力不强，56℃加热 30 分钟、紫外线照射 5 分钟或乙醚等脂溶剂均可使之灭活。

HSV-1 初发感染多发生在 5 岁以下幼儿，通过接吻或其他密切接触感染，主要引起人体上部皮肤黏膜感染；HSV-2 型主要通过性接触传播，引起生殖器部位感染。两型都可以反复发作。新生儿感染 HSV 的主要方式有宫内感染、产时感染，或少数生后接触 HSV 而造成的产后感染。新生儿 HSV 感染率低，但病死率及致残率较高，预后差，需要及时诊治。

知识链接

TORCH 项目检测

TORCH 是一组能够引起孕妇和新生儿感染的病原体总称，是刚地弓形虫（toxoplasma gondii，TOX）、巨细胞病毒（cytomegalovirus，CMV）、风疹病毒（rubella virus，RV）、单纯疱疹病毒（herpes simplex virus，HSV）以及其他病原体的简称。TORCH 病原体检测是孕妇的常规筛查项目，在怀孕和生产过程中被高度重视，TORCH 病原体多为隐匿性感染，对孕妇本身伤害不大，但对胎儿有严重威胁，可导致宫内感染、胎儿发育停滞、畸形，甚至引起死胎，流产等后果。在生产过程中，病原体可通过垂直传播感染新生儿，造成新生儿眼睛疾病、影响听力，严重者可能出现智力缺陷，发生偏瘫等后遗症。因此对 TORCH 病原体尽早诊断、及时治疗，以及控制器官损伤尤为重要。

二、临床表现

原发感染潜伏期为 2～12 天，平均 6 天，部分复发患者可无原发感染症状。临床分为初发型和复发型，前者相对皮损范围广泛，自觉症状明显，病程稍长。

1. 初发型（first episode type）

（1）疱疹性龈口炎（herpes gingivostomatitis） 本型较为常见，绝大多数由 HSV-1 引起，多见于 1～5 岁儿童，好发于口腔、牙龈、硬腭、咽等部位。皮损表现为群集性小水疱，水疱破溃后形成浅溃疡。疼痛明显，可伴有发热、咽痛及局部淋巴结肿痛。一般病程 1～2 周。

（2）新生儿单纯疱疹（neonatal herpes simplex） 绝大多数由 HSV-2 所致，患儿多经产道感染。一般出生后 5～7 天发病，表现为皮肤、头皮、口腔黏膜或结膜等部位出现水疱、糜烂，严重者可伴有发热、呼吸困难、黄疸、肝脾肿大、意识障碍等。可分为皮肤-眼-口腔局限型、中枢神经系统型和播散型，临床较常见的是中枢神经系统感染型，如诊治不及时则预后较差。

（3）Kaposi 水痘样疹（Kaposi varicelliform eruption） 常发生于特应性皮炎的婴幼儿，以特应性皮炎的皮损处突然发生的簇集水疱或脓疱为特征。病情严重者可泛发全身，并伴有发热等全身症状。

（4）接种性疱疹（incubation herpes） 皮损限于接触部位，表现为群集性水疱。发生于手指者，表现为位置较深的疼痛性水疱，称疱疹性瘭疽（herpetic whitlow）。

2. 复发型（recurrent type） 部分患者在原发感染消退后，反复在同一部位发作。好发于口周、鼻周、外阴、口腔黏膜等部位。皮疹出现前局部常自觉灼热，随后出现红斑、簇集状粟米粒大小丘疹和水疱（图 4－1），可融合，数天后水疱破溃形成糜烂，而后结痂愈合。一般病程为 1～2 周。

3. 单纯疱疹病毒性角膜炎（herpes simplex keratitis，HSK） 是一种全球性的严重致盲性眼病。

主要表现为角膜知觉减退、新生血管和瘢痕化，容易复发，最终需行角膜移植复明。

4. 生殖器疱疹（genital herpes）　在性传播疾病详述，见项目二十任务二。

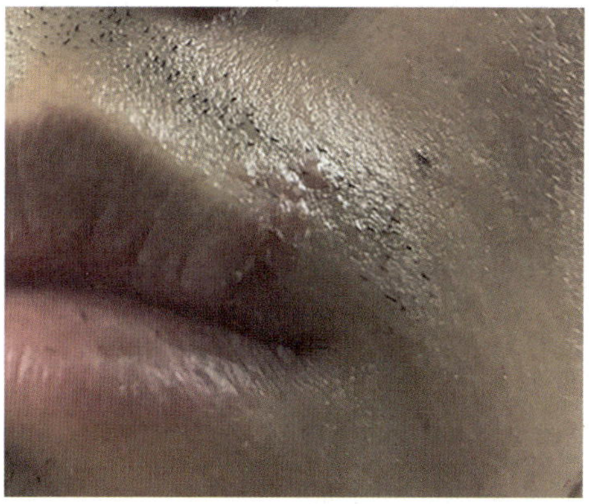

图 4－1　单纯疱疹

三、辅助检查

1. 病毒培养　在皮损处刮片做细胞学检查（Tzanck 涂片），可见到多核巨细胞和核内嗜酸性包涵体，是诊断 HSV 感染的金标准。

2. 免疫荧光和 PCR 检测　检测疱液中病毒抗原和 HSV-DNA，有助于明确诊断。

3. 血清 HSV-IgM 型抗体检测　有辅助诊断价值，而 IgG 型抗体对诊断价值不大，常用于流行病学调查。

四、诊断和鉴别诊断

单纯疱疹具有好发于皮肤黏膜交界处、簇集性水疱及易复发等特点，结合辅助检查可做出诊断。本病应与带状疱疹、脓疱疮、手足口病等进行鉴别。

五、治疗

治疗原则为缩短病程，减轻症状，防止继发感染和全身播散，以减少复发和传播机会。

1. 系统药物治疗

（1）初发型　可选用阿昔洛韦、伐昔洛韦或泛昔洛韦，疗程为 7～10 天。

（2）复发型　采用间歇疗法，在前驱症状出现时或皮损出现 24 小时内开始治疗。选用阿昔洛韦、伐昔洛韦等，疗程一般为 5 天。

（3）频繁复发型　指 1 年复发 6 次以上者，连续口服阿昔洛韦或伐昔洛韦、泛昔洛韦 6～12 个月。

（4）原发感染症状严重或皮损泛发者　可以静脉注射阿昔洛韦，5～10mg/kg，每 8 小时 1 次，连续使用 5～7 天。

（5）新生儿单纯疱疹　早期应用较大剂量的阿昔洛韦，可以有效降低患儿的死亡率，有助于改善预后。

2. 外用药物治疗　可选用 3% 阿昔洛韦软膏、1% 喷昔洛韦乳膏等；疱疹性眼角膜炎可用 0.1%～0.5% 碘苷滴眼液、0.1% 利巴韦林滴眼液；若继发感染时可用夫西地酸乳膏、莫匹罗星软膏；疱疹性龈口炎可用口腔含漱溶液或 0.1% 的新洁尔灭溶液漱口，应保持口腔清洁。

任务二　水　痘

情境导入

情境：患者，男，15 岁。2 天前出现发热，而后躯干部陆续出现多个水疱，轻微瘙痒。自诉未接种水痘疫苗。检查见躯干部散在红斑、丘疹，间有水疱，疱壁紧张，疱液清亮，部分水疱破裂，形成少许渗液及糜烂面。

思考：1. 患者应考虑为什么疾病？依据是什么？
2. 如果不能确诊，患者还应做哪些检查？
3. 如何选择治疗方案？

水痘是由水痘－带状疱疹病毒（varicella-zoster virus，VZV）原发感染引起的急性传染病，传染性强。

一、病因和发病机制

VZV为人疱疹病毒Ⅲ型（HHV-3），只有一种血清型。VZV对体外环境的抵抗力较弱，在干燥的痂内很快失去活性。

人是VZV的唯一宿主。病毒首先进入上呼吸道黏膜，在局部增殖并进入血液，形成初次病毒血症，然后VZV在网状内皮系统中复制并形成第二次病毒血症，播散到表皮的角质形成细胞和黏膜上皮细胞，引起细胞空泡变性形成水疱，这是病毒引起水痘的过程。水痘痊愈后，仍有病毒潜伏于脊髓后根神经节或脑神经感觉神经节内。

二、临床表现

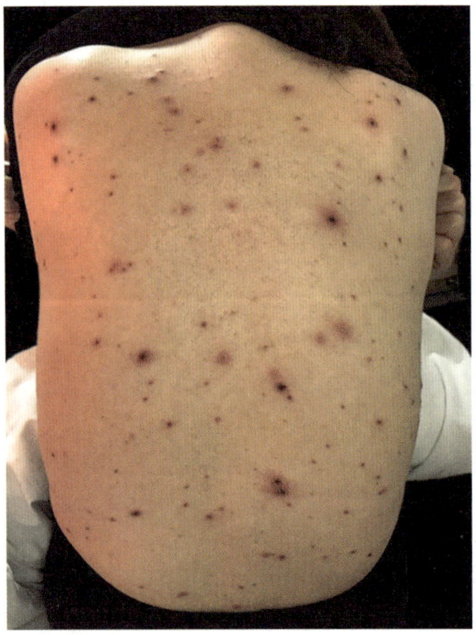

图4－2　水痘

主要发生于儿童，平均潜伏期为2周。婴幼儿常无症状或症状轻微，可有低热、烦躁、易激惹或拒乳，同时出现皮疹。年长儿童和成人在皮疹出现前1～2天可有畏寒、低热、头痛、乏力、咽痛、咳嗽、恶心、食欲减退等前驱症状。

皮损首先发生于头面部，然后扩展到躯干和四肢近端，呈向心性分布，可累及口腔、呼吸道和泌尿生殖道黏膜。皮损最初为红色斑疹，逐渐变为丘疹、丘疱疹、水疱、脓疱，1～2周结痂脱落（图4－2）。大多数患者是良性、自限性的，严重感染者会出现继发性细菌感染、播散型水痘、肺炎、脑炎，甚至死亡，且轻症患者康复后再次复发会引起带状疱疹。

三、辅助检查

1. 细胞学检查　疱底刮取物涂片找到多核巨细胞和核内包涵体有助于诊断。

2. 病原学检查

（1）病毒分离　取病程3～4天疱疹液种于人胚成纤维细胞，分离出病毒后可作进一步鉴定。

（2）聚合酶链式反应（PCR）　是敏感、快速的早期诊断方法。

四、诊断和鉴别诊断

根据水痘的典型临床表现可做出诊断。水痘需要与丘疹性荨麻疹、痒疹相鉴别。

五、治疗

水痘有传染性，应隔离患者；预防水痘可以进行 VZV 疫苗免疫接种；病程有自限性，治疗以抗病毒和对症治疗为主。

1. 抗病毒治疗　在出疹后 24～72 小时使用抗病毒药物可以减轻水痘的严重程度并缩短病程，如 2 岁以上儿童可选用阿昔洛韦。

2. 对症治疗　包括退热、止痒等。外用药物可选用炉甘石洗剂，继发感染者可用抗生素。

任务三　带状疱疹

情境导入

情境：患者，男，45 岁。2 天前右侧腰后出现基底发红的水疱，绿豆大小，疼痛明显，影响睡眠，两天来，水疱逐渐增多。检查见患者右侧腰后皮肤红斑，红斑上簇集粟粒大小的丘疹、水疱，疱壁紧张，疱液清亮，疱周绕以红晕，疱间不融合，疱间皮肤正常。

思考：1. 患者的初步诊断是什么？

2. 可采用的治疗方法有哪些？

带状疱疹（herpes zoster）是水痘－带状疱疹病毒（varicella－zoster virus，VZV）潜伏在神经细胞中后再度活化引起的病毒性皮肤病。

一、病因和发病机制

带状疱疹的病原体是 VZV。水痘痊愈后，仍有病毒潜伏于脊髓后根神经节或脑神经感觉神经节内，当患者机体抵抗力下降（久病、艾滋病、恶性肿瘤等）时，潜伏病毒被激活，沿感觉神经轴索下行，到达该神经所支配区域的皮肤内复制，产生水疱，同时受累神经发生炎症、坏死，产生神经痛，表现为带状疱疹。带状疱疹痊愈后可获得较持久的免疫，一般不会再发。

二、临床表现

1. 典型表现　发疹前可有乏力、发热、食欲不振等前驱症状，患处皮肤可有灼热或灼痛，触之有明显的痛觉敏感。

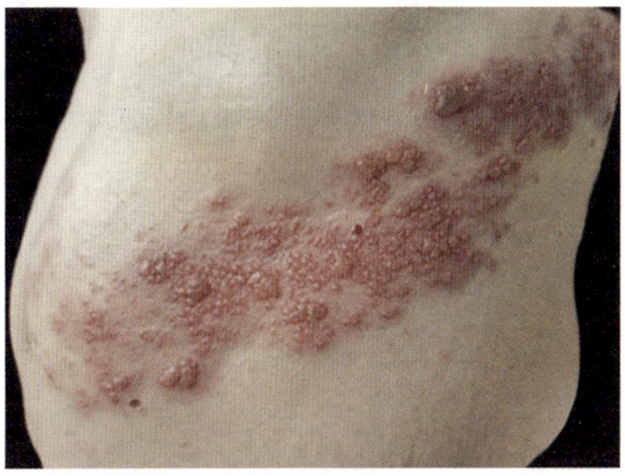
图 4－3　带状疱疹

皮损好发于胸肋部、腰部、头面部，易累及肋间神经、脑神经和腰骶神经，常先出现红斑，很快出现粟粒至黄豆大丘疹，簇集分布，皮疹不融合，后迅速变为水疱（图 4－3），疱壁紧张发亮，疱液清，外周绕以红晕，疱群间皮肤正常。皮损沿某一周围神经呈带状排列，多发生在身体的一侧，一般不超过正中线。皮损出现前后伴有神经痛，为本病特征之一。皮损痊愈后神经痛持续存在者，称带状疱疹后神经痛（postherpetic neuralgia，PHN），老年患者疼痛较重。病程一般为 2～3 周，老年人 3～4 周，水疱干涸、结痂脱落后留有暂时性淡红斑或色素沉着。

典型带状疱疹以上述的成簇水疱，单侧分布为特点。带状疱疹的皮损还有顿挫型、大疱型、出血型、坏疽型等不同表现。

2. 特殊表现 此外，病毒可以侵犯眼、耳等，引起带状疱疹的特殊表现。

（1）眼带状疱疹（herpes zoster ophthalmicus） 系病毒侵犯三叉神经眼支所致，多见于老年人，伴有剧烈疼痛，可累及角膜形成溃疡性角膜炎，还可波及眼底引起急性视网膜坏死综合征（ARN）。

（2）耳带状疱疹（herpes zoster oticus） 系病毒侵犯面神经及听神经所致，表现为耳道或鼓膜疱疹。膝状神经节受累，同时侵犯面神经的运动和感觉神经纤维，可出现面瘫、耳痛及外耳道疱疹三联征，称为 Ramsay-Hunt 综合征。

（3）播散性带状疱疹（disseminated herpes zoster） 指在受累的皮节外出现 20 个以上的皮损，主要见于机体抵抗力严重低下的患者。

三、辅助检查

疱底刮取物涂片找到多核巨细胞和核内包涵体有助于诊断，必要时可用 PCR 检测 VZV-DNA 和病毒培养确诊。

四、诊断和鉴别诊断

根据带状疱疹的典型临床表现可做出诊断。早期应与心绞痛、胆囊炎、肋间神经痛、胸膜炎、胆结石、阑尾炎、坐骨神经痛、尿路结石、偏头痛等引起头面、胸胁、腰部疼痛的疾病进行鉴别，发疹后需要与单纯疱疹、脓疱疮等进行鉴别。

五、治疗

本病具有自限性，治疗原则为抗病毒、止痛、抗炎，同时防治并发症。

1. 系统药物治疗

（1）抗病毒药物 早期、足量抗病毒治疗，特别是 50 岁以上患者，有利于减轻神经痛，缩短病程。通常在发疹后 48～72 小时内开始抗病毒治疗。可选用核苷类抗病毒药物，如阿昔洛韦、伐昔洛韦、泛昔洛韦等。

（2）镇静止痛 急性期疼痛可以选择非甾体抗炎药，如双氯芬酸钠，50mg，每日 2 次。带状疱疹后神经痛可以选择单用加巴喷丁或普瑞巴林。

（3）糖皮质激素 早期合理应用糖皮质激素可抑制炎症过程，缩短病程，如地塞米松注射液 5mg 与 0.9% 氯化钠注射液 10ml 混合后静脉推注，每日 2 次，治疗持续 5～7 天后，根据病情逐渐减量。

2. 外用药物治疗 以抗病毒、干燥、抗炎为主。疱液未破时可外用炉甘石洗剂、阿昔洛韦乳膏或喷昔洛韦乳膏；疱疹破溃后可酌情用 3% 硼酸溶液或 1∶5000 呋喃西林溶液湿敷，外用 0.5% 新霉素软膏或 2% 莫匹罗星软膏。

知识链接

中医治疗带状疱疹后神经痛（PHN）

随年龄增长 PHN 发病率及患病率逐渐升高，中医针灸治疗 PHN 方法灵活多样，疗效明显。局远配穴、辨证配穴为主要的选穴方法，主穴多为阿是穴和夹脊穴。研究显示，针刺能促使炎症局部致痛物质前列腺素 E_2、组织胺、5-HT、NE 减少，镇痛物质 p-内啡肽抗血清、LEK 增加。

任务四　疣

情境导入

情境：患者，女，23岁。患者半年前右前臂陆续出现三个绿豆大小的丘疹，表面粗糙，淡褐色，质地稍硬，不疼不痒。

思考：1. 患者初步诊断为什么疾病？依据是什么？

2. 可采用的治疗方法有哪些？

疣（verruca，wart）是由人乳头瘤病毒（human papilloma virus，HPV）感染皮肤黏膜所引起的良性赘生物，临床上常见有寻常疣、扁平疣、跖疣和尖锐湿疣等。

一、病因和发病机制

HPV属乳头瘤病毒科，HPV有100余种，其中近80种与人类疾病相关。患者和健康带病毒者均有传染性，主要经直接或间接接触传播。HPV通过皮肤黏膜微小破损进入上皮细胞内（特别是基底层细胞）并复制、增殖，导致上皮细胞异常分化和增生，引起上皮良性赘生物。人群普遍易感，以16～30岁为主，免疫功能低下及外伤者更容易患病。

二、临床表现

一般潜伏期为6周～2年。常见临床类型如下。

1. 寻常疣（verruca vulgaris）　俗称“刺瘊”“瘊子”，好发于手背、甲周等部位（图4－4）。典型皮损为黄豆大小或更大的丘疹，灰褐色、浅褐色或肤色，表面粗糙，质地坚硬，可呈乳头瘤状增生，无自觉症状或轻微瘙痒。发生在甲周者称甲周疣（图4－5）；发生在甲床者称甲下疣；疣体细长突起，伴顶端角化者称丝状疣，好发于颈、额、眼睑及腋下；发生于头皮及趾间的疣体表面常有参差不齐的突起，称指状疣。部分寻常疣可以自然消退，5年自然清除率可达90%（图4－5）。

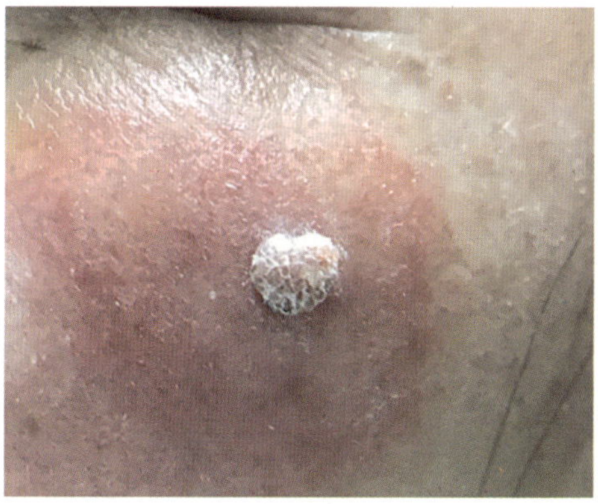

图4－4　寻常疣

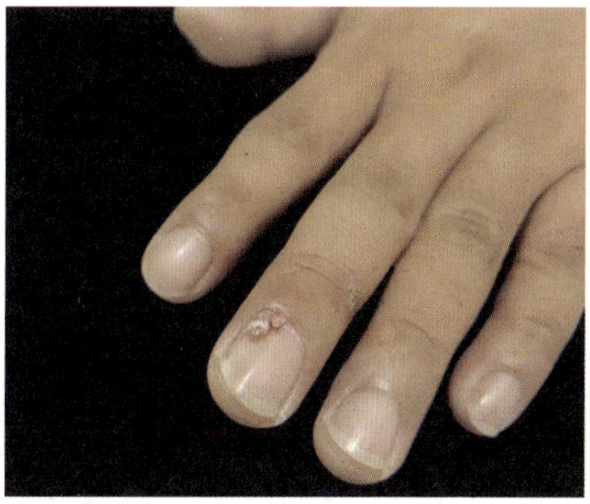

图4－5　甲周疣

2. 跖疣（verruca plantaris）　为发生在足底的寻常疣。以足底前部多见，常见于外伤、摩擦、足部多汗等。皮损初起为细小发亮的丘疹（图4－6），渐增至黄豆大小或更大，因受压而形成淡黄或黄褐色角质增厚斑块或扁平丘疹，表面粗糙，界限清楚，边缘绕以稍高的角质环，去除角质层后，其下方有疏松的角质软芯，可见毛细血管破裂出血而形成的小黑点。也有镶嵌疣，内有多个角质软芯。患者一般无自觉症状，按压或走路可引起疼痛。

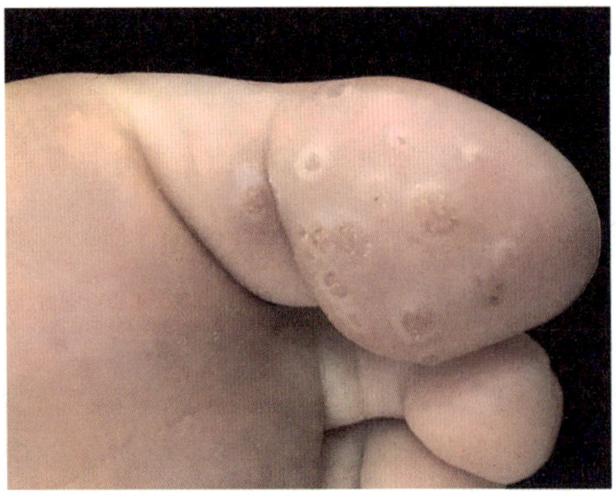

（a）

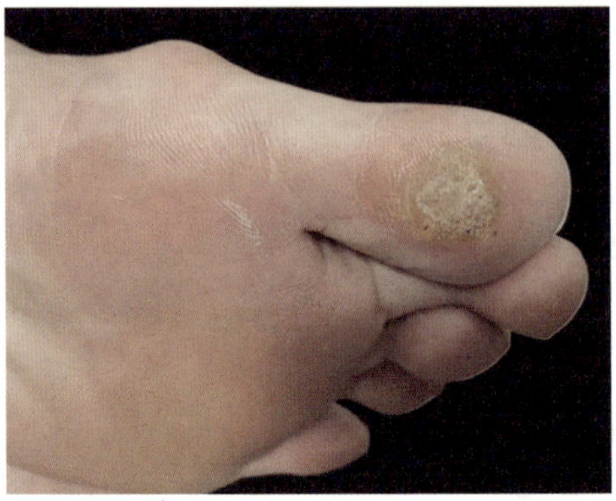

（b）

图 4－6 跖疣

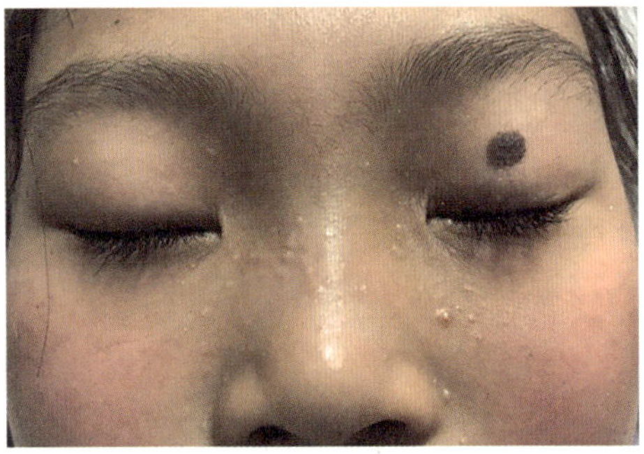

图 4－7 扁平疣

3. 扁平疣（verruca plana） 为扁平隆起性丘疹，好发于儿童和青少年，好发于颜面、手背及前臂。典型皮损为米粒至黄豆大小的丘疹（图 4－7），圆形或椭圆形，表面扁平且光滑，质硬，正常肤色或淡褐色，多骤然出现，数目较多，密集分布。搔抓后皮损可呈线状排列，属自体接种反应或称为同形反应（Koebner 现象）。病程慢性，多能自行消退，有的可以反复发作。

4. 尖锐湿疣（condyloma acuminatum） 多发于生殖器部位，属性传播疾病，详见项目二十。

三、辅助检查

组织病理学检查：不同类型疣的组织病理学表现有差异，但均具有颗粒层、棘层上部细胞空泡化和电镜下核内病毒颗粒等共同特征，可伴有角化过度、角化不全、棘层肥厚和乳头瘤样增生等。

四、诊断和鉴别诊断

根据病史及典型皮损可做出诊断，必要时可结合组织病理学检查，检测组织中 HPV－DNA 可确诊。跖疣应与鸡眼、胼胝进行鉴别。

五、治疗

疣的治疗以外治法为主，外治法以物理治疗和外用药物治疗为主，对于皮损数目多或反复发作者，可系统治疗。

1. 物理治疗 冷冻、激光、电灼等都是临床疗效较好的方法，皮损数目较多者可分批次治疗。

2. 外用药物治疗 常用药物包括有 0.05%～0.1% 维 A 酸软膏、氟尿嘧啶软膏、3% 酞丁胺霜、5% 咪喹莫特软膏等。

3. 皮损内注射 平阳霉素用 1% 普鲁卡因稀释，于疣体根部注射，每周 1 次，适用于难治性寻常疣和跖疣；维生素 D_3 皮损内注射对于多发性疣具有一定疗效。

4. 系统药物治疗　用于疣体数目多、反复难愈者。常用干扰素、左旋咪唑等。

知识链接

火针治疗跖疣

中医治疗跖疣方法多，有中药外涂法、中药封包法、中药外洗法、针刺法、艾灸法等。火针在皮肤科应用广泛，或单用，或联合中药、光动力等，在临床治疗疣类疾病中具有创面小、愈合快、痛苦小的特点。近些年来，尤其在治疗多发性、难治性跖疣中的成功报道逐渐增多。有研究显示，火针通过下调 Livin、Survivin、XIAP 凋亡抑制基因和 Cyclin D1、p16INK4、CDK6、E2F 细胞增殖基因表达，以及降低 TNF-α、IL-1α 等炎症因子释放，促进细胞凋亡，抑制角质形成细胞增殖，从而控制疣体增生及局部炎症反应，达到治疗的目的。

任务五　传染性软疣

情境导入

情境：患者，女，18 岁。一个月前患者胸前出现一个丘疹，轻微瘙痒，后陆续出现，散在分布。检查见丘疹呈半球形，中央有脐凹，白蜡样光泽。

思考：1. 患者初步诊断为什么疾病？依据是什么？

2. 可采用的治疗方法有哪些？

传染性软疣（molluscum contagiosum，MC）是由传染性软疣病毒（molluscum contagiosum virus，MCV）感染所致的传染性皮肤病。

一、病因和发病机制

MCV 属痘病毒，目前发现 4 型及若干亚型，以 MCV-1 最常见；有传染性，可通过皮肤直接接触、性接触或公共设施（如浴室）传播。

二、临床表现

本病多累及儿童、性活跃人群和免疫功能低下者。潜伏期 1 周至半年。皮损好发于躯干及面部，成人经性接触传播者，可见于生殖器、臀部、下腹部、耻骨部及大腿内侧等。典型皮损为直径 2～5mm 大小的半球形丘疹，偶尔也可呈息肉状，灰色或珍珠色，表面有蜡样光泽，中央有脐凹（图 4-8），内含乳白色干酪样物质即软疣小体（molluscum bodies）。

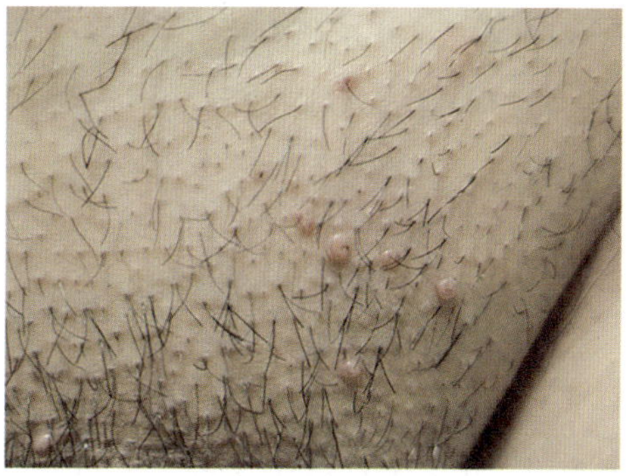

图 4-8　传染性软疣

三、辅助检查

1. 组织病理学检查　具有特征性组织病理学表现，在棘细胞胞质中，可见大量嗜酸性小包涵体，之后可形成嗜碱性包涵体。最终，它们将胞核挤压到细胞的一侧。在发展完全的损害中，每个小叶变空，形成中央火山口样外观。

2. 电镜检查　可在表皮内发现特征性的砖形痘病毒颗粒。

四、诊断和鉴别诊断

本病根据典型临床表现即可确诊，必要时结合病理检查。儿童需要与幼年性黄色肉芽肿、Spitz痣等进行鉴别，成人较大的皮损有时需与角化棘皮瘤、丘疹性荨麻疹、汗管瘤等进行鉴别。

知识链接

皮肤镜鉴别传染性软疣

传染性软疣的部分患者缺乏典型表现，易被误诊为皮赘、基底细胞癌和组织细胞瘤等，皮肤镜作为一种快速且无创的检查手段，常用来辅助诊断。传染性软疣皮肤镜下图像多为中央黄白色无定型结构（圆形、多叶形、四叶草形和非特异性），边缘围绕冠状血管、放射状血管或点状血管。

五、治疗

传染性软疣属于自限性疾病，一般在6~9个月可以自行消退，因有传染性及可能继发感染，仍需积极治疗，主要采用外治法。

1. 挑疣法　皮损处常规消毒后用齿镊将软疣挑破，挤出疣体内容物，然后用碘酊外涂，是治疗本病最有效的方法。

2. 物理疗法　可用激光、液氮冷冻等去除疣体。

3. 外用药物　可外用维A酸软膏、咪喹莫特软膏、西多福韦软膏等。

答案解析

目标检测

选择题

A 型题

1. 关于单纯疱疹表现，下列说法错误的是（　）
   A. 表现为迅速发生的群集性小水疱
   B. 可以反复发作
   C. 可累及眼角膜
   D. 分初发型和复发型
   E. 带状分布
2. 引起单纯疱疹的病原体是（　）
   A. 单纯疱疹病毒　B. 水痘-带状疱疹病毒　C. 乳头瘤病毒
   D. 痘病毒　E. 苍白螺旋体
3. 引起疣的病原体是（　）
   A. 单纯疱疹病毒　B. 水痘－带状疱疹病毒　C. 乳头瘤病毒
   D. 痘病毒　E. 苍白螺旋体
4. 关于寻常疣，下列说法错误的是（　）
   A. 皮疹呈褐色　B. 皮损为表面粗糙的丘疹　C. 多数可自行消退
   D. 好发于手背、甲周等处　E. 搔抓后可以线形排列

5. 关于带状疱疹的临床表现，下列说法正确的是（　）

A. 皮疹主要是结节　　B. 皮疹单侧分布　　C. 伴有剧烈瘙痒

D. 反复发作　　E. 病原体是痘病毒

6. 下列药物中，带状疱疹治疗不可以使用的是（　）

A. 阿昔洛韦软膏　　B. 咪康唑软膏　　C. 喷昔洛韦软膏

D. 泼尼松　　E. 非甾体抗炎药

7. 关于传染性软疣，下列说法错误的是（　）

A. 皮损为半球形丘疹　　B. 皮损表面有蜡样光泽　　C. 表面有脐凹

D. 表面粗糙　　E. 可挤出乳白色干酪样物质

书网融合……

重点小结　　习题

项目五　细菌性皮肤病

PPT

学习目标

知识目标：通过本项目的学习，掌握脓疱疮的病因、临床分型、临床表现，葡萄球菌烫伤样皮肤综合征、毛囊炎、疖、疖病、丹毒的临床表现；熟悉常见细菌性皮肤病的诊断、鉴别诊断与治疗；了解常见细菌性皮肤病的发病机理和实验室检查。

技能目标：能对常见的细菌性皮肤病进行诊断及进行基本治疗；能制订常见细菌性皮肤病的预防宣教方案；逐步养成严谨的临床思维能力，基本能有逻辑性地分析问题的能力。

素质目标：培养认真细致的学习态度、吃苦耐劳精神和良好的医德医风，树立热爱和献身人类医学事业的信念。

情境导入

情境：患者，男，36岁，司机。因“右足、右小腿红肿、疼痛伴发热3天”就诊。患者3天前因右足趾间瘙痒抓破后右足背开始出现红肿，逐渐向上蔓延至右小腿，呈大片水肿性红斑，疼痛明显，伴畏寒、发热，伴右侧腹股沟淋巴结肿大、疼痛，影响行走，无恶心呕吐、胸闷气促、腹痛腹泻，精神、食欲、睡眠较差，大小便正常。皮肤科情况：右足及右小腿全段可见大片边界清楚的水肿性红斑，表面紧张发亮，表面无水疱、糜烂，皮损处皮温高，压痛明显。双足底、足趾间多量脱屑。

思考：1. 患者主要诊断考虑什么？

2. 需进一步需完善哪些辅助检查？

3. 该病的治疗原则是什么？

一般正常皮肤每平方厘米有6万~8万个细菌。正常皮肤的菌株分为皮肤常驻菌和皮肤暂住菌两大类。常驻菌是指能在皮肤上生长繁殖，定植于皮肤上的菌株，是皮肤微生态的重要组成部分，包括表皮葡萄球菌、类白喉杆菌、白念珠菌等。暂住菌是指暂时着落于皮肤上的菌株，在一定条件下产生克隆性生长、繁殖，引起皮肤感染，包括金黄色葡萄球菌、链球菌、铜绿假单胞菌等。

根据细菌形态不同，可将细菌性皮肤病分为球菌性皮肤病和杆菌性皮肤病。前者主要由葡萄球菌或链球菌感染所致，多发生在正常皮肤上，故又属原发感染；后者又分为特异性感染（如皮肤结核和麻风）和非特异性感染（革兰阴性杆菌，如变形杆菌、假单孢菌和大肠埃希菌等），其中非特异性感染常发生在原有皮肤病变的基础上，故又属继发感染。感染后的临床表现与细菌数量、毒力、机体免疫力等有关。

任务一　脓疱疮

脓疱疮（impetigo）俗称“黄水疮”，是一种最常见的化脓球菌感染引起传染性皮肤病。

一、病因和发病机制

本病病原菌主要是金黄色葡萄球菌，其次是乙型溶血性链球菌，两者亦可混合感染。高温、多汗和皮肤浸渍时均有利于细菌在局部繁殖；瘙痒性皮肤病患者搔抓可破坏皮肤屏障而利于细菌定植与侵入。本病可通过密切接触或自身接种传播。细菌主要侵犯表皮，引起化脓性炎症；抵抗力低下患者，细菌可入血引起菌血症、败血症、关节炎或肺炎等；乙型溶血性链球菌感染所致者可诱发肾炎或风湿热。

二、临床分型与表现

本病好发于2～7岁儿童，以夏秋季多见，好发于暴露部位，尤以面部、四肢常见。临床上分四型：①寻常型脓疱疮（impetigo vulgaris）；②深脓疱疮（ecthyma）；③大疱性脓疱疮（impetigo bullosa）；④新生儿脓疱疮（impetigo neonatorum）。

（一）寻常型脓疱疮

寻常型脓疱疮又称接触传染性脓疱疮，传染性强，多在学龄前及学龄期儿童流行。可发生于任何部位，但以颜面、口周（尤其口角部位）、鼻孔周围及四肢暴露部位为多。皮损初起为红色斑点或小丘疹，迅速转变成脓疱，周围有明显的红晕，疱壁薄，易破溃、糜烂，脓液干燥后可形成蜜黄色厚痂（图5－1）；自觉瘙痒，常因搔抓传染或自身接种使皮损蔓延，陈旧的痂一般于6～10天后脱落，不留瘢痕。病情严重者可有全身中毒症状伴淋巴结炎，甚至引起败血症或急性肾小球肾炎。

（二）深脓疱疮

深脓疱疮又称臁疮，主要由乙型溶血性链球菌所致，多累及营养不良的儿童或老人。好发于小腿或臀部。皮损初起为脓疱，脓疱破溃后炎症向深部发展形成深溃疡，表面有坏死和蛎壳状黑色厚痂，周围红肿明显，去除痂后可见溃疡边缘陡峭红肿（图5－2）。疼痛明显。病程为2～4周或更长。愈后留有瘢痕。

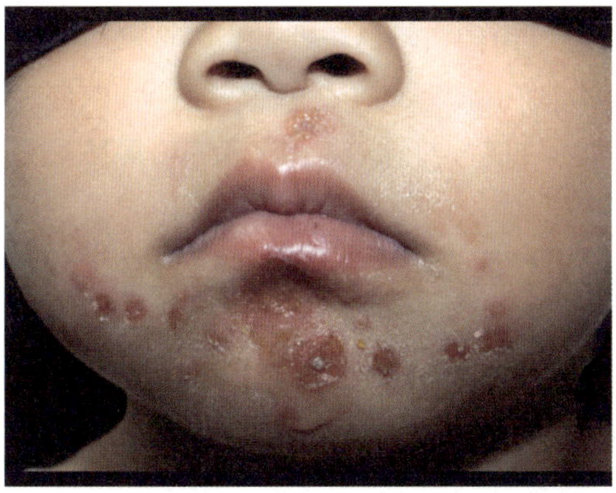

图5－1　寻常型脓疱疮

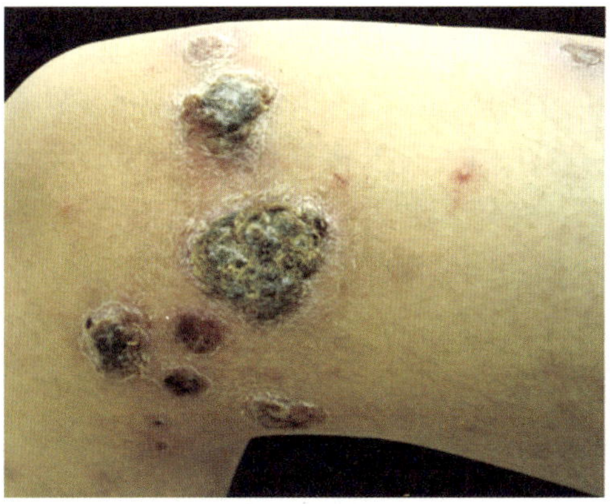

图5－2　深脓疱疮

（三）大疱性脓疱疮

本病主要由噬菌体Ⅱ组71型金黄色葡萄球菌所致，多见于儿童。好发于面部、躯干和四肢。皮损初起为米粒大小水疱或脓疱，1～2天后迅速变为大疱，疱内容物先清澈后浑浊，疱壁先紧张后松弛，脓液沉积于疱底呈半月状积脓，疱周红晕不明显，疱壁薄，破溃形成糜烂结痂，痂壳脱落后留有暂时性色素沉着。自觉瘙痒，一般无全身症状。

（四）新生儿脓疱疮

新生儿脓疱疮是发生于新生儿的一种大疱性脓疱疮，起病急，传染性强。皮损为广泛分布的多发性大脓疱，尼氏征阳性，疱周有红晕，破溃后形成红色糜烂面。黏膜亦可受累，可伴高热等全身中毒症状，易并发败血症、肺炎、脑膜炎而死亡。

三、辅助检查

白细胞总数及中性粒细胞可增高。脓液中可分离培养出金黄色葡萄球菌或溶血性链球菌，必要时可做菌型鉴定和药敏试验。

四、诊断和鉴别诊断

（一）诊断

本病根据典型临床表现，结合细菌学检查一般不难做出诊断和分型。寻常型脓疱疮好发于儿童，夏秋季流行，好发于暴露部位，有脓疱、糜烂面及蜜黄色结痂。深脓疱疮好发于小腿或臀部，有深在溃疡，边缘陡峭。大疱性脓疱疮具有松弛性大疱、半月形积脓。新生儿脓疱疮发病急骤，以脓疱为主，全身症状明显。

（二）鉴别诊断

需与丘疹性荨麻疹、水痘等进行鉴别。

1. 水痘 好发于儿童，多见于冬春季，皮疹包括斑疹、丘疹、疱疹，向心性分布，黏膜受累，常伴有发热及全身不适。

2. 丘疹性荨麻疹 好发于儿童及青少年，皮疹主要位于腰背、腹、臀部、小腿等处，典型皮疹为梭形风团样丘疹，中央可有小水疱，伴剧痒。

五、治疗

本病以外用药物治疗为主，少数病情严重患者可考虑辅以内用药物治疗。

1. 外用药物治疗 以杀菌、消炎、清洁、干燥为原则。脓疱较大时应抽取疱液，脓疱破溃者可用 1：8000～1：5000 高锰酸钾液湿敷，干燥后再外用莫匹罗星软膏、红霉素软膏等。深脓疱疮应每日清洁、换药 1 次，可用氦氖激光、红外线等治疗。

2. 内用药物治疗 皮损泛发、全身症状较重者应及时系统应用抗生素治疗，宜选择金黄色葡萄球菌敏感的头孢类抗生素，必要时依据药敏试验选择用药。

3. 其他 平时注意皮肤清洁卫生，及时治疗瘙痒性皮肤病和防止各种皮肤损伤，有助于预防本病。对已污染的衣物及环境应及时消毒，减少疾病的传播。

任务二　葡萄球菌性烫伤样皮肤综合征

葡萄球菌性烫伤样皮肤综合征（staphylococcal scalded skin syndrome，SSSS）曾称为新生儿剥脱性皮炎或葡萄球菌型中毒性表皮坏死松解症（staphylococcal toxic epidermal necrolysis，STEN）。

一、病因和发病机制

其致病菌是凝固酶阳性、第Ⅱ噬菌体组金葡菌（尤其是 71 型或 55 型）。该菌可产生表皮松解毒素（剥脱毒素），可裂解浅表桥粒芯蛋白-1，造成全身泛发性表皮松解坏死及剥脱。

二、临床表现

本病多累及5岁内的婴幼儿，偶见于成人。突然发病，起病前常伴有上呼吸道感染或咽、鼻、耳、鼓膜等处的化脓性感染，皮损常由口周和眼周开始，迅速波及躯干和四肢。特征性表现是在大片红斑基础上出现松弛性水疱，尼氏征阳性，皮肤大面积剥脱后留有潮红的糜烂，似烫伤样外观（图5-3），手足皮肤可呈手套、袜套样剥脱，口角周围可见放射状裂纹。多数患者除有唇炎及结膜炎外，无其他明显黏膜损害。皮损有明显疼痛和触痛。病情轻者1~2周痊愈，重者可因并发败血症、肺炎而危及生命。

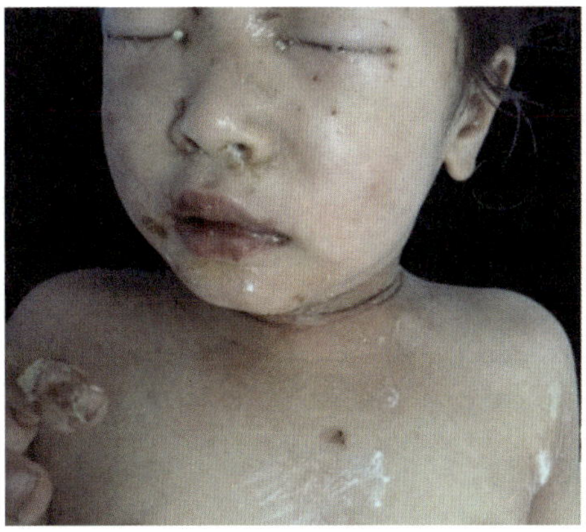

图5-3　葡萄球菌烫伤样皮肤综合征

三、辅助检查

白细胞总数可正常或升高，中性粒细胞可增高。原有皮肤感染处脓液培养可见金黄色葡萄球菌，血培养阴性。

四、诊断和鉴别诊断

根据多发病于5岁内婴幼儿，在红斑基础上发生松弛性大疱、大片表皮剥脱，尼氏征阳性，触痛明显，全身症状重等临床表现，并结合细菌培养结果可诊断。但需注意与非金黄色葡萄球菌所致的中毒性表皮坏死松解症进行鉴别（表5-1）。

表5-1　金黄色葡萄球菌型TEN与非金黄色葡萄球菌型TEN鉴别表

	金黄色葡萄球菌型	非金黄色葡萄球菌型
发病机制	金黄色葡萄球菌感染	大多是药物过敏
家族史	家族中有脓疱疮或葡萄球菌感染	无
年龄	5岁以下	多为成人
发疹情况	皮损均一，由口、面向躯干、四肢发展	皮损呈多形性，似多形红斑
皮损触痛	明显	轻度或中度
尼氏征	外表未受到损害的皮肤亦阳性	仅皮损处阳性
口腔黏膜损害	无	常有
死亡率	较低	高（25%~50%）
组织病理	表皮浅层（颗粒层）坏死，表皮内水疱	表皮全层坏死，表皮下水疱

五、治疗

1. 一般处理　加强眼、口腔、外阴的护理，注意保暖，必要时可用护架烤灯或保温箱。

2. 全身治疗　应及早使用抗生素治疗，宜选择金黄色葡萄球菌敏感的头孢类抗生素，必要时依据药敏试验选择用药。同时应全身支持治疗，需注意水电解质平衡，必要时输注丙种球蛋白。

3. 局部治疗　原则上使用无刺激性并有收敛、抗炎和杀菌作用的药物，如0.5%~1%新霉素乳膏、莫匹罗星软膏、红霉素软膏外涂等。

任务三　毛囊炎、疖和疖病

毛囊炎、疖和疖病等是一组累及毛囊及其周围组织的细菌感染性皮肤病。

一、病因

病原菌多为金黄色葡萄球菌，其次是表皮葡萄球菌。常见的诱发因素包括高温、多汗、搔抓、卫生习惯不良、全身性疾病如糖尿病、器官移植术后、长期应用糖皮质激素。

二、临床表现

（一）毛囊炎

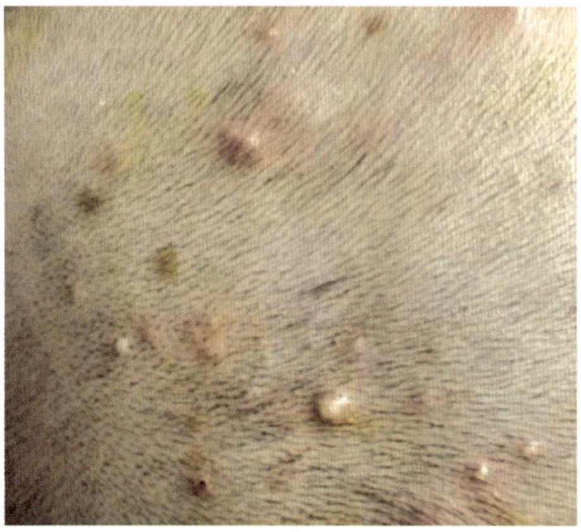

图5－4　毛囊炎

毛囊炎（folliculitis）系整个毛囊细菌感染发生的化脓性炎症。好发于头面部、项背部、臀部及外阴。皮损初起为红色毛囊性丘疹，周围有红晕，数天内顶端出现脓疱，疱壁薄，互不融合，中心有毛发贯穿（图5－4），微痛或瘙痒。脓疱干涸或破溃后形成黄痂，1周左右痂皮脱落后愈合，一般不留瘢痕。

发生于头皮，炎症浸润明显且愈后留有脱发和瘢痕者，称为秃发性毛囊炎；发生于胡须部，数目较多且经久不愈者，称为须疮；发生于项部，呈乳头状增生或形成瘢痕硬结者，称为项部瘢痕疙瘩性毛囊炎。头皮发生多发脓肿，脓腔互相沟通，愈后形成瘢痕者，称为头部脓肿性穿掘性毛囊周围炎。

（二）疖与疖病

疖与疖病（furuncle and furunculosis）系毛囊及毛囊周围组织的急性化脓性炎症。好发于头面部、颈部、背部和臀部。皮损初起为毛囊性炎性丘疹，后逐渐增大，炎症向周围扩展形成红色硬性结节，伴疼痛及压痛，数天后结节化脓变软，有波动感，顶部出现黄白色点状脓栓，脓栓脱落后有脓血和坏死组织排出，以后炎症逐渐消退而结瘢愈合（图5－5）。患者常有发热、全身不适等症状，附近淋巴结肿大。在营养不良者，可引起脓毒血症或败血症。发生于面部的疖，尤其鼻孔及上唇者，因与颅内血管相通，故易引起海绵窦血栓性静脉炎、败血症，甚至脑脓肿等。疖多为单发，若数目较多且反复发生、经久不愈，则称为疖病（图5－6）。

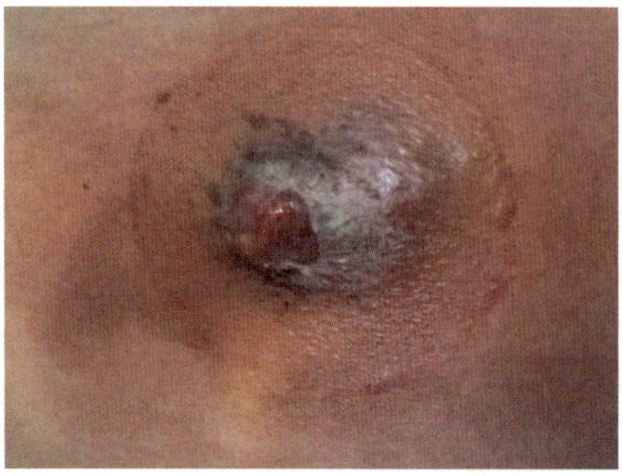

图5－5　疖

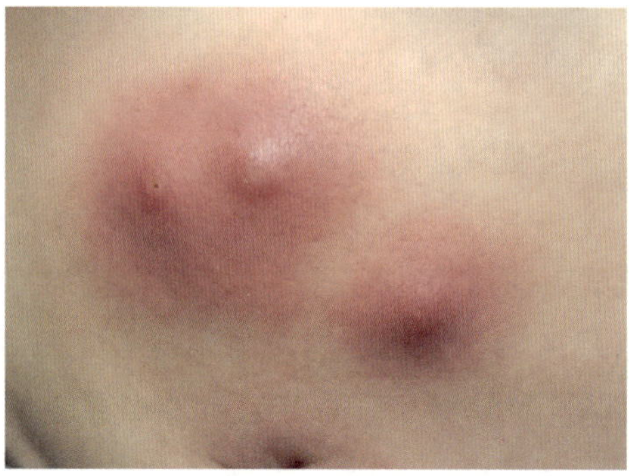

图5－6　疖病

三、辅助检查

取脓液直接涂片，革兰染色后镜检，同时留取标本进行细菌培养和鉴定，并做药敏试验。

四、诊断和鉴别诊断

毛囊炎可依据毛囊性炎性丘疹和小脓疱、疼痛、细菌培养阳性做出诊断；疖则根据毛囊性结节，后化脓坏死，中央有脓栓，疼痛明显可诊断。

毛囊炎需与马拉色菌毛囊炎相鉴别，后者主要发生于胸背部或颈部，为绿豆大小红色毛囊性丘疹，表面有小脓疱或细薄鳞屑，皮疹不融合，自觉症状轻微，镜检可见圆形孢子和短菌丝，细菌培养阴性。疖需与痈鉴别，后者浸润明显，表面有多个脓头，形成蜂巢状，疼痛剧烈，全身症状明显。

知识链接

痈

痈是多个相邻毛囊及毛囊周围炎症相互融合而形成的皮肤深层感染。好发于颈、背、臀和大腿等处。皮损初起为弥漫性炎性硬块，表面紧张发亮，界限不清，迅速向四周及皮肤深部浸润，继而中心软化坏死，表面出现多个脓头，脓头脱落后留下多个深在性溃疡如蜂窝状。疼痛剧烈，可伴局部淋巴结肿大和发热、全身中毒症状，亦可并发败血症。治疗选择青霉素、头孢类或对致病菌敏感的抗生素。

五、治疗

注意皮肤清洁卫生、防止外伤，及时治疗瘙痒性皮肤病，避免搔抓。积极治疗全身性疾病。本病以外用药物治疗为主，多发性毛囊炎及较严重的疖与疖病应进行内用药物治疗。

1. 外用药物治疗　以抗炎、杀菌为主，可外用莫匹罗星软膏、夫西地酸乳膏或金霉素软膏等。早期疖未化脓者可热敷或外用20%鱼石脂软膏。晚期已化脓破溃的疖应及时切开引流，切忌挤捏和早期切开，尤其是发生在鼻孔及上唇“危险三角区”者。

2. 内用药物治疗　可选用青霉素、头孢类、大环内酯类或喹诺酮类抗生素，也可根据药敏试验选择抗生素。疖病患者应积极寻找基础疾病或诱因，可同时使用多价葡萄球菌或自家疫苗做皮下或肌内注射。

3. 物理治疗　可用超短波、红外线和紫外线理疗。

任务四　丹　毒

丹毒（erysipelas）是由溶血性链球菌感染引起的皮肤、皮下组织内淋巴管及其周围组织的急性炎症。

一、病因和发病机制

病原菌为A组乙型溶血性链球菌，偶有C型或G型链球菌所致。细菌多由皮肤或黏膜细微损伤侵入，足癣和鼻炎是小腿丹毒及面部丹毒的主要诱因。其他如糖尿病、酗酒、慢性肝病、营养不良等均可成为促发因素。

二、临床表现

发病急骤，常先有畏寒、发热、头痛等前驱症状。继而出现水肿性红斑，界限清楚，表面紧张发亮，迅速向四周扩大（图5－7，图5－8）。伴疼痛及压痛，附近淋巴结肿大。好发于小腿、面部、足背等处，多为单侧性。病情多在4～5天达高峰，若不积极治疗，尤其婴儿及年老体弱者，可发生肾炎、皮下脓肿及败血症等并发症。皮损消退后局部可留有轻度色素沉着及脱屑。

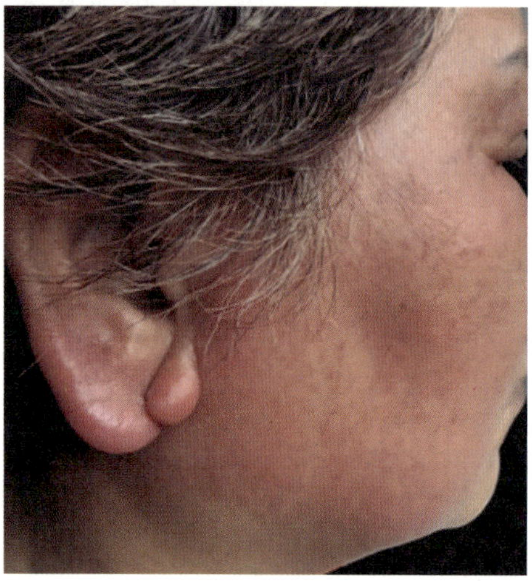

图5－7　丹毒（面部）

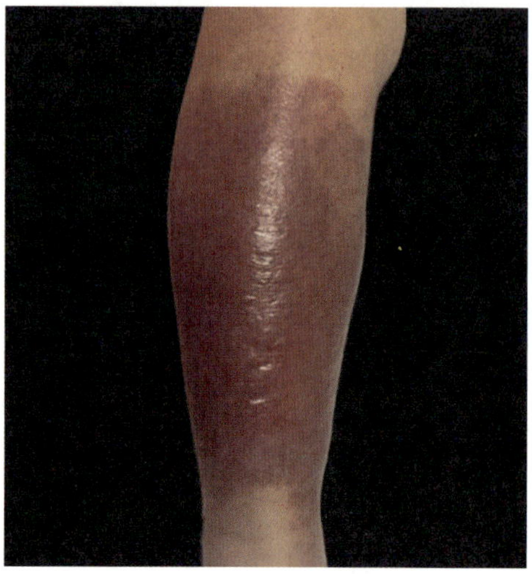

图5－8　丹毒（下肢）

在红斑肿胀处发生水疱者，称为水疱性丹毒；形成脓疱者，称为脓疱性丹毒；炎症深达皮下组织并引起皮肤坏疽者，称为坏疽性丹毒；皮损连续扩大呈岛屿状蔓延者，称为游走性丹毒；若于某处多次反复发作者，称慢性复发性丹毒。反复发作可致皮肤淋巴管受阻，淋巴液回流不畅，日久可继发象皮肿，尤见于下肢。

三、辅助检查

白细胞总数升高，以中性粒细胞为主，可出现核左移和中毒颗粒。

四、诊断和鉴别诊断

根据发病急骤，境界清楚的水肿性红斑，伴有畏寒、发热等全身症状，血白细胞计数升高，即可确诊。主要与接触性皮炎、蜂窝织炎进行鉴别。

1. 接触性皮炎　有接触致敏物的病史，伴瘙痒，无全身症状。

2. 蜂窝织炎　为境界不清楚的深在性浸润性红斑，明显凹陷性水肿。

五、治疗

注意休息，避免过度劳累，反复发作的患者应注意寻找附近有无慢性病灶，积极防治足癣、鼻炎等病灶。本病以内用药物治疗为主，同时辅以外用药物、物理治疗。

1. 内用药物治疗　首选青霉素，一般用药2～3天后体温恢复正常，但仍需持续用药2周左右以防止复发；青霉素过敏者可选用红霉素或喹诺酮类药物。

2. 外用药物治疗　抬高患肢，可用25% ~50%硫酸镁或0.1%依沙吖啶溶液湿敷，局部有水疱渗出者可抽出疱液后湿敷，并外用抗生素软膏。

3. 物理治疗　采用紫外线照射、超短波、红外线等有一定疗效。

答案解析

目标检测

选择题

（一）A 型题

1. 下列不是脓疱疮典型皮损的是（　）
   A. 糜烂　B. 脓疱　C. 风团
   D. 蜜黄色结痂　E. 水疱
2. 下列有关疖的描述，正确的是（　）
   A. 化脓性囊肿性损害
   B. 毛囊性炎性结节，基底浸润伴疼痛
   C. 半球形毛囊性红丘疹
   D. 常多发
   E. 经久不愈
3. 丹毒的病原菌是（　）
   A. 溶血性链球菌　B. 金黄色葡萄球菌　C. 铜绿假单胞菌
   D. 麻风分枝杆菌　E. 表皮葡萄球菌
4. 丹毒的治疗应首选的抗生素是（　）
   A. 青霉素　B. 链霉素　C. 庆大霉素
   D. 红霉素　E. 莫匹罗星

（二）X 型题

5. 丹毒的临床类型包括（　）
   A. 水疱型　B. 慢性复发型　C. 脓疱型
   D. 坏疽型　E. 游走型
6. 以下疾病由细菌感染引起的是（　）
   A. 足癣　B. 疖　C. 疖病
   D. 丹毒　E. 毛囊炎

书网融合……

重点小结　　习题

项目六　真菌性皮肤病

PPT

学习目标

知识目标：通过本项目的学习，掌握常见真菌性皮肤病的临床表现及诊断标准；熟悉真菌性皮肤病的治疗原则及方式；了解常见真菌性皮肤病的病原菌及发病机制。

技能目标：具备识记常见真菌性皮肤病皮损及初步的诊断能力，能够正确处理常见真菌性皮肤病，能够对真菌性皮肤病进行预防和管理。

素质目标：培养关心患者、尊重患者的人文素质，提升临床思维及团队协作能力。

真菌病（mycosis）是由真菌（fungus）引起的感染性疾病。真菌种类繁多，绝大多数对人类无害，少数可引起人类疾病。真菌最适宜的生长条件为温度25~37℃，湿度95%~100%，pH 5.0~6.5。真菌的基本结构为菌丝（hypha）和孢子（spore），菌丝为细微的管状结构，具有细胞壁、胞质和细胞核，孢子是真菌繁殖的最小单位。感染人类的真菌部分来自外界环境，可通过接触、吸入或食入而致病。部分真菌可直接致病，而多数真菌在一定条件下致病，称为条件致病菌。根据真菌入侵组织深浅及部位的不同，临床上分为浅部真菌病、皮下真菌病及系统性真菌病。浅部真菌病主要由皮肤癣菌（dermatophyte），包括毛癣菌属（Trichophyton）、小孢子菌属（Microsporum）和表皮癣菌属（Epidermophyton）侵犯人和动物的皮肤角质层、毛发和甲板引起的感染，统称为皮肤癣菌病（dermatophytosis），简称癣（tinea），占真菌病的90%以上。皮下真菌病是指侵犯真皮、皮下组织和骨骼的真菌感染，主要包括孢子丝菌病、着色芽生菌病、暗色丝孢霉病及足菌肿，也可由皮肤癣菌等感染引起。系统性真菌病多由条件致病菌引发，易侵犯免疫力低下人群。随着广谱抗生素、糖皮质激素、免疫抑制剂的使用，以及器官移植、各种导管和插管技术的开展、艾滋病感染者的增多，临床上条件致病菌感染不断增加，还会发现新的致病菌种。真菌病的实验室检查包括真菌直接镜检、真菌培养及组织病理学检查；分子生物学技术已用于真菌菌种鉴定和某些系统性真菌病的早期诊断。

任务一　头　癣

情境导入

情境：患者，男，7岁，因头皮丘疹、鳞屑伴瘙痒3周就诊。3周前患者时常搔抓头皮，家长发现患者头皮瘙痒处皮肤发红，有米粒大小丘疹，遂在药店购买“无极膏”外用，治疗后皮疹无明显消退，同时红斑及丘疹向周围蔓延，有断发现象，瘙痒加剧，故来医院诊治。皮肤科查体：头皮见多处红斑，表面有丘疹及白色鳞屑，皮疹处有断发。医生接诊后经病史询问，患者发病前曾常接触动物，经详细查体后考虑头皮真菌感染可能，行真菌镜检，发现菌丝及孢子。

思考：1. 该患者主要诊断是什么？请列出诊断依据。

2. 该病如何治疗及预防？

头癣（tinea capitis）是指累及头发和头皮的皮肤癣菌感染。

一、病因和发病机制

头癣主要发生于少年儿童，成人少见。根据致病的不同，可分白癣、黑癣、黄癣和脓癣四种。黄癣由许兰毛癣菌（Trichophyton schoenleinii）感染引起；白癣主要由犬小孢子菌（Microsporum canis）、石膏样小孢子菌（M. gypseum）和铁锈色小孢子菌（M. ferugineum）感染引起；黑点癣主要由紫色毛癣菌（T. violaceum）和断发毛癣菌（T. tonsurans）感染引起。传播途径主要通过与癣病患者或患畜、无症状带菌者直接接触而传染，也可通过共用污染的理发工具、帽子、枕巾等物品间接传染。

皮肤癣菌孢子到达头皮后，在表皮角质层内发芽，逐渐伸长、分枝、分隔，在毛囊口聚集繁殖大量菌丝。菌丝伸入毛囊，在头皮下几毫米处穿入毛发，并在发内或发外继续向下生长。皮肤癣菌具有溶解角质的能力，能消化角蛋白，随感染的头发外生长，亦可将真菌带出毛囊。皮肤癣菌感染毛发视菌种的生长方式分为发外型（真菌发外生长形成菌鞘）、发内型（真菌毛干内生长导致脆弱易断）及黄癣型（发内分节菌丝，导致毛发干灰无光或弯曲）。

二、临床表现

1. 黄癣（tinea favosa） 初起局部为红色斑点，头皮发炎潮红，脱屑，以后形成以毛发为中心的碟形黄痂，称黄癣痂，痂中间有毛发贯穿。痂下呈凹陷糜烂面，常伴鼠臭味。真菌在毛发内生长，造成毛发无光泽，病久毛囊可萎缩，毛发脱落，形成永久性萎缩瘢痕及秃发，中央可残留散在正常毛发，自觉轻度瘙痒。若继发细菌感染，可伴发热、局部淋巴结肿大。

2. 白癣（tinea alba） 开始在头皮上出现微红色毛囊性丘疹，逐渐扩延，形成数个散在分布的圆形灰白色鳞屑斑（图6-1）。局部毛发失去光泽，在出头皮2~5mm处折断，外围绕以真菌孢子形成的菌鞘。自觉有不同程度痒感，至青春期可以自愈，愈后不形成瘢痕，也不影响头发生长。

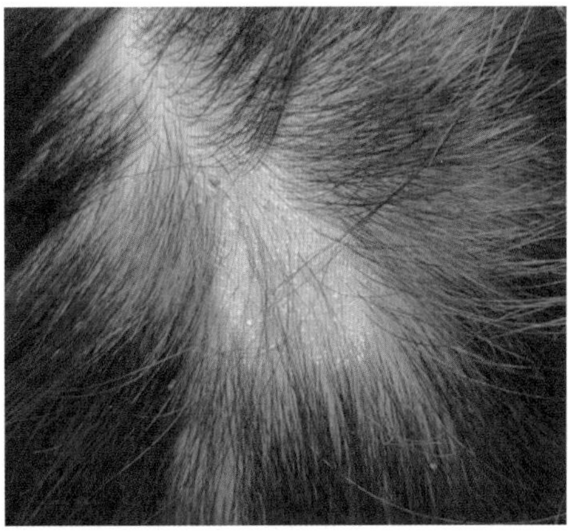

图6-1 白癣

3. 黑点癣（tinea nigra） 初起为散在点状鳞屑斑，逐渐扩大成片，斑片上病发刚长出头皮即折断，留下残发在毛囊口部，形如黑点，故有黑点癣之称。自觉瘙痒，至青春期可自愈，可遗留点状萎缩性瘢痕。

4. 脓癣（kerion） 开始常表现为白癣，少数为黑癣，逐步发展为脓癣，亦有开始即为脓癣。皮损呈局限性圆形扁平隆起的肿块，表面有多数毛囊性脓疱（图6-2），炎症明显，质柔软，压之在毛囊口有脓液流出。毛发松动易拔出，常伴附近淋巴结肿大，自觉疼痛，继发细菌感染后可形成脓肿，亦可伴发癣菌疹。本型可破坏毛囊，愈后可留有永久性秃发和瘢痕（图6-3）。

知识链接

滤过紫外灯（Wood灯）检查

部分皮肤病在滤过紫外线灯（高压汞灯发射出的波长为320~400nm）的光波照射下可以产生带色彩的荧光，根据荧光的有无以及色彩差异（红色、黄色及绿色荧光等），在临床上能够对色素异常性皮肤病、皮肤感染、皮肤肿瘤及皮肤卟啉病等提供重要参考的辅助诊断，是皮肤科临床上常用的一种简单、方便的检查方法。

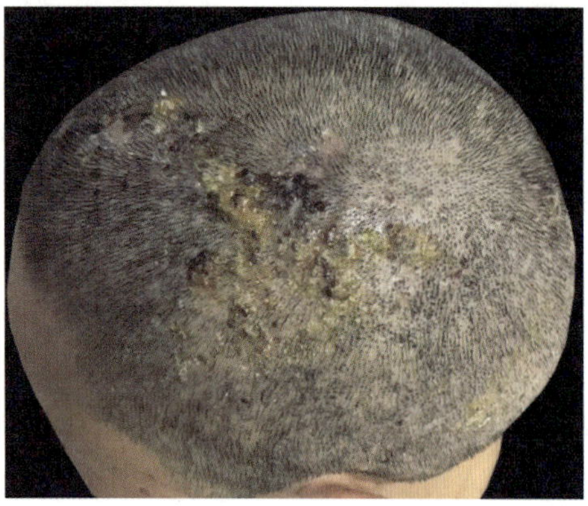

图 6-2　脓癣

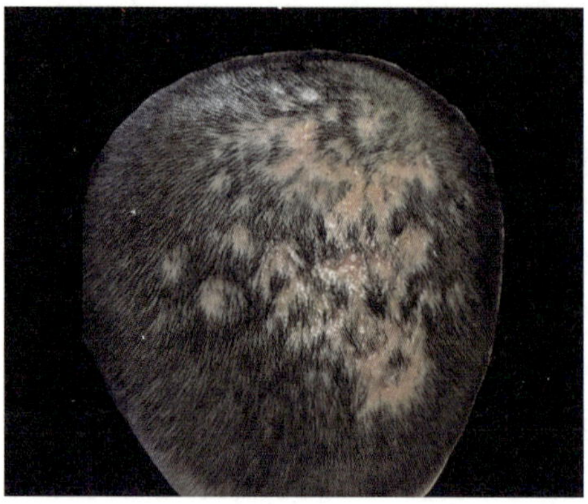

图 6-3　脓癣（秃发）

三、辅助检查

1. 真菌检查　真菌直接镜检，黄癣发内可见链状菌丝和关节孢子，黄癣痂内充满厚壁孢子和鹿角状菌丝；白癣发外可见围绕毛发成堆排列的圆形小孢子；黑点癣发内可见呈链状排列的圆形孢子。真菌培养可确定致病菌。

2. 滤过紫外线灯（Wood 灯）检查　黄癣呈暗绿色荧光；白癣呈亮绿色荧光；黑点癣无荧光。

3. 皮肤镜（毛发镜）检查　受累毛发呈黑点、螺旋状、条形码样、折断发等改变。

四、诊断和鉴别诊断

头癣的诊断主要根据临床表现、真菌检查、皮肤镜特点和滤过紫外线灯检查等检查结果，一般不难。本病应与脂溢性皮炎、头皮银屑病、头皮糠疹、头皮毛囊炎及头皮脓肿等相鉴别。

五、治疗

做到早发现、早治疗，并做好消毒隔离工作；消灭传染源，积极治疗患者，对患癣家畜和宠物给予相应的治疗和处理；对托儿所、学校、理发店等应加强卫生宣教和管理。

采用服、擦、洗、剃、消“五字”疗法进行综合治疗。

1. 服药　可以服用伊曲康唑、氟康唑、特比萘芬或灰黄霉素治疗，儿童用药酌减，治疗过程中应该注意药物的不良反应，定期检查肝功能，如异常应及时停药并处理。

2. 搽药　可用 2% 碘酊、1% 联苯苄唑溶液或霜剂、1% 特比萘芬霜等外用抗真菌药涂于患处，每天 2 次，至少连用 8 周。

3. 洗头　用硫黄皂或 2% 酮康唑洗剂洗头，每天 1 次，至少连用 8 周。

4. 剃头　尽可能将病发剪除，每周 1 次，至少连续 8 周。

5. 消毒　患者使用过的毛巾、帽子、枕巾、梳子等生活用品及理发工具要煮沸消毒。

脓癣治疗同上，切忌切开引流，避免造成更大的永久性瘢痕。急性炎症期可短期联用小剂量糖皮质激素，继发细菌感染时可加用抗生素。

任务二　体癣和股癣

情境导入

情境：患者，男，42岁，因“腹股沟红斑、丘疹、鳞屑伴瘙痒3周”就诊。3周前患者双侧腹股沟不明原因出现红斑及丘疹，瘙痒不适，患者未重视，后皮疹增多，患者在外购买“一扫光”乳膏治疗，自觉瘙痒稍减轻，但皮疹面积进一步扩大，逐步形成半环状，到院就诊。皮肤科查体：双侧腹股沟见环状红斑及丘疹，皮疹边界清楚，周围有活动性边缘，中央有色素沉着，部分指甲增厚发白。

思考：1. 该患者主要诊断是什么？
2. 需要做什么检查？
3. 该病应如何治疗及预防？

体癣（tinea corporis）指发生于除头皮、毛发、掌跖和甲以外的浅表部位的皮肤癣菌感染；股癣（tinea cruris）指腹股沟、会阴、肛周和臀部浅表皮肤上的皮肤癣菌感染，是体癣的一种特殊类型。常见致病菌为红色毛癣菌、须癣毛癣菌、犬小孢子菌等。

一、病因和发病机制

主要由红色毛癣菌、须癣毛癣菌、疣状毛癣菌（T. verrucosum）、犬小孢子菌等感染引起。体癣或股癣主要是由人与人、人与带病动物直接接触，或间接接触被污染的衣物等而造成传染，也可以通过手癣、足癣、甲癣自身传染。

二、临床表现

本病夏秋季多发。肥胖多汗、糖尿病、慢性消耗性疾病、长期应用糖皮质激素或免疫抑制剂者为易感人群。

1. 体癣　皮损初为红色丘疹、丘疱疹或小水疱，继而形成有鳞屑的红色斑片，边界清楚，边缘不断向外扩展，中央趋于消退，形成边界清楚的环状或多环状，且边缘常有丘疹、丘疱疹和水疱，中央可有色素沉着（图6-4）。自觉瘙痒，可因长期搔抓刺激引起局部湿疹样或苔藓样改变。青壮年男性多见，常夏季发作或加重，冬季好转或消退。

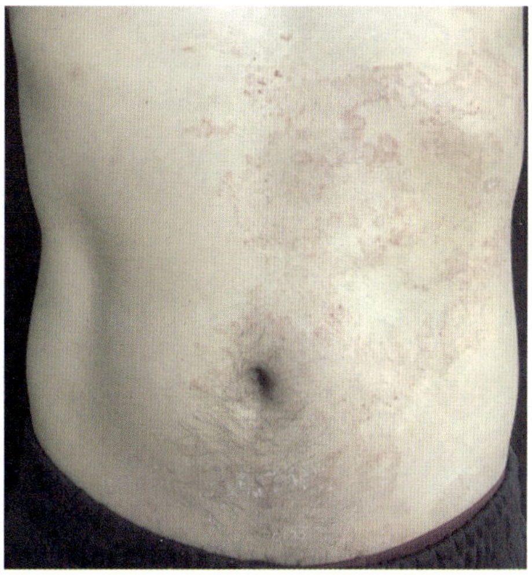

图6-4　体癣

2. 股癣　好发于腹股沟部位，也常见于臀部，可单侧或双侧发生。初期损害与体癣相同（图6-5），部分患者可出现湿疹样改变。由于患处透气性差、潮湿、易摩擦，常使皮损炎症明显，瘙痒显著。冬季可缓解或自然消退，夏季复发或加重。

体癣、股癣如外用激素乳膏治疗后在短期内有止痒效果，但会导致皮损进一步扩大，导致边界不清楚，临床上不易辨认，称难辨认癣（图6-6）。

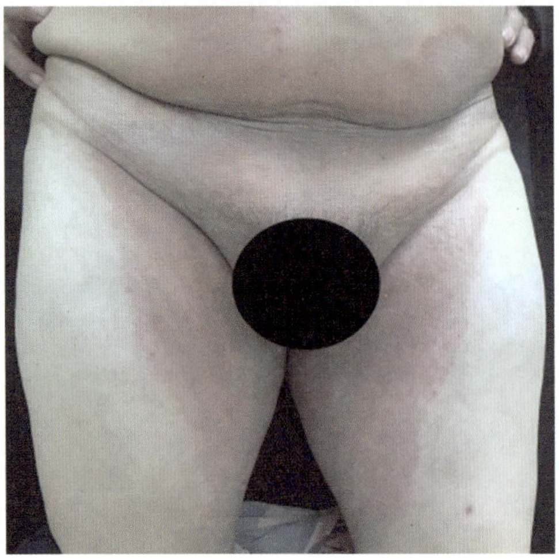

图 6-5　股癣

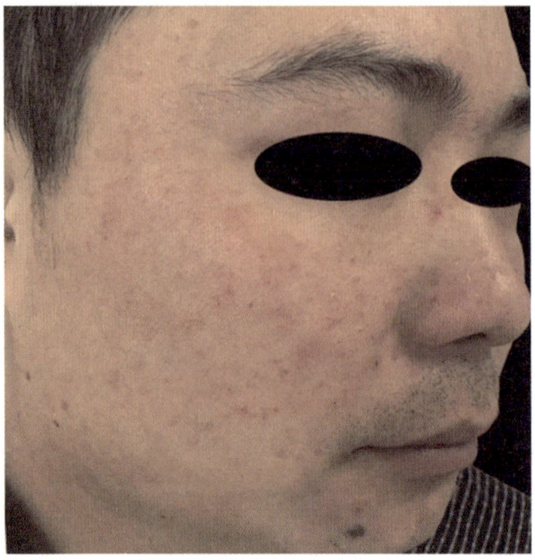

图 6-6　难辨认癣

三、辅助检查

1. 真菌镜检　可见真菌菌丝。

2. 真菌培养　确定致病菌。

四、诊断和鉴别诊断

根据环形红斑、边界清楚、活动边缘等临床表现，直接镜检查到菌丝和（或）孢子，易于诊断，本病需与慢性湿疹、慢性单纯性苔藓、玫瑰糠疹、环状红斑等相鉴别。

五、治疗

注意个人卫生，不与患者共用衣物、鞋袜、浴盆、毛巾等，内衣裤应宽松、透气；积极治疗手、足、甲癣，减少自身传染，避免接触患畜。

本病以外用药物治疗为主，皮损泛发或外用药疗效不佳者可考虑系统药物治疗。

1. 外用药物治疗　可外用各种唑类、丙烯胺类等抗真菌药。疗程至少 2 周或在皮损消退后继续用药 1 ~2 周，以避免复发。皮肤薄嫩部位或婴幼儿患者应选择刺激性小、浓度较低的外用药。

2. 系统药物治疗　口服伊曲康唑或特比萘芬，联合外用药物可增加疗效。

任务三　手癣和足癣

手癣（tinea manus）指皮肤癣菌侵犯指间、手掌、掌侧平滑皮肤引起的皮肤病。而足癣（tinea-pedis）则主要累及足趾间、足跖、足跟、足侧缘。

一、病因和发病机制

本病主要由红色毛癣菌、须癣毛癣菌、石膏样小孢子菌和絮状表皮癣菌等感染引起，其中红色毛癣菌占 50% ~90%。手足癣好发于成人，主要是通过接触传染、公共浴池洗澡、穿公用拖鞋及穿用患者鞋、袜、手套、浴巾、擦脚布等均易传染。部分患者是由手癣或足癣自身传染的。

二、临床表现

手足癣（特别是足癣）是最常见的浅部真菌病，夏秋季发病率高。多累及成年人。足癣多为双侧，往往由一侧传播至对侧，而手癣常为单侧。根据临床特点不同，手足癣可分为3种类型。

1. 水疱型　好发于指（趾）间、掌心、足跖及足侧缘。皮损初为针尖大小的深在水疱，疱液清，壁厚而发亮，不易破溃（图6-7），可融合成多房性大疱，撕去疱壁露出蜂窝状基底及鲜红糜烂面，干燥吸收后出现脱屑。瘙痒明显。

2. 浸渍糜烂型　好发于指（趾）缝，足癣尤以第3~4、4~5趾间多见。多见于手足多汗、浸水、长期穿胶鞋者，夏季多发。表现为皮肤浸渍发白，表面松软易剥脱，露出潮红糜烂面及渗液，常伴有裂隙（图6-8）。有明显瘙痒，继发细菌感染时有臭味。

3. 鳞屑角化型　好发于掌跖部及足跟，呈弥漫性皮肤粗糙、增厚、脱屑、干燥（图6-9a），（图6-9b）冬季易发生皲裂甚至出血，可伴有疼痛。一般无明显瘙痒。

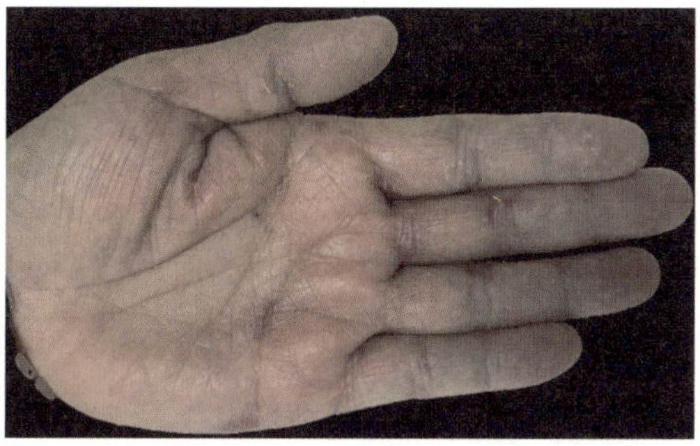

图6-7　水疱型（手癣）

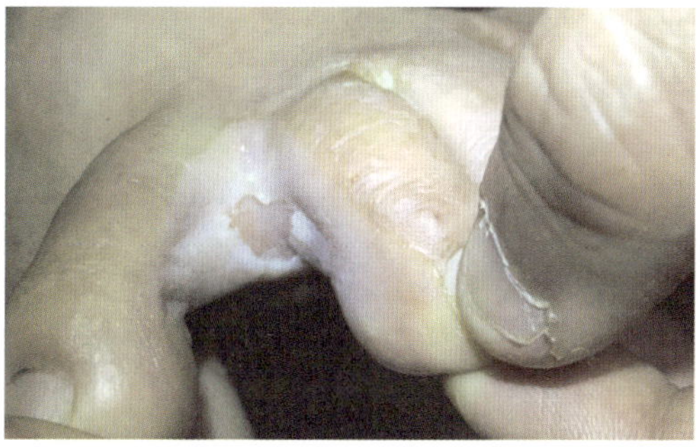

图6-8　浸渍糜烂型（足癣）

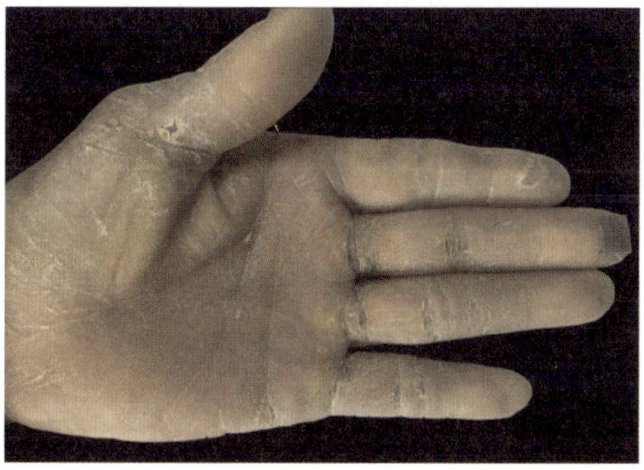

手癣

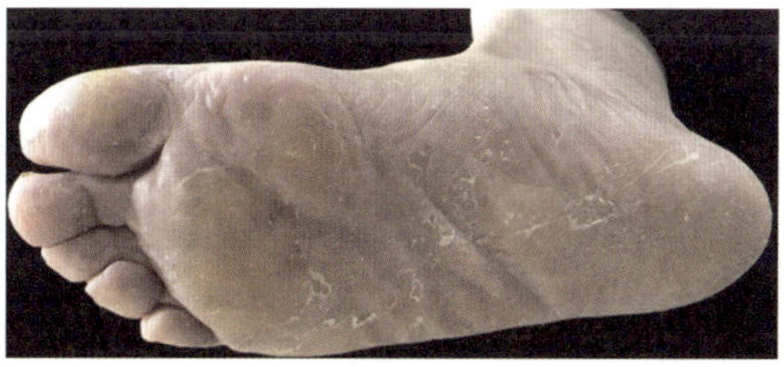

足癣

图6-9　鳞屑角化型

足癣（尤其浸渍糜烂型）易继发细菌感染，可出现急性淋巴管炎、淋巴结炎、蜂窝织炎或丹毒，炎症反应明显时还可引发局部湿疹样改变和癣菌疹。

知识链接

"香港脚"的由来

"香港脚"其实就是脚气，是由皮肤癣菌感染脚部皮肤所引起的一种真菌性皮肤病，本质上是在湿热环境中，皮肤癣菌感染足部皮肤，大量繁殖而导致的脚癣。该病的由来是鸦片战争期间，英国士兵到了香港之后，由于当地环境湿热，加之本身穿的靴子又比较厚，足部潮湿多汗，就感染上了足癣，但是其并不知道该病的原因，误以为是香港本地的一种地方病，就称之为"香港脚"。

三、辅助检查

1. 真菌镜检 可见真菌菌丝。

2. 真菌培养 确定致病菌。

四、诊断和鉴别诊断

根据手足癣的临床表现，结合真菌镜检和（或）培养可明确诊断。本病需与湿疹、神经性皮炎、汗疱疹、掌跖脓疱病、掌跖二期梅毒疹、掌跖角化症、接触性皮炎等相鉴别。

五、治疗

穿透气性好鞋袜，保持干燥；不共用鞋袜、脚盆等生活用品。及时、彻底治疗手足癣，伴甲真菌病者应同时治疗，消灭传染源。

本病以外用药物治疗为主，疗程一般需要 1 ~ 2 个月；鳞屑角化型手足癣或外用药疗效不佳者，可考虑系统药物治疗。

1. 外用药物治疗 根据不同临床类型选择不同的处理方法，如水疱型应选择刺激性小的霜剂或水剂（如唑类霜剂或溶液等）；浸渍糜烂型给予 3% 硼酸溶液、0.1% 依沙吖啶溶液等湿敷，待渗出减少时再给予粉剂（如氧化锌粉等），皮损干燥后再外用霜剂、软膏等，不宜选用刺激性大、剥脱性强的药物；鳞屑角化型无皲裂时可用剥脱作用较强的制剂，如水杨酸软膏、尿素霜等，必要时可采用封包疗法。足癣湿疹化应选择一些复方制剂治疗，如益康倍松乳膏、曲安奈德益康唑乳膏等。

2. 系统药物治疗 口服伊曲康唑或特比萘芬。继发细菌感染时应联合抗生素，引发癣菌疹时应给予抗过敏药物治疗。

任务四 甲真菌病

由各种真菌引起的甲板和（或）甲下组织感染，统称为甲真菌病（onychomycosis），而甲癣（tinea unguium）俗称“灰指甲”，是指由皮肤癣菌感染所致的甲病。

一、病因和发病机制

甲真菌病主要由皮肤癣菌感染引起，其次为酵母菌和霉菌。皮肤癣菌包括红色毛癣菌、须癣毛癣菌、絮状表皮癣菌，其中红色毛癣菌占首位；酵母菌主要是念珠菌属（Candida）、马拉色菌属（Malassezia）；其他霉菌包括柱顶孢霉属（Scytalidium）、短帚霉（Scopulariopsis brericaulis）等。同一病甲偶可感染两种或两种以上的致病真菌。

甲真菌病常继发于手、足癣，遗传、系统性疾病、血液或淋巴液回流障碍、外伤等均是易感因素。

二、临床表现

病甲可呈灰白色、污黄色或褐色，甲逐渐增厚、变形、变脆，表面失去光泽，甲面可出现点状凹陷或沟纹，甲缘可出现虫蚀状或甲分离。轻者 1 ~ 2 个，重者可数甲受损。

根据真菌侵犯甲的部位和程度的不同，甲真菌病可分为白色浅表型、远端侧缘甲下型、近端甲下型、全甲毁损型。

1. 白色浅表型（superficial white onychomycosis，SWO） 表现为甲板浅层有点状或不规则状白色浑浊，表面失去光泽或稍有凹凸不平，是由致病真菌从甲板表面直接侵入引起（图 6－10）。

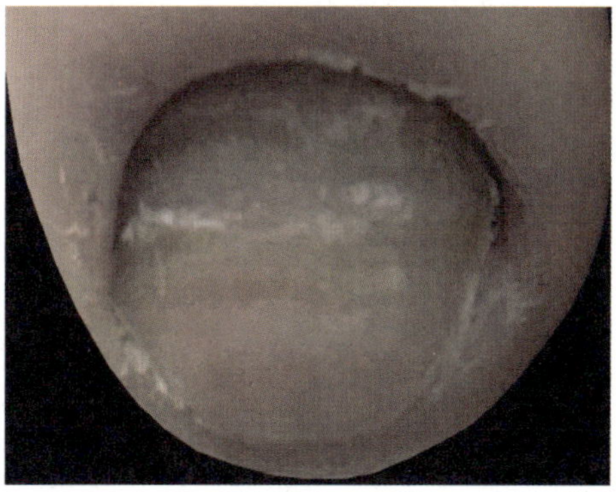

图 6－10　白色浅表型

2. 远端侧位甲下型（distal and lateral subungual onychomycosis，DLSO） 此型最常见，多由手足癣蔓延而来。表现为真菌从一侧侵犯甲的远端前缘及侧缘，并使之增厚、灰黄浑浊，甲板表面凹凸不平或破损（图 6－11）。

3. 近端甲下型（proximal subungual onychomycosis，PSO） 真菌多通过受损甲小皮进入甲板及甲床。表现为甲半月和甲根部粗糙肥厚、凹凸不平或破损。

4. 全甲毁损型（total dystrophic onychomycosis，TDO） 是各型甲真菌病发展的最终结果。表现为整个甲板被破坏、增厚，呈灰黄、灰褐色，甲板部分或全部脱落（图 6－12），甲床表面残留粗糙角化堆积物。

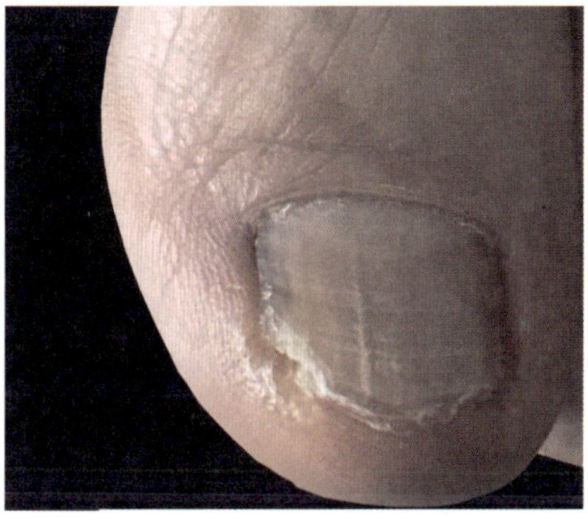

图 6－11　远端侧位甲下型

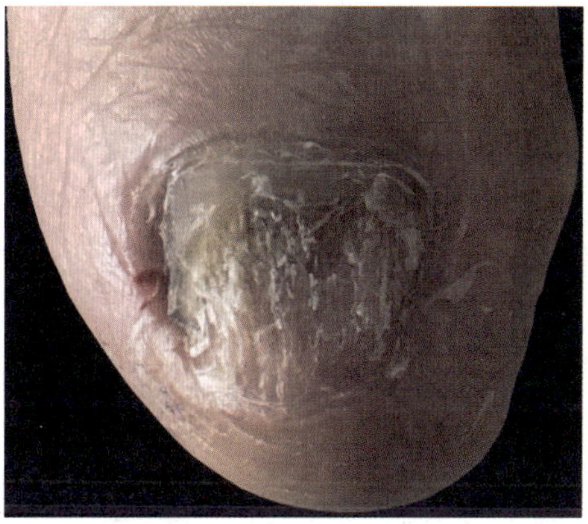

图 6－12　全甲毁损型

一般无自觉症状，指甲甲板增厚或破坏可影响手指精细动作。病程长，可多年不愈，部分继发嵌甲及甲沟炎。

三、辅助检查

1. 真菌镜检 可见真菌菌丝或孢子。

2. 真菌培养 确定致病菌。

四、诊断和鉴别诊断

根据甲板增厚、无光泽、分离、变色等症状，真菌学检查阳性可确诊。应与甲营养不良、银屑病甲、甲扁平苔藓、甲下疣、甲下肿瘤等相鉴别。

五、治疗

因药物不易进入甲板且甲生长缓慢，故治疗较为困难，其关键在于坚持用药。

1. 外用药物治疗 常用于白色浅表型和远端侧位甲下型的损害。先用小刀或指甲锉尽量去除病甲，再外用30%冰醋酸溶液、10%水杨酸软膏或3%～5%碘酊，每天2次，疗程为3～6个月；也可外用5%阿莫罗芬甲擦剂，每周1次。用药前应先修刮病甲，以利药物渗入。亦可采用40%尿素软膏封包使病甲软化剥离，再外用抗真菌制剂如8%环吡酮等治疗。

2. 系统药物治疗 伊曲康唑间歇冲击疗法，指甲需2～3个疗程，趾甲需3～4个疗程；特比萘芬连续服用，指甲疗程为6～8周，趾甲疗程为12～16周。注意药物副作用及药物相互作用。联合外用药物可提高疗效。

任务五 花斑糠疹

花斑糠疹（pityriasis versicolor）既往称花斑癣、汗斑，是马拉色菌侵犯皮肤角质层所引起的表浅感染。

一、病因和发病机制

马拉色菌是一种嗜脂真菌，花斑糠疹主要与球形马拉色菌（Malassezia globosa）有关，该菌能分泌脂酶，将脂质分解为脂肪酸，为自身的合成代谢提供必需的营养，发病与高温潮湿、多脂多汗、营养不良、慢性疾病及应用糖皮质激素等因素有关，亦有遗传易感性。

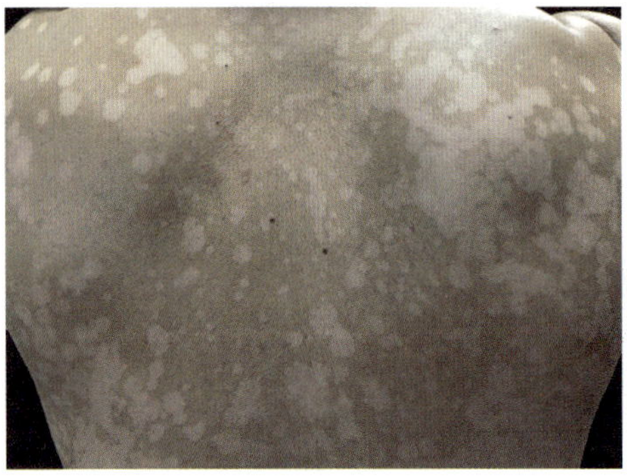

图6－13 花斑糠疹

二、临床表现

本病好发于青壮年，男性多见，面颈、胸背、上臂、腋窝等皮脂腺丰富部位多发。皮损初起为类圆形斑疹，边界清楚，表面有糠秕状鳞屑，可为褐色、淡褐色、淡红色、淡黄色或白色，逐渐增大，邻近皮损可融合成不规则大片状（图6－13）。一般无自觉症状，偶有轻度瘙痒。病程慢性，冬轻夏重。如不治疗常持续多年，有一定的传染性。

三、辅助检查

皮损处鳞屑直接镜检可见成簇的圆形或卵圆形孢子和短粗、两头钝圆的腊肠形菌丝。标本在含植物油的培养基上37℃培养3天，有奶油色酵母菌落生成。Wood灯下皮损呈黄色或黄绿色荧光。

四、诊断和鉴别诊断

根据临床表现结合实验室检查结果，本病易诊断。本病需与白色糠疹、白癜风、红癣、玫瑰糠疹、脂溢性皮炎等鉴别。

五、治疗

患者应勤洗澡、勤换衣物，内衣应煮沸消毒。

本病以外用治疗为主，可选用酮康唑霜、咪康唑霜等外用制剂，疗程2～4周。亦可使用2%酮康唑洗剂、2.5%二硫化硒洗剂沐浴。皮损面积大、外用疗效不佳者可口服酮康唑、伊曲康唑或氟康唑治疗。

任务六　马拉色菌毛囊炎

马拉色菌毛囊炎（Malassezia folliculitis）又称糠秕孢子菌性毛囊炎，是由马拉色菌引起的毛囊炎性损害。

一、病因和发病机制

本病的病原菌多为球形马拉色菌，马拉色菌是人体正常寄生菌，在促发因素影响下（如长期使用糖皮质激素或广谱抗生素等），马拉色菌就可在毛囊内大量繁殖，其脂肪分解酶将毛囊部位的甘油三酯分解成游离脂肪酸，后者可刺激毛囊口产生较多脱屑并造成阻塞，使皮脂潴留，加之游离脂肪酸的刺激致毛囊扩张破裂，导致毛囊内容物释放入周围组织，产生炎症反应。

二、临床表现

本病多累及中青年，男性多于女性。好发于颈、胸、肩、背等皮脂腺丰富部位，多对称发生。典型皮损为炎性圆顶状毛囊性丘疹、丘疱疹或小脓疱，直径 2~4mm，有光泽度，周边有红晕，可挤出粉脂状物质，常数十至数百个密集或散在分布（图 6-14）。有不同程度的瘙痒，出汗后加重。患者常存在多汗、油脂溢出，可合并花斑糠疹和脂溢性皮炎。

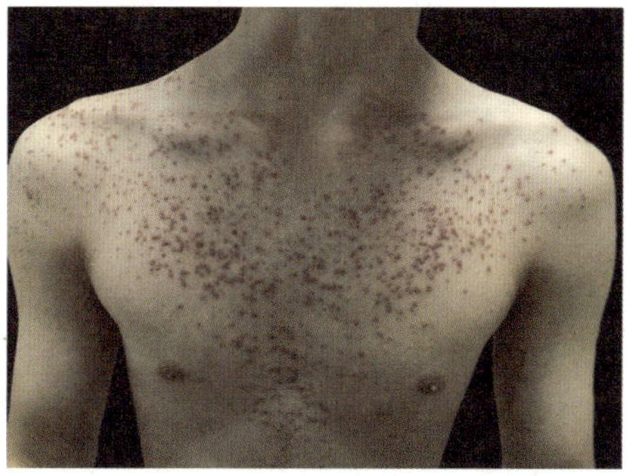

图 6-14　马拉色菌毛囊炎

三、辅助检查

1. 直接镜检　用柳叶刀片把整个毛囊丘疹削下，加 10% KOH 溶液 1 滴，盖上盖玻片，微微加温，压成单层细胞。

2. 真菌培养　马拉色菌具嗜脂性，在含油的培养基中可培养出来。

四、诊断和鉴别诊断

根据典型皮损及真菌镜检阳性，本病易于诊断。本病需与痤疮、细菌性毛囊炎、嗜酸性脓疱性毛囊炎等相鉴别。

五、治疗

应尽量祛除诱因，治疗原则基本同花斑糠疹。由于本病部位较深，容易复发，应选择渗透性好的外用抗真菌药（如酮康唑霜、联苯苄唑霜），亦可辅以 2% 酮康唑洗剂或 2.5% 二硫化硒香波洗浴。对皮损泛发、炎症较重且外用药物治疗效果不好者，可联合口服伊曲康唑及氟康唑等抗真菌药。

答案解析

目标检测

选择题

（一）A 型题

1. 下面哪种头癣愈后一般不会留瘢痕（　）

A. 黑点癣　　B. 红癣　　C. 白癣
D. 脓癣　　E. 黄癣

2. 患者，男，11岁，因“头皮丘疹、鳞屑伴瘙痒1个月”就诊。皮肤科查体：头皮见片状红斑，红斑表面有白色鳞屑，皮疹处有断发。发病前常接触动物，主要诊断（　）
A. 头癣　　B. 毛囊炎　　C. 脂溢性皮炎
D. 银屑病　　E. 扁平苔藓

3. 下面哪种情况不是体癣的易感人群（　）
A. 肥胖多汗　　B. 糖尿病　　C. 慢性消耗性疾病
D. 长期用糖皮质激素　　E. 患湿疹者

4. 患者，男，30岁，因“腹股沟丘疹、鳞屑伴瘙痒1周”就诊。皮肤科查体：腹股沟见片状红斑及粟米大小丘疹，皮疹为环状，边界清楚，周围炎症较重，该患者主要诊断（　）
A. 股癣　　B. 毛囊炎　　C. 湿疹
D. 肉芽肿　　E. 扁平苔藓

5. 下面哪种情况容易合并丹毒（　）
A. 甲癣　　B. 手癣　　C. 股癣
D. 足癣　　E. 头癣

6. 甲癣主要由下面哪种病原菌引起（　）
A. 红色毛癣菌　　B. 念珠菌　　C. 马拉色菌
D. 柱顶孢霉　　E. 短帚霉

7. 花斑糠疹主要由真菌感染什么部位引起（　）
A. 皮肤角质层　　B. 真皮层　　C. 毛囊
D. 皮下组织　　E. 甲板

8. 马拉色菌毛囊炎好发于（　）
A. 足部　　B. 面部　　C. 胸背部
D. 头皮　　E. 下肢

（二）B型题

（8～9题共用题干）

患者，女，36岁，指甲增厚发白2年，患者于2年前拇指甲出现表面发白，未重视，后其余趾甲出现类似症状，部分趾甲增厚，足底皮肤出现水疱及脱皮。专科查体：多个趾甲增厚发白，足底及趾间脱皮。

9. 本患者初步诊断为（　）
A. 甲癣　　B. 甲营养不良　　C. 银屑病甲
D. 扁平苔藓甲　　E. 甲母痣

10. 应做下列哪项检查以确诊（　）
A. 血常规　　B. 肝功　　C. 真菌镜检
D. 心电图　　E. X片

书网融合……

重点小结　　习题

项目七　动物性皮肤病

PPT

学习目标

知识目标：通过本项目的学习，掌握疥疮、虱病、隐翅虫皮炎的临床表现和主要皮损特点；熟悉疥疮、虱病、隐翅虫皮炎的诊断与治疗、防治措施；了解常见动物性皮肤病的发病机理和节肢动物的生活习性。

技能目标：能对疥疮、虱病、隐翅虫皮炎进行诊断及进行基本治疗；能制订出疥疮、虱病、隐翅虫皮炎的预防宣教方案；逐步养成严谨的临床思维能力，基本能有逻辑性地分析问题的能力。

素质目标：培养认真细致的学习态度、吃苦耐劳精神和良好的医德医风，建立尊重患者人格、保护患者隐私的职业素养，体现人文关怀精神。

情境导入

情境：患者，男，16 岁，未婚，学生。因“指缝、下腹部、大腿丘疹伴痒 2 个月”就诊。患者 2 个月前无明显诱因指缝出现小丘疹，皮疹逐渐增多，于前臂、下腹部、双大腿、阴囊等处出现类似皮疹，伴瘙痒剧烈，夜间尤甚，同宿舍同学有类似症状。皮肤科情况：双手指缝、腕屈侧、脐周、股内侧见散在分布的针头大小灰褐色丘疹、丘疱疹、抓痕、血痂，阴囊见多个暗红色黄豆大小结节。

思考：1. 该患者诊断考虑为什么？

2. 为进一步诊断需完善哪些辅助检查？

3. 该患者应如何治疗？

人体皮肤受到某些动物的叮咬或伤害后引起的皮肤炎症反应称动物性皮肤病。最常见的有螨、蚊、蜱、臭虫、蚤、蜂、蝎、毛虫及隐翅虫等节肢动物所致的皮肤病。节肢动物所致的动物性皮肤病的发病机制主要有：①机械性损伤，通过动物的口器叮咬或尾钩造成；②由毒液直接引起，如蜂蜇伤、蝎蜇伤、蜈蚣蜇伤等；③虫体直接侵入人体引起，如蝇蛆病、疥螨等；④由刺吸血液所造成，如蚊传播疟疾。

任务一　疥　疮

疥疮俗称“疳疮”“闹疮”，是由疥螨引起的接触传染性皮肤病。

一、病因和发病机制

疥螨是一种表皮内寄生虫，分人型疥螨和动物疥螨。人的疥疮主要由人型疥螨引起。极少数由寄生于动物的疥螨引起。人型疥螨呈扁平椭圆形，腹侧前后各有两对足，其生活史分虫卵、幼虫、若虫、成虫四期。雄虫较小，在交配后不久即死亡，雌虫体长 0.3 ~ 0.5mm，雌虫受精后钻入皮肤角质层内，掘成隧道并在其内产卵，产卵 40 ~ 50 个后死去，虫卵经 3 ~ 4 天孵化成幼虫，再经 3 ~ 4 天变为若虫，后者经过二次蜕皮变为成虫。疥螨离开人体后可存活 2 ~ 3 天。

疥疮主要是通过人与人的直接接触（包括性接触）而传染，如身体接触、握手等，接触被污染的被褥、衣物等也可造成间接传染。

二、临床表现

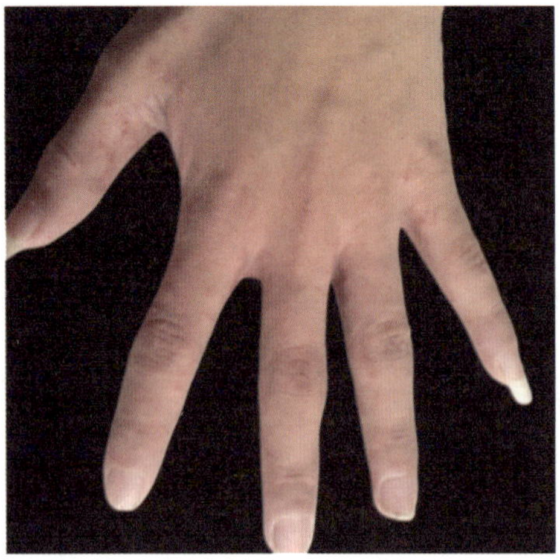

图7－1　疥疮

疥螨多在皮肤薄嫩部位活动，如指缝、腕部、肘窝、腋窝、乳房下、脐周、下腹部、股内侧和外生殖器等部位，成年人头面部和掌跖部不易受累，但婴幼儿任何部位均可受累。皮损为针头大小的丘疹、丘疱疹和灰白色或浅灰色线状隧道，呈正常肤色或淡红色，多对称、疏散分布（图7－1，图7－2）；男性患者病程长或疥疮活跃时可在阴囊、阴茎、龟头等部位出现直径3～5mm的暗红色结节（称“疥疮结节”），是疥螨引起的皮肤良性淋巴细胞增生性反应（图7－3）。隧道和结节是疥疮的特征性损害。自觉剧烈瘙痒，尤以晚间为甚。久病者常因搔抓而出现湿疹样变或继发感染，甚至并发肾炎。本病多发生于冬季，病程慢性，可持续数周至数月。

婴幼儿偶可发生以大疱为主的大疱性疥疮。体弱、感觉神经病变、长期应用糖皮质激素的患者和艾滋病患者可发生结痂型疥疮（又称“挪威疥”或“角化型疥疮”），表现为大量鳞屑、结痂、脱屑，手掌角化过度，有时呈红皮病样外观，有特殊臭味，患处有大量疥螨，传染性极强。

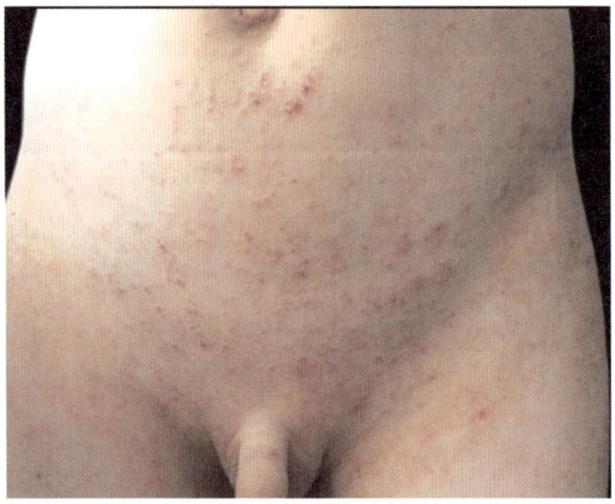

图7－2　疥疮

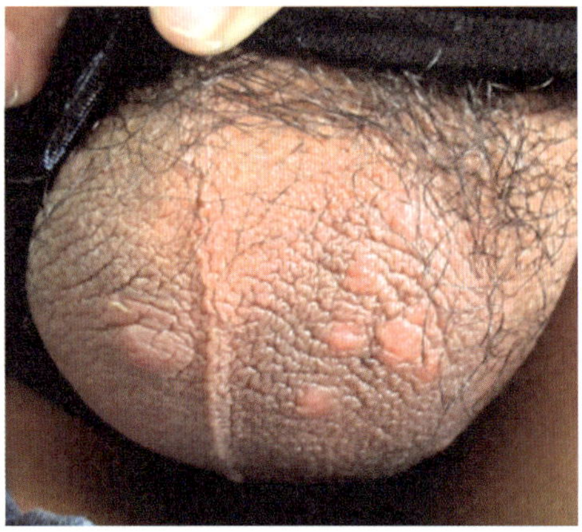

图7－3　疥疮结节

三、诊断和鉴别诊断

（一）诊断

本病根据接触史和好发部位，在皮肤薄嫩处有针头大小丘疹、丘疱疹及隧道、阴囊疥疮结节，夜间奇痒等特点，结合疥螨检查（见项目二任务二），即可确诊。

（二）鉴别诊断

本病需与湿疹、痒疹、皮肤瘙痒症等进行鉴别。

1. 湿疹　为多形性皮疹，皮疹包括红斑、斑丘疹、丘疹、丘疱疹、糜烂、渗液、苔藓样变等，无特殊好发部位，无传染接触史，易复发，疥螨检查阴性。

2. 痒疹　好发于四肢伸侧，丘疹较大，伴剧痒，无传染性。

3. 皮肤瘙痒症　主要症状是瘙痒，无明显原发损害，无传染性，无特殊好发部位。

四、治疗

本病以外用药物治疗为主，目的是杀虫、止痒、治疗并发症。家中或集体单位的患者要同时治疗。常用的药物如下。

1. 10%～20%硫磺软膏（婴幼儿用5%）　洗澡后除头面部外涂布全身，每天1～2次，连用3～4天为1个疗程，治疗过程中不洗澡、不更衣，第4天沐浴更衣，并烫洗消毒污染的衣服、床单、被褥等，治疗后1～2周内如有新疹发生需重复治疗；

2. 1% γ-666乳剂或软膏　有较强的杀疥螨作用，但有毒性。自颈部以下外涂全身皮肤，保留8～12小时后洗澡。一般只外用一次，必要时隔1周可再治疗1次。2岁以下儿童、孕妇和哺乳期妇女禁用。

3. 其他药物　10%～25%苯甲酸苄酯乳膏、3%水杨酸软膏、扑灭司林霜、10%克罗米通乳剂、伊维菌素等。

4. 疥疮结节的治疗　外用糖皮质激素或焦油凝胶，也可皮损内注射泼尼松龙或曲安奈德等，亦可液氮冷冻。

5. 瘙痒严重者或伴有湿疹化　可给予抗组胺药。如继发化脓性感染应同时抗感染治疗。

知识链接

伊维菌素

伊维菌素为放线菌属阿维链霉菌发酵产生的半合成大环内酯的二氢衍生物，是一种口服广谱抗线虫药物。伊维菌素通过与线虫及节肢动物神经细胞及肌肉细胞中谷氨酸为阀门的氯离子通道高亲和力结合，或增加虫体的抑制性递质γ-氨基丁酸（GABA）的释放，导致细胞膜对氯离子通透性增加，引起神经细胞或肌肉细胞超极化，从而使寄生虫麻痹或死亡。国外报道口服伊维菌素治疗疥疮有效、不良反应少、依从性好，尤其适用于集体流行的疥疮、挪威疥、免疫功能低下及皮肤大面积损伤的患者，用法为200μg/kg，一次性口服，可治愈绝大多数疥疮患者，必要时1～2周后可重复给药1次。该药有潜在的中枢神经毒性，体重<15kg的婴幼儿、孕妇、哺乳期妇女禁用。

五、预防

注意个人卫生，勤洗澡、勤更衣、勤晒被褥；不与患者同居、握手，不能和患者的衣服放在一起。患者应及时隔离治疗，污染物品应煮沸消毒，不能煮沸者用塑料包扎1周后待疥螨饿死后清洗。

任务二　虱　病

虱病（pediculosis）又称“虱咬症”，是指虱叮咬皮肤引起的皮肤病。虱叮咬不仅引起皮肤损害，还可传播斑疹伤寒、回归热、战壕热等传染病。

一、病因和发病机制

虱是体外寄生虫，能引起皮肤病的主要为人虱，具有刺吸型口器，以吸血维持生活，多见于个人卫生不良者。根据寄生部位的不同及形态、习性的差异，可将人虱分为头虱、体虱和阴虱。虱喜夜间或人静时吸血，在吸血的同时释放唾液中的毒汁，而且边吸血边排粪，其毒汁和排泄物均可引起皮肤炎症。虱病可通过直接接触或通过头巾、帽子、衣服、被褥间接接触传播。阴虱主要通过性接触传播。

二、临床表现

虱病的临床症状因人而异，一般均有轻重不等的瘙痒和皮疹。

1. 头虱 长 2～3mm，寄生于头发部位，尤其是耳后发际及头后部，在毛根之间的头皮上可见成虫，发干上常能看到针头大小的白色虱卵（图 7－4），个别患者眉毛、睫毛上也可发现。虱叮咬的皮肤可出现丘疹、瘀点。自觉头皮瘙痒，常因剧烈搔抓头皮而出现抓痕、渗液、血痂或继发感染，形成疖或脓肿，局部淋巴结肿大。久病者头发无光泽，毛发脱落或形成瘢痕。多见于卫生条件差的儿童或妇女。

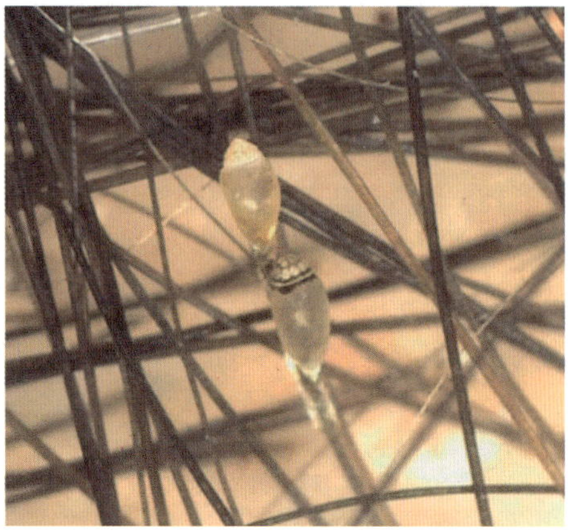

图 7－4 头虱虱卵皮肤镜表现

2. 体虱 长 2.7～4mm，寄生于人体的贴身内衣上，尤其裤裆、衣缝、被褥缝及皱褶处。皮肤被叮咬后出现红斑、丘疹或风团，中央有一小出血点，常因搔抓而发生抓痕、血痂、苔藓样变、色素沉着或继发感染。因剧痒而影响休息，多发生于冬季。

3. 阴虱 长 1mm 左右，寄生于外阴和肛周的体毛上（图 7－5），可见虱卵（图 7－6），偶见于胡须、腋毛或胸毛、头发等。叮咬皮肤时出现红斑或丘疹，伴剧痒，搔抓后出现表皮剥蚀、抓痕、血痂或毛囊炎，部分患者股内侧、腹部可出现直径 0.5cm 左右的青灰色瘀斑，内裤上常可见点状污褐色血迹。

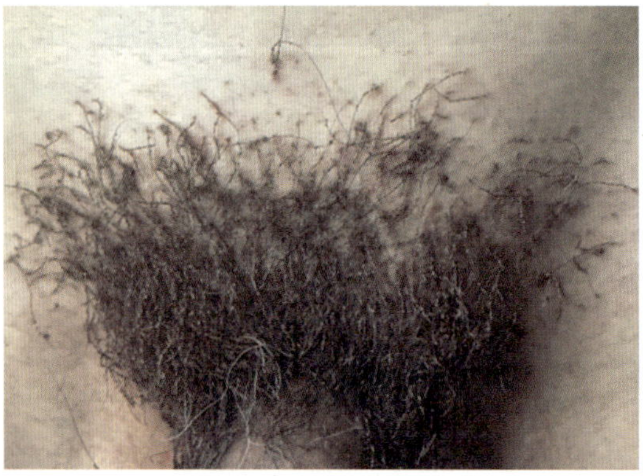

图 7－5 阴虱

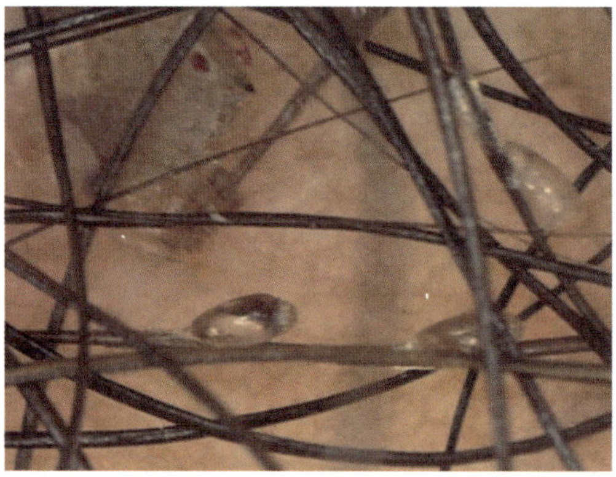

图 7－6 阴虱皮肤镜表现

三、诊断和鉴别诊断

根据接触传染史及临床表现可考虑本病，如在头发、内衣、被褥、阴毛处找到成虫或虫卵则可确诊。虱病需与疥疮、瘙痒症、痒疹、湿疹等相鉴别。

四、治疗

治疗虱病以灭虱及灭卵为主。剔除毛发并焚烧，脱下的内衣裤用开水烫煮便可达到灭虱的效果，对不便烫煮的衣服可用熨斗熨烫。头虱可外用 50% 百部酊或 25% 苯甲酸苄脂乳膏，并用毛巾包扎，每晚1次，连用3天，第4天用温肥皂水洗头，并用篦子去除死亡的成虫和虫卵。阴虱可外用1% γ-666乳剂或软膏、10%硫磺软膏或25%苯甲酸苄酯乳剂。皮疹可外用清凉止痒剂或糖皮质激素，合并感染时外用抗生素制剂。家庭或集体中有其他成员患有虱病，要同时治疗。

五、预防

注意个人卫生，勤洗头、勤洗澡、勤换衣服，不与虱病患者直接或间接接触。

任务三 隐翅虫皮炎

隐翅虫皮炎（paederus dermatitis）是由于皮肤接触隐翅虫毒液引起的皮肤炎症。

一、病因和发病机制

隐翅虫属昆虫纲、鞘翅目、隐翅虫科，是一种黑色蚁形小飞虫，虫体0.6~0.8cm，白天栖居于阴暗潮湿处，昼伏夜出，有趋光性。身体各段均含有毒素，为一种强酸性毒汁，pH 1~2，当其停留于皮肤上受压或被拍打、压碎时，毒液沾染皮肤而引起皮肤损害。

二、临床表现

本病好发于夏秋季，好发于面、颈、胸、背、四肢等暴露部位。典型皮损为点状、条状或片状水肿性红斑，上有密集的丘疹、水疱及脓疱，部分脓疱融合成片，中央可呈灰褐色表皮坏死（图7-7），可继发糜烂、结痂，侵犯眼睑或外阴时肿胀明显。自觉灼痛或瘙痒。严重者可伴有发热、头晕、恶心和局部淋巴结肿大等症状，可继发感染。病程为1~2周，愈后局部遗留暂时性色素沉着。

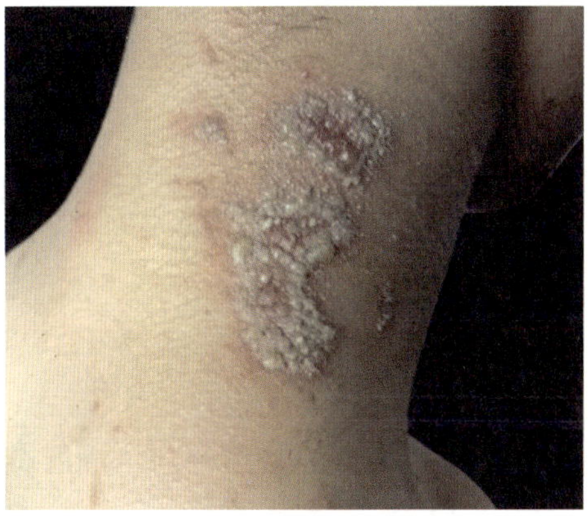

图7-7 隐翅虫皮炎

三、诊断和鉴别诊断

根据好发于夏秋季，接触隐翅虫部位典型皮损，自觉灼痛或瘙痒，可做出诊断。本病需与接触性皮炎、急性湿疹等进行鉴别。

四、治疗

局部尽早用肥皂水清洗皮肤，皮损无糜烂渗出时可外用炉甘石洗剂或糖皮质激素乳剂；水肿明显或有糜烂渗出时可用1%~2%明矾溶液或1∶5000高锰酸钾溶液进行冷湿敷；有继发感染应给予抗感染治疗；病情严重者酌情使用糖皮质激素。

五、预防

注意环境卫生，消灭居所周围隐翅虫孳生地；安装纱门纱窗或挂蚊帐防止隐翅虫侵入；避免直接在躯体上拍打虫体。

目标检测

答案解析

选择题

（一）A 型题

1. 疥疮的特征性皮损的是（　）

A. 糜烂　　B. 脓疱　　C. 风团

D. 结节　　E. 水疱

2. 下列有关疥疮的描述，正确的是（　）

A. 夏季多见，传染性强

B. 好发于头面部和掌跖部位

C. 伴剧痒，日间明显

D. 皮损处有灰白色隧道和暗红色结节

E. 刮取皮损部位，不能找到疥螨或虫卵

3. 下列哪种临床表现提示阴虱的诊断（　）

A. 有性接触史　　B. 阴毛部位剧烈瘙痒　　C. 阴毛区域散在丘疹、水疱

D. 内裤上有散在出血点　　E. 阴毛区域见抓痕

4. 隐翅虫皮炎的发病机制是（　）

A. 隐翅虫的毒液为强碱性刺激物，引起原发性刺激性反应

B. 隐翅虫的毒液为强致敏原，引起接触致敏反应

C. 隐翅虫的毒液为强酸性刺激物，引起原发性刺激性反应

D. 隐翅虫的毒液含斑蝥素，引起急性毒性反应

E. 隐翅虫的唾液为强碱性刺激物，引起原发性刺激性反应

（二）X 型题

5. 下列药物可用于治疗疥疮的有（　）

A. 硫磺软膏　　B. 1% γ-666 霜　　C. 苯甲酸苄酯乳剂

D. 联苯苄唑乳膏　　E. 特比萘芬乳膏

6. 以下描述符合隐翅虫皮炎临床表现的是（　）

A. 指缝、股内侧针头大小丘疹、丘疱疹

B. 条状、片状水肿性红斑，表面有丘疹、水疱、脓疱

C. 中央呈灰褐色表皮坏死

D. 无明显瘙痒、疼痛

E. 外生殖器部位有暗红色结节

书网融合……

重点小结　　习题

项目八　变态反应性皮肤病

PPT1　PPT2

学习目标

知识目标：通过本章的学习，掌握常见变态反应性皮肤病的临床表现及诊断标准；熟悉变态反应性皮肤病的治疗原则、治疗方式及发病原因；了解变态反应性皮肤病的发病机制。

技能目标：能识记常见变态反应性皮肤病的皮损表现，具备初步的诊断能力，能够正确运用局部及系统治疗进行正确处理，初步具备处置危急重症皮肤病的能力，能够对慢性疾病进行科学管理。

素质目标：培养临床思维能力，能够独立思考、分析问题和解决问题，树立以患者为中心的服务宗旨。

变态反应性皮肤病是指变态反应所致的炎症性皮肤病，又称过敏性皮肤病，发病率很高，是皮肤科最常见的疾病。机体受抗原（包括半抗原）刺激后，产生相应的抗体（或致敏淋巴细胞），当再次接触该抗原后，在体内引起体液免疫或细胞免疫反应，并由此引发的一类皮肤病，称变态反应性皮肤病。

本项目主要叙述接触性皮炎、特应性皮炎、荨麻疹等常见的变态反应性皮肤病。

任务一　接触性皮炎

情境导入

情境：患者，男，62 岁，因“右膝关节皮肤红肿、水疱伴痒痛 2 天”就诊。患者发病前因右膝关节扭伤后出现关节疼痛不适，自行在药店购买“关节止痛膏”治疗，2 天前关节周围皮肤出现红斑，自觉瘙痒不适，未治疗，后逐渐肿胀，表面出现水疱及大疱，伴烧灼不适，故来医院就诊。皮肤科查体：右侧膝关节伸侧皮肤见长方形状红斑，轻度肿胀，红斑表面见水疱及大疱，边界清楚。

思考：1. 该患者主要诊断是什么？请列出诊断依据。

2. 该病应如何治疗及预防？

接触性皮炎（contact dermatitis）是指皮肤或黏膜接触外源性物质后，在接触部位发生的急性或慢性炎症反应。

一、病因和发病机制

导致接触性皮炎的物质很多，根据发病机制，可分为刺激性接触性皮炎和变应性接触性皮炎两大类，但有时难以区分，有些物质在低浓度时可以为致敏物，而高浓度时则为刺激物或毒性物质。

1. 刺激性接触性皮炎（irritant contact dermatitis）　是由刺激物本身对皮肤或黏膜的直接损伤所致。接触物本身具有强烈刺激性（如接触强酸、强碱等化学物质）或毒性，任何人接触该物质均可发病。该类物质主要通过非免疫机制直接损害皮肤，病变的程度与该刺激物的化学性质、浓度、接触时间、接触方式及范围有关。

本类接触性皮炎的共同特点是：①任何人接触后均可发病；②无潜伏期；③皮损多限于直接接触部位，边界清楚；④停止接触后皮损可消退。

2. 变应性接触性皮炎（allergic contact dermatitis） 属于Ⅳ型（迟发型）变态反应。接触物为致敏因子，本身无刺激性或毒性，多数人接触后不发病，少数人接触后经过一定时间潜伏期在接触部位发生超敏反应性炎症。这类物质通常为半抗原（hapten），与载体蛋白结合形成完全抗原，被朗格汉斯细胞识别提呈给T淋巴细胞，使T淋巴细胞增殖、分化以及向全身播散的整个过程，称为初次反应阶段（诱导期），当个体再次接触致敏因子时，即进入二次反应阶段（激发期）。此时致敏因子仍需先形成完全抗原，再与已经特异致敏的T淋巴细胞作用，一般在24～48小时内产生明显的炎症反应。

本类接触性皮炎的共同点为：①有潜伏期，首次接触不发生反应，经过1～2周后再次接触同样致敏物才发病；②皮疹发生于接触部位，也可向周围扩展；③再接触同类物质时再发；④皮肤斑贴试验阳性。

引起变应性接触性皮炎的致敏物质分为三类。

（1）动物性致敏物质　如皮革、羊毛、羽毛、昆虫的毒毛及分泌物等。

（2）植物性致敏物质　如漆树、荨麻、橡树、补骨脂、某些蔬菜和水果、花粉等。

（3）化学性致敏物质　品种繁多，包括：①金属及其制品，如各种金属饰品；②日常生活用品，如塑料或橡胶制品、洗衣粉、肥皂、洗涤剂等；③化妆品，如染发剂、香水、香脂、油彩等；④外用药物，如汞剂、红花油、风油精等；⑤化工原料，如汽油、油漆和燃料；⑥农药，如各种杀虫剂。

二、临床表现

根据病程，本病可分为急性、亚急性和慢性，此外还存在一些病因、临床表现等方面具有一定特点的特殊临床类型。

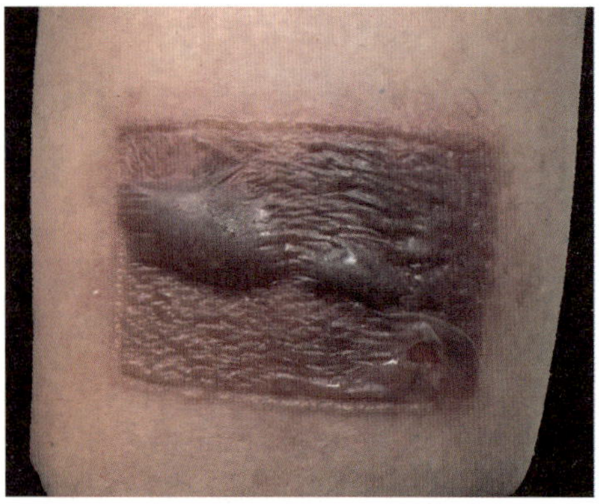

图8－1　接触性皮炎（膏药引起）

1. 急性接触性皮炎 起病较急。皮损多局限于接触部位，少数可蔓延周边部位。表现为境界清楚的红斑，形态与接触物形态和大小基本一致，其上有丘疹和丘疱疹，严重时出现红肿、水疱或大疱、糜烂，重者坏死和溃疡（图8－1）。常自觉瘙痒或灼痛。发生在眼睑、阴囊等组织疏松部位时肿胀明显。接触气体或粉尘呈弥漫性，界限不清。当机体高度敏感时，皮损可泛发全身，出现不同程度全身症状，如发热、头晕等。去除接触物后经积极处理，一般1～2周内可痊愈，遗留暂时性色素沉着。交叉过敏、多价过敏及治疗不当易导致反复发作、迁延不愈或转化为亚急性和慢性皮炎。

2. 亚急性和慢性接触性皮炎 如接触物的刺激性较弱或浓度较低，皮损开始可呈亚急性，表现为轻度红斑、丘疹，境界不清楚。若致敏物不能去除，长期反复接触可导致局部皮损慢性化，表现为皮肤暗红斑，干燥、苔藓样变，甚至发生皲裂、角化。

3. 特殊类型接触性皮炎

（1）化妆品皮炎　系由接触化妆品所致的急性、亚急性或慢性皮炎。病情轻重程度不等，轻者为接触部位出现红肿、丘疹、丘疱疹，重者可在红斑基础上出现水疱，甚至泛发全身（图8－2）。

（2）染发皮炎　是由染发剂引起的皮肤急性炎症反应。通常使用的染发剂中主要有效成分是对苯二胺，该物质是一种致敏作用较强的半抗原，能激发皮肤产生迟发性变态反应。染发后一般经4～

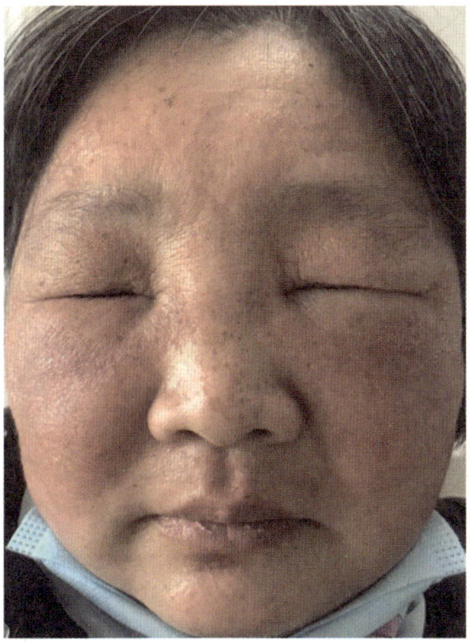

图 8－2　化妆品皮炎

10 天的潜伏期，即可于头皮、发际、耳部、面部和颈部等接触部位发生水肿性红斑、丘疹、丘疱疹，重者发生水疱、糜烂、结痂，头发被黏结成团（图 8－3）。双眼睑高度水肿，不能睁开，常伴有球结膜充血。可有耳后淋巴结肿大，自觉瘙痒或灼热感，一般无全身症状，重者或伴有继发感染时，可有发热等全身症状。

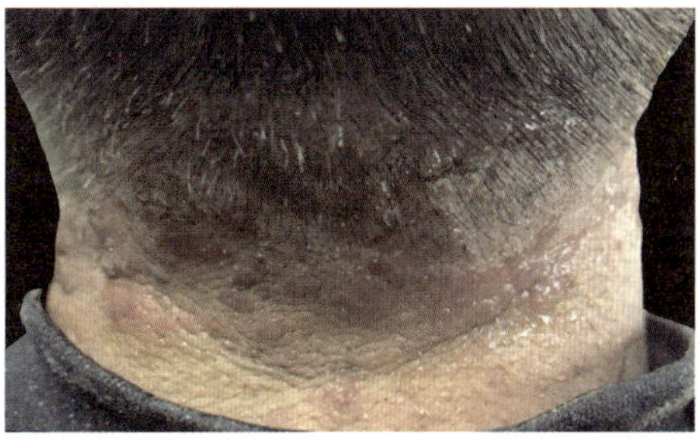

图 8－3　染发皮炎

（3）尿布皮炎　多因尿布更换不勤，产氨细菌分解尿液后产生氨刺激皮肤导致，部分与尿布材质有关。多累及婴儿会阴部，可蔓延至腹股沟及下腹部。皮损呈大片潮红，亦可发生斑丘疹和丘疹，边缘清楚，皮损形态与尿布包扎范围一致。

（4）漆性皮炎　油漆或其挥发性气体引起的皮肤致敏，多累及暴露部位。表现为潮红、水肿、丘疹、丘疱疹、水疱，重者可融合成大疱。自觉瘙痒或灼热。

（5）空气源性接触性皮炎　空气中的化学悬浮物可能导致暴露部位，特别是上眼睑、面部的急性和慢性皮炎。喷雾剂、香水、化学粉尘、植物花粉（如豚草）为可能来源，空气源性致敏物产生的炎症范围更广。

三、辅助检查

斑贴试验（patch test）是诊断变应性接触性皮炎的可靠方法。

一般在急性炎症消退后 2 周或慢性炎症静止期进行。方法：选择背部或前臂内侧无皮疹处皮肤，将可疑过敏原配制成合适剂型与浓度后，用特制器材贴敷于受试部位皮肤上，固定 48 小时后取下贴敷试剂，72 小时后观察反应。出现红斑、丘疹或水疱即为阳性。若为阴性结果，必要时 7 天后再观察一次。

知识链接

斑贴试验

斑贴试验是临床用于检测潜在过敏原或刺激物的常用方法，多用于诊断变态反应性疾病，如接触性皮炎、湿疹等，操作简单、检查较安全，不良反应极少，且试验结果准确、可靠。因背部、上臂和前臂屈侧皮肤有较多树突状细胞，常作为斑贴试验的部位。斑贴试验的主要目的是寻找致敏原，找出致敏原因，从而对患者实施针对性治疗及预防。

四、诊断和鉴别诊断

根据接触史、典型的临床表现、去除病因后皮损很快消退等特点，本病易于诊断。结合斑贴试验可明确病因，这也是诊断接触性皮炎最简单、最可靠的方法。临床上可以与急性湿疹、隐翅虫皮炎及带状疱疹等相互鉴别。

五、治疗

一旦确诊，应避免再次接触该致敏物及其结构类似物质，以免引起交叉过敏。如已接触致敏物，应立即采取有效措施去除，如用清水彻底冲洗等。因工作需要接触时，应做好个人防护，必要时调换工种。

本病的治疗原则是寻找病因、迅速脱离接触物并积极对症处理。超敏反应性接触性皮炎治愈后应尽量避免再次接触致敏原，以免复发。

1. 系统药物治疗 视病情轻重可内服抗组胺药或糖皮质激素。

2. 外用药物治疗 可按急性、亚急性和慢性皮炎的治疗原则处理。

任务二　特应性皮炎

情境导入

情境：患者，女，10 岁，因“四肢、躯干反复皮疹伴痒 9 年，加重 1 个月”就诊。患者于出生后面部及躯干出现红斑及丘疹，瘙痒不适，皮疹破溃后有渗出，曾在多家医院就诊，诊断为“湿疹”，予以“糠酸莫米松等”治疗后好转，之后全身皮损反复发作，1 个月前四肢及躯干再次出现大量红斑及丘疹，剧烈瘙痒，无法入眠，故来医院就诊。皮肤科查体：四肢及躯干大量片状红斑，表面有散在及密集丘疹，部分皮疹破溃有浅黄色渗液，腘窝及肘窝部位皮肤肥厚，苔藓样，有色素沉着。患者于 4 年前发现“过敏性鼻炎”，其父母皮肤经常过敏。

思考：1. 该患者的主要诊断是什么？请列出诊断依据。

2. 该病应如何治疗及预防？

特应性皮炎（atopic dermatitis，AD）曾称为异位性皮炎、遗传过敏性皮炎等，是一种与遗传过敏体质相关的慢性、复发性、炎症性、瘙痒性皮肤病，临床表现为皮肤干燥、湿疹样皮疹、剧烈瘙痒，常伴发哮喘、过敏性鼻炎。“异位性”（atopy）本身的含意是：①常有易患哮喘、过敏性鼻炎、湿疹的家族倾向；②对异种蛋白过敏；③血清中 IgE 水平升高；④外周血嗜酸性粒细胞增多。

一、病因和发病机制

本病病因尚不完全清楚。可能与遗传、免疫异常、皮肤屏障功能障碍等有关，一般认为可能是遗传因素与环境因素相互作用并通过免疫途径介导产生的结果。

1. 遗传 患者通常具有特应性疾病家族史，如过敏性鼻炎、过敏性哮喘或过敏性结膜炎。疾病相关基因主要包括与皮肤屏障功能相关的基因及免疫功能相关基因，其中编码丝聚蛋白的 *FLG* 基因突变与 AD 发病关系密切。

2. 免疫异常 本病以 Th2 免疫反应为主，皮肤屏障功能损伤、变应原、病原体等均可诱导、加重 Th2 型免疫反应；IL-4、IL-5、IL-13 等可引起外周血和组织中嗜酸性粒细胞、IgE 升高；另外，患者天然免疫功能下降，易发生感染。

3. 皮肤屏障功能障碍　皮肤屏障功能破坏引起皮肤通透性增加，导致皮肤干燥、脱屑，变应原、病原体容易经皮进入，从而诱发和加重免疫反应。

4. 机体反应性异常　皮肤痒阈降低，出汗、羊毛、化纤衣物及脂溶性溶剂都易引起瘙痒。

5. 环境因素　皮肤金黄色葡萄球菌定植增加，其超抗原及变态反应可以加重本病。过度清洁，尤其是儿童期接触寄生虫、细菌或病菌少，可能是本病随着工业化、城市化而患病率增加的原因。

二、临床表现

本病任何年龄均可发病，AD 的表现呈显著的异质性，不同年龄阶段的皮损具有不同特点，多自觉剧烈瘙痒。表现为急性和慢性反复发作，在不同年龄阶段有不同临床表现，通常可分为婴儿期、儿童期、青年成人期及老年期。

1. 婴儿期　又叫“婴儿湿疹”。出生后 1 个月至 2 周岁，常在面颊部出现红斑、丘疹、丘疱疹，可伴渗出、结痂（图 8 -4）；皮疹可扩展至头皮、颈部、四肢伸侧和躯干。瘙痒剧烈，常引起婴儿哭闹、睡眠不安。多数患儿在 2 年内逐渐缓解，少数可持续进展至儿童期甚至成人期。

2. 儿童期　多在婴儿期 AD 缓解后 1 ~2 年发生并逐渐加重。皮损累及四肢屈侧或伸侧，常限于肘窝、腘窝等处，其次为眼睑、颜面和颈部（图 8 -5）。皮损暗红色，渗出较婴儿期轻，常伴抓痕等继发皮损，久之形成苔藓样变。此期瘙痒仍很剧烈，可迁延至青年成人期或暂时痊愈，但可复发。

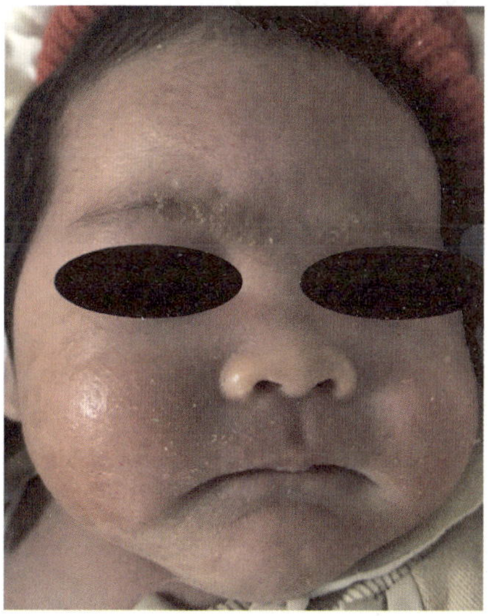

图 8 -4　特应性皮炎（婴儿期）

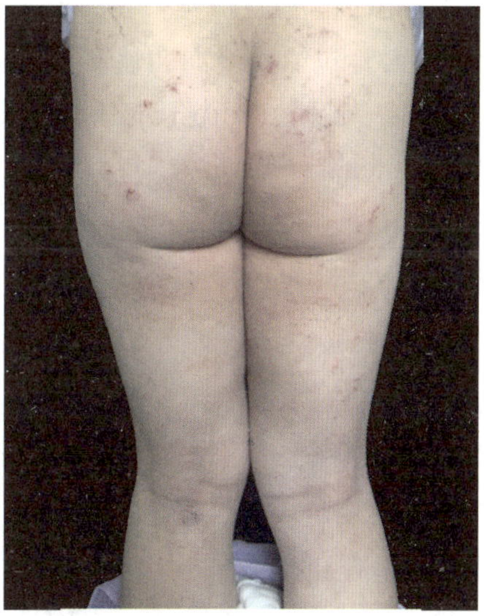

图 8 -5　特应性皮炎（儿童期）

3. 青年成人期　指 12 岁以上、60 岁以下的患者，可以从儿童期发展而来或直接发生。皮损基本类似于儿童期，但炎症轻，渗出少，多为局限性干燥性损害（图 8 -6），好发肘窝、腘窝、上胸部及手背，有明显浸润及苔藓样变，覆灰白色糠状鳞屑，也可泛发全身，剧痒为突出表现。

4. 老年期　是近年来逐渐被重视的特殊类型，发生于年龄大于 60 岁者，男性多于女性，皮疹常表现为严重而泛发的慢性湿疹样、痒疹样皮疹（图 8 -7），严重时累及 90% 以上体表面积，形成红皮病。

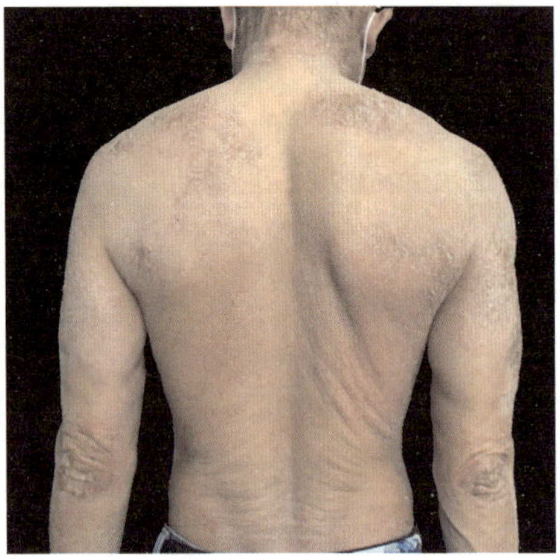

图 8-6 特应性皮炎（青年成人期）

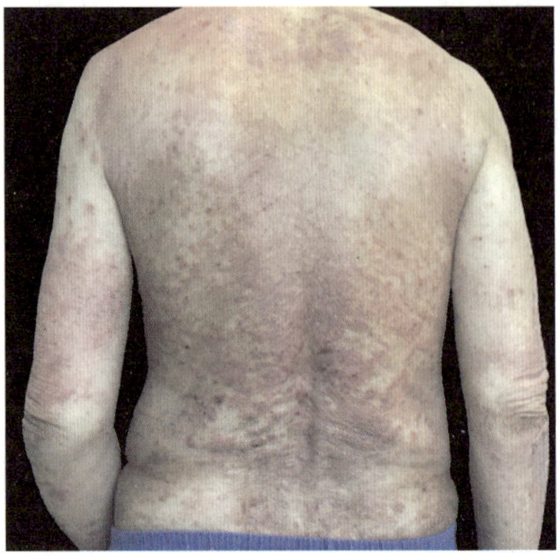

图 8-7 特应性皮炎（老年期）

三、辅助检查

血常规嗜酸性粒细胞常增多，血清 IgE 水平升高，变应原皮内试验或皮肤点刺试验可呈阳性反应。

四、诊断和鉴别诊断

根据不同时期的临床表现，结合患者本人及其家族中有遗传过敏史（哮喘、过敏性鼻炎、特应性皮炎）、嗜酸性粒细胞增高和血清 IgE 升高等特点，应考虑本病的可能。目前推荐的诊断标准有 Williams 标准、张氏标准和姚氏标准。Williams 标准应用较广；张氏标准推荐用于成人/青少年 AD 的诊断；姚氏标准推荐用于儿童 AD 的诊断（表 8-1 至表 8-3）。

表 8-1 Williams 诊断标准

皮肤瘙痒（或父母诉患儿有搔抓或摩擦史），加上以下标准中的 3 项或更多：
1. 2 岁以前发病（4 岁以下儿童不适用）；
2. 屈侧皮肤受累史（包括肘窝、腘窝、踝前、眼周或颈周）；
3. 有全身皮肤干燥史；
4. 个人史中有其他过敏性疾病如哮喘或花粉症，或一级亲属中有过敏性疾病史；
5. 有可见的身体屈侧皮炎（4 岁以下儿童包括颊部/前额和远端肢体湿疹）

表 8-2 张氏诊断标准

1. 病程超过 6 个月的对称性湿疹；
2. 特应性个人史和/或家族史（包括湿疹、过敏性鼻炎、哮喘、过敏性结膜炎等）；
3. 血清总 IgE 升高和/或外周血嗜酸性粒细胞升高和/或过敏原特异性 IgE 阳性（过敏原特异性 IgE 检测 2 级或 2 级以上阳性）。
推荐用于成人/青少年特应性皮炎的诊断，确诊：满足第 1 条 + 第 2、3 条中的一条

表 8-3 姚氏诊断标准

①瘙痒；②典型的形态和部位（屈侧皮炎）或不典型的形态和部位同时伴发干皮症；③慢性或慢性复发性病程。
同时具备以上 3 条即可诊断 AD，推荐用于婴幼儿特应性皮炎的诊断。
典型的形态和部位（屈侧皮炎）包括儿童面部和肢端受累。
非典型的形态和部位包括：①典型的湿疹样皮疹，发生在非屈侧部位（头皮皮炎、眼睑湿疹、乳头湿疹、外阴湿疹、钱币状湿疹、指尖湿疹、非特异性手部或足部皮炎/特应性冬季足、甲或甲周湿疹和身体其他部位的湿疹样皮疹）；②非典型湿疹样皮疹，单纯糠疹、唇炎、耳下和耳后/鼻下裂隙、痒疹、汗疱疹、丘疹性苔藓样变异

需要与 AD 鉴别的常见病如疥疮、银屑病、慢性单纯性苔藓、接触性皮炎。少数情况下需与朗格

汉斯细胞组织细胞增生症、肠病性肢端皮炎、生物素缺乏症等 AD 相关综合征鉴别。

五、治疗

特应性皮炎是慢性复发性疾病，治疗目的是缓解或消除临床症状，消除诱发和（或）加重因素，减少和预防复发，提高患者的生活质量。治疗原则是恢复皮肤正常的屏障功能、寻找并去除诱发和加重因素、减轻或缓解症状。根据患者年龄、病程、皮损部位及严重程度等，宜采用分级治疗及联合治疗。在选择治疗方法时应综合评估治疗效益和风险，在疾病得到控制后应注意护理和维持治疗，以长期管理并控制病情。

1. 患者教育　教育患者了解 AD 的诱发因素、临床特点及治疗原则。

2. 基础治疗　提倡母乳喂养；衣物以棉质地为宜，宽松、凉爽；注意避免各种可疑致病因素，发病期间应避免食用辛辣食物及饮酒，避免过度洗烫。浴后应使用润肤剂，恢复皮肤屏障功能。保持环境温度适宜，减少汗液刺激。保持生活环境清洁，减少尘螨、花粉等刺激。避免紧张和焦虑情绪，避免搔抓。

3. 外用药物治疗　根据疾病严重程度及年龄选择药物。外用糖皮质激素为 AD 治疗一线药物。根据患者年龄、皮损部位及病情选用不同制剂，根据皮损面积、严重程度、发病部位、年龄等选择不同强度糖皮质激素。钙调神经磷酸酶抑制剂（如他克莫司软膏、吡美莫司乳膏）也有较好疗效。PDE-4 抑制剂为新型小分子、非激素、非甾体类抗炎的磷酸二酯酶 4（PDE-4）抑制剂，过度活化的 PDE-4 已被证明与特应性皮炎的症状和体征有关，临床应用对轻中度 AD 患者疗效确切。抗生素可减少细菌和真菌定植，避免加重局部炎症。湿包裹对严重、顽固、肥厚性皮损有一定治疗效果。外用药物治疗时需注意强度、剂量、疗程足够。

4. 系统药物治疗　当瘙痒严重且影响睡眠时，可考虑给予抗组胺药。有继发细菌感染者加用抗生素。继发单纯疱疹病毒感染时，选择抗病毒治疗。外用药物和物理治疗无法控制的患者，可选用糖皮质激素、环孢素、硫唑嘌呤、甲氨蝶呤等系统性药物治疗，但需要注意药物的不良反应。根据症状及体征进行辨证后可选用中医中药治疗，如中药提取物（复方甘草酸苷、雷公藤等）可用于急性发作期的治疗。对于传统疗效不佳的难治型中重度患者，可选用靶向药物治疗，如度普利尤单抗（Dupilumab）、Janus 激酶（Janus kinase，JAK）抑制剂，Dupilumab 是白细胞介素 4（IL-4）/13 受体 c 链的全人源单克隆抗体，可阻断 IL-4 和 IL-13 的生物学作用，JAK 抑制剂（如乌帕替尼、阿布昔替尼）可选择性抑制 JAK 激酶，阻断多种炎症因子信号的传递，对青少年及成人中重度 AD 具有良好疗效。

5. 物理治疗　紫外线照射可改善皮损及减轻瘙痒症状，适合慢性期及皮损肥厚患者，一般采用窄谱 UVB（NB－UVB）和 UVA-1 治疗，可以配合外用皮质激素及保湿剂，

任务三　湿　疹

湿疹（eczema）是由多种内、外因素引起的真皮浅层及表皮炎症，临床上急性湿疹具有皮疹多形性、易于渗出的特点，慢性期以苔藓样变为主，剧烈瘙痒、易复发。

一、病因和发病机制

湿疹的病因较复杂，由多种内外因素相互作用引起，常常难以确定。

1. 内部因素 慢性感染病灶（如慢性胆囊炎、扁桃体炎、肠寄生虫病等）、内分泌及代谢改变（如月经紊乱、妊娠等）、血液循环障碍（如小腿静脉曲张等）、神经精神因素、遗传因素等，后者与个体易感性有关。

2. 外部因素 本病的发生可由食物（如鱼、虾、牛羊肉等）、吸入物（如花粉、屋尘螨等）、生活环境（如炎热、干燥等）、动物毛皮、各种化学物质（如化妆品、肥皂、合成纤维等）所诱发或加重。

本病的发生与各种内外部因素相互作用有关，可能由迟发型超敏反应介导。

二、临床表现

根据病程长短和临床特点可分为急性、亚急性和慢性湿疹。

1. 急性湿疹 可发于任何部位，面部、四肢屈侧、手部等多见。对称分布，严重者泛发全身。皮损呈多形性，常表现为红斑基础上的针尖至粟粒大小丘疹、丘疱疹，严重时可出现小水疱，常融合成片，境界不清楚，皮损周边丘疱疹逐渐稀疏，常因搔抓形成点状糜烂面，有明显浆液性渗出（图8－8）。自觉阵发性剧烈瘙痒，尤其在受热、洗澡、夜间睡眠、情绪波动或食用刺激性食物后，瘙痒更加明显。如延误治疗，可迁延至亚急性湿疹。

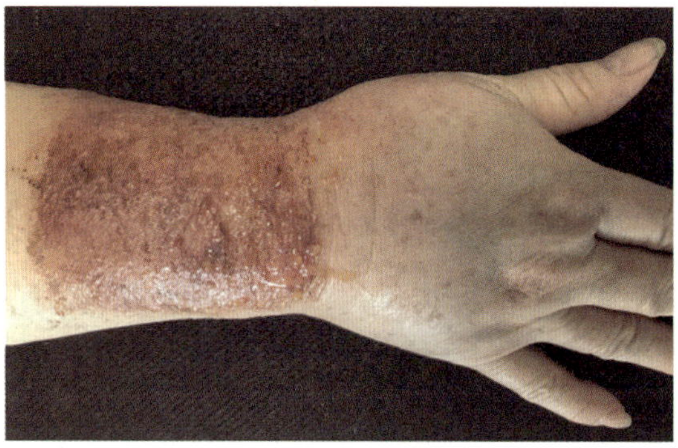

图8－8 急性湿疹

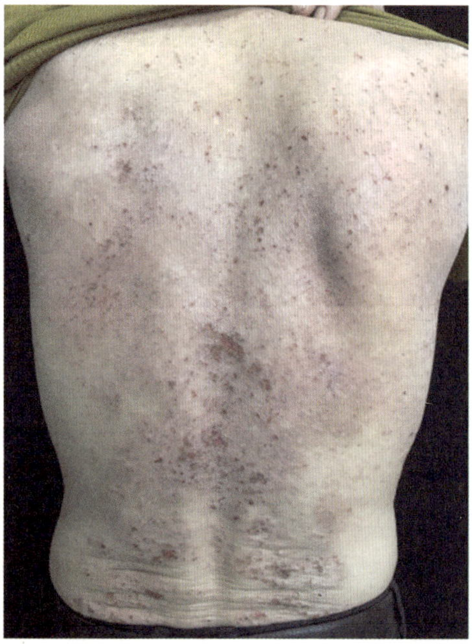

图8－9 亚急性湿疹

2. 亚急性湿疹 由急性湿疹演变而来或由治疗不当形成，表现为暗红色斑块，以鳞屑、结痂为主，间有少量丘疹、丘疱疹，可有渗出（图8－9）。仍自觉有剧烈瘙痒。再次暴露于致敏原、新的刺激或处理不当可导致急性发作，如经久不愈，则可发展为慢性湿疹。

3. 慢性湿疹 由急性湿疹及亚急性湿疹迁延而来，也可因持续轻微刺激开始就表现为慢性化。好发于手、足、小腿、肘窝、股部、乳房、外阴、肛门等处，对称分布。表现为患部皮肤浸润性暗红斑上有丘疹、抓痕及鳞屑，局部皮肤肥厚、表面粗糙，有不同程度的苔藓样变、色素沉着或色素减退（图8－10）。自觉亦有明显瘙痒，常呈阵发性。病情时轻时重，延续数个月或更久。

4. 几种特殊类型的湿疹

（1）手部湿疹 因手部容易接触外界各种刺激，湿疹发病率高，但难以确定病因。起病缓慢，常发生于掌心、手指，表现为浸润性肥厚、干燥、角化、脱屑、边缘较清楚的斑片（图8－11）。除特应性因素外，某些患者发病还可能与职业、情绪等因素有关。

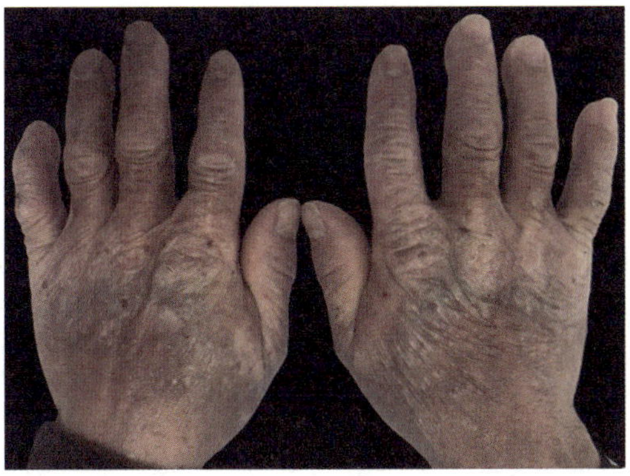

图 8－10　慢性湿疹

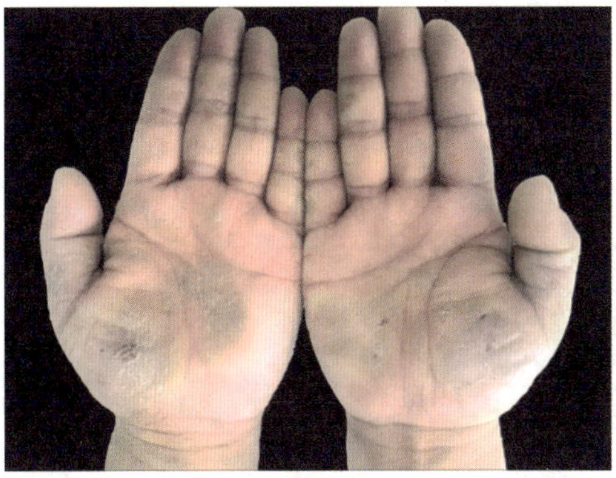

图 8－11　手部湿疹

（2）汗疱疹（pompholyx）　为手部湿疹特殊类型。好发于掌跖和指（趾）侧缘。表现为深在的针尖至粟粒大小水疱，内含清澈或浑浊浆液，水疱可以融合，干涸后形成衣领状脱屑，不同程度的瘙痒或烧灼感（图 8－12）。慢性病程，春夏季易复发。

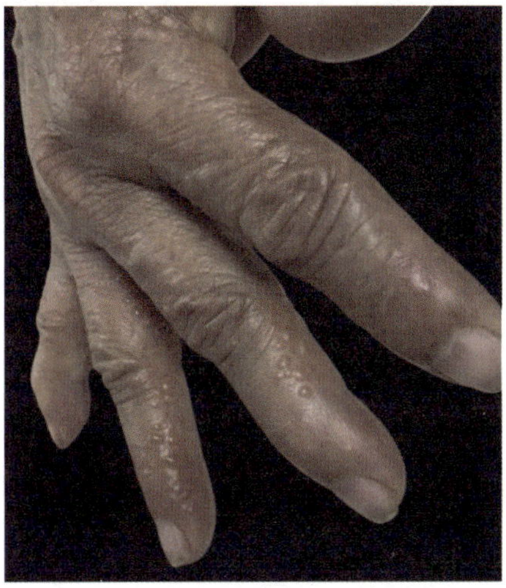

图 8－12　汗疱疹

（3）乳房湿疹　发生于乳头、乳晕及其周围，表现为乳头、乳晕、乳房暗红斑，其上有丘疹和丘疱疹，边界不清楚，可伴糜烂、渗出和裂隙，单侧或对称发病，瘙痒明显，发生裂隙时可出现疼痛（图 8－13）。

（4）外阴、阴囊和肛门湿疹　表现为慢性湿疹样改变，浸润、肥厚、脱屑、苔藓样变，皮肤弹性减低，伴色素沉着或减退，甚至放射状皲裂（图 8－14）。局部瘙痒剧烈，常因过度搔抓、热水烫洗而呈红肿、渗出、糜烂，长期反复发作皮肤出现苔藓样变。

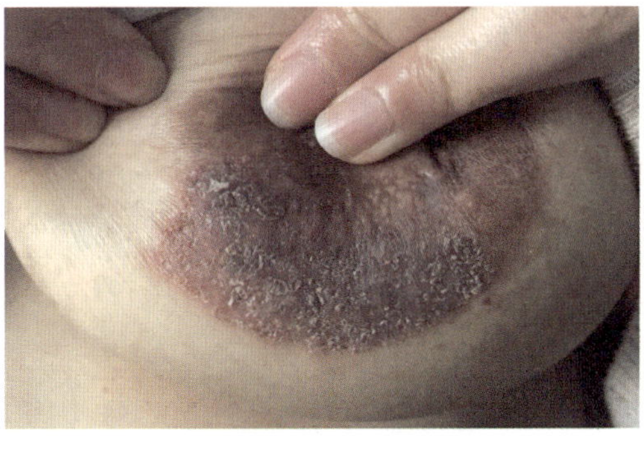

图 8－13　乳房湿疹

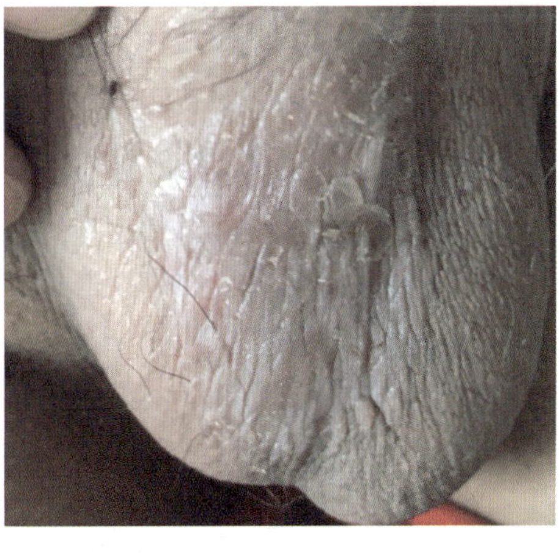

图 8－14　阴囊湿疹

（5）钱币状湿疹　好发于四肢。皮损表现为直径 1～3cm 大小的圆形或类圆形暗红色斑片，其上有密集的小丘疹或丘疱疹，境界清楚（图 8－15）；急性期红肿、渗出明显，慢性期皮损肥厚、色素增加，表面覆有干燥鳞屑，自觉剧烈瘙痒。

（6）小腿湿疹　又称淤积性皮炎，因静脉曲张后静脉淤血致组织缺氧水肿所致。皮疹常从小腿下 1/3 开始，表现为局限性暗红色斑片，其上有密集小丘疹、丘疱疹或糜烂面，亦可出现营养障碍性溃疡，伴色素沉着，自觉瘙痒（图 8－16）。

（7）干性湿疹　又称乏脂性湿疹或裂纹性湿疹，好发于四肢，皮损表现为干燥、鳞屑和细小皲裂（图 8－17）。伴有瘙痒和疼痛，多见于冬季。

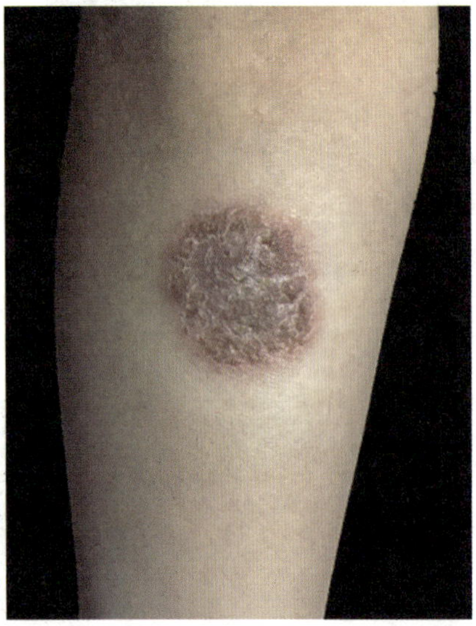

图 8－15　钱币状湿疹

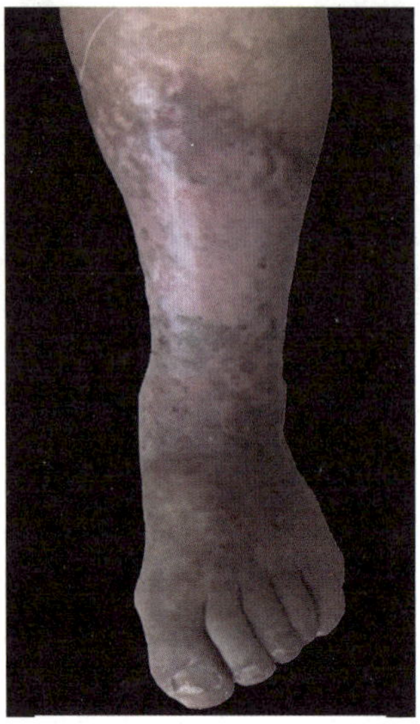

图 8－16　小腿湿疹

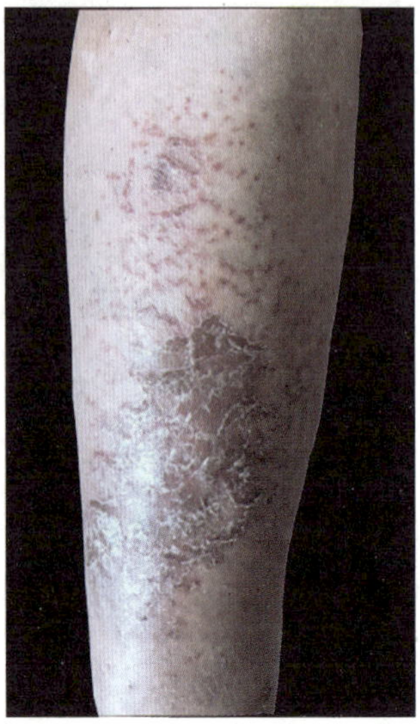

图 8－17　干性湿疹

（8）自身敏感性皮炎（autosensitization dermatitis）　是指在某种皮肤病变基础上，由于处理不当（过度搔抓、外用药物刺激等）或继发感染、理化因素刺激，使原有皮损恶化，患者对自身组织产生的某种物质敏感性增高，加上创面不清洁、痂屑堆积，以致组织分解产物、细菌产物及外用药物等被机体作为抗原吸收，引发免疫反应而产生更广泛的皮肤炎症反应。

三、辅助检查

病理学检查急性湿疹的组织病理表现为表皮内海绵形成，真皮浅层毛细血管扩张，血管周围有淋巴细胞浸润，少数为中性和嗜酸性粒细胞；慢性湿疹表现为角化过度与角化不全，棘层肥厚，真皮浅层毛细血管壁增厚，胶原纤维变粗。

四、诊断和鉴别诊断

根据瘙痒剧烈、多形性、对称性皮损，急性期有渗出倾向，慢性期苔藓样变皮损等特征，本病一般不难诊断。

1. 急性湿疹应与急性接触性皮炎相鉴别（表 8－4），手足湿疹应与手足癣相鉴别（表 8－5）。

表 8－4　急性湿疹与急性接触性皮炎的鉴别

	急性湿疹	急性接触性皮炎
病因	复杂，多属内因，不易查清	多属外因，有接触史
好发部位	任何部位	主要在接触部位
皮损特点	多形性，对称，炎症较轻	单一形态，可有大疱及坏死，炎症较重
皮损境界	不清楚	清楚
自觉症状	瘙痒明显	轻度瘙痒、灼热或疼痛
病程	较长，易复发	较短，不接触不复发
斑贴试验	常阴性	多阳性

表 8-5　手足湿疹与手足癣的鉴别

	手足湿疹	手足癣
病因	不清楚	真菌感染
好发部位	手、足背	掌跖或指（趾）间
皮损性质	多形性，渗出，境界不清，对称	深在水疱，领圈状脱屑，边界清楚，常单发
甲损害	甲病变少见	常伴甲增厚、污秽、脱落
真菌检查	阴性	阳性

2. 湿疹与疥疮鉴别：疥疮有接触史，皮损多发生于指缝间、外阴、股内侧、手腕屈侧等皮肤薄嫩处，夜间瘙痒明显，外阴部位有疥疮结节，常可查到疥虫。

3. 湿疹与特应性皮炎的关系：湿疹若伴有个人及家族过敏史（过敏性鼻炎、过敏性哮喘）、IgE 升高、外周血嗜酸性粒细胞升高，即可诊断为特应性皮炎。

五、治疗

1. 一般治疗　详细询问病史，寻找并尽量去除可能的病因，减少外界刺激因素，避免食入致敏性食物，避免热水烫洗和搔抓，清除感染病灶，积极治疗全身疾病。湿疹患者皮肤屏障功能破坏，容易继发刺激性皮炎、皮肤感染及过敏而加重皮损，因此，保护皮肤屏障功能非常重要。对一些皮肤干燥的患者要使用具有修复作用的保湿剂。

2. 局部治疗　对于不同时期的湿疹皮损，药物剂型的选择需符合外用药的使用原则：急性期无渗液或渗出不多者可用糖皮质激素霜剂，渗出多者可用 3% 硼酸溶液或生理盐水等冷湿敷抗炎、收敛，渗出减少后用糖皮质激素霜剂，与油剂交替使用；亚急性期可选用糖皮质激素乳剂、糊剂，为防止和控制继发性感染，可加用抗生素；慢性期可选用软膏、硬膏、涂膜剂；顽固性局限性皮损可用糖皮质激素封包。

3. 系统治疗　瘙痒明显可选用 1~2 种抗组胺药口服，急性期或亚急性期可用钙剂、维生素 C、硫代硫酸钠等静脉注射；对急性严重、泛发性或红皮病倾向的患者，其他治疗无效，无糖皮质激素应用禁忌证时可短期酌情使用；有继发感染时，在抗过敏治疗的同时使用敏感抗生素。对病情严重而其他治疗无效的病例，可酌情选用环孢素、硫唑嘌呤、雷公藤总苷片等，但需要注意这类药物的不良反应。

4. 其他治疗　UVA/UVB 照射对部分湿疹有良好疗效，肥厚皮损可采取局部皮质激素封闭及火针等方法治疗。

任务四　荨麻疹

荨麻疹（urticaria）俗称风疹块，是皮肤、黏膜小血管扩张及渗透性增加而出现的局限性水肿反应，发病率高，主要特征为一过性风团及剧烈瘙痒。

一、病因和发病机制

病因复杂，多数患者无法找到确切原因，可能与内源性或外源性致敏原、敏感素质及遗传因素等有关。常见病因包括食物及食物添加剂（动物及植物蛋白、食物中色素、调味品和防腐剂等），药物（抗生素、血清制剂、各种疫苗及某些中药等），感染（细菌、病毒、真菌、寄生虫等），吸入物（花粉、灰尘、尘螨、动物皮屑等），动植物（昆虫叮咬、毛虫毒刺、荨麻刺激等），物理因素（冷、热、日光、摩擦及压力），精神、遗传因素及系统性疾病（系统性红斑狼疮、恶性肿瘤、代谢障碍、内分泌紊乱、自身免疫性甲状腺炎、溃疡性结肠炎等），均可能诱发本病。

荨麻疹的发病主要分为免疫性、非免疫性机制，绝大多数荨麻疹是由变态反应引起，各种原因导致肥大细胞等多种炎症细胞活化和脱颗粒，释放炎症介质，包括组胺、5-羟色胺、细胞因子、趋化因子、花生四烯酸代谢产物（如前列腺素和白三烯），引起血管扩张和血管通透性增加、平滑肌收缩及腺体分泌增加。从而导致皮肤、黏膜、呼吸道和消化道等出现相应症状及体征。

引起肥大细胞等炎症细胞活化的机制可分为免疫性和非免疫性。

1. 免疫性机制 大多数为Ⅰ型变态反应，即IgE介导的荨麻疹，少数为Ⅱ型或Ⅲ型或Ⅳ型，分别指IgG介导的、免疫复合物介导的及T细胞介导的荨麻疹。如输血反应是Ⅱ型变态反应，血清病是Ⅲ型变态反应性荨麻疹的表现。

2. 非免疫性机制 指物理因素（冷、热、日光等）及某些物质（食物、药物、各种动物毒素）直接刺激肥大细胞，释放组胺、激肽等，而引起红斑、风团等皮疹。

3. 其他机制 凝血功能的异常和维生素D_3的缺乏可能在慢性荨麻疹的发病中起重要作用，但具体机制需进一步明确。

知识链接

“荨麻疹”的命名由来

荨麻疹又叫风疹块，是常见的过敏性疾病。荨麻，俗称藿麻，古称蜇人草、咬人草，该植物茎叶表面有大量密集有毒性的短柔毛和刺毛，动物皮肤一旦碰上就如蜂蛰般疼痛难忍，刺毛接触皮肤后导致过敏反应，为速发型过敏反应，接触后很快诱发机体出现风团，并且伴有剧烈瘙痒感。因欧洲当时一部分人在野外接触了荨麻后，身上出现了风团疙瘩，伴有瘙痒感，后来就把这样的疾病叫作荨麻疹。

二、临床表现

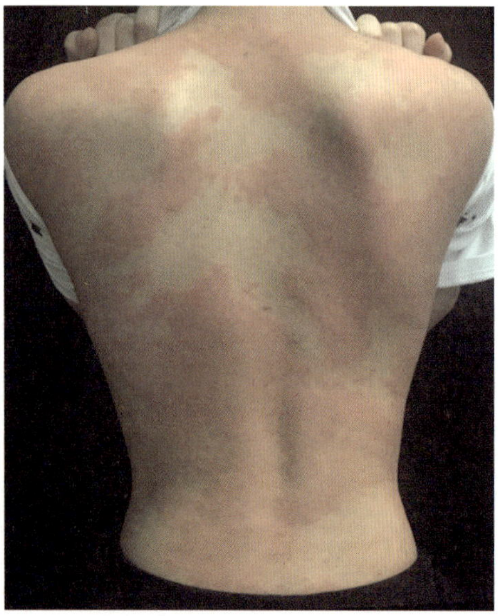

图8-18 荨麻疹

根据病程、病因等特征，本病分为自发性荨麻疹和诱导性荨麻疹两大类，荨麻疹的主要临床特征为风团及不同程度的瘙痒，可伴或不伴血管性水肿。

1. 急性自发性荨麻疹 病程在6周内，常突然发病，先有皮肤瘙痒，随即出现大小不等、形态不一的风团，孤立、散在或泛发全身，风团可扩大融合，皮损表面凹凸不平，呈橘皮样外观，色泽鲜红或苍白（图8-18）。风团持续数分钟至数小时，一般不超过24小时，可自行消退，消退后不留痕迹，但新风团可此起彼伏，伴剧烈瘙痒。病情严重者累及喉头及支气管黏膜，致喉头水肿，出现胸闷、气短、呼吸困难，甚至窒息。消化道黏膜受累时可出现恶心、呕吐、腹痛、腹泻。如伴有高热、寒战、烦躁不安等全身中毒症状时，应特别警惕严重感染的可能。

急性荨麻疹治疗后一般经数日至2周可痊愈，未治愈者演变为慢性荨麻疹。

重症荨麻疹可合并过敏性休克（anaphylactic shock），主要症状如下。

（1）呼吸道阻塞症状 由喉头水肿、气管支气管痉挛、肺水肿所致，首先表现为胸闷、气短、心悸，继之呼吸困难、窒息、发绀。

（2）循环衰竭症状 首先表现为面色苍白或发绀、烦躁不安、畏寒，继之四肢厥冷、脉搏细弱、血压下降，低于80/50mmHg，尿量减少。

（3）中枢神经系统症状 由于血压下降导致脑缺氧或脑水肿，初为烦躁不安，继之神志不清、失语、昏迷、抽搐、大小便失禁。

（4）皮肤症状 迅速出现全身弥漫性水肿性红斑、风团，红斑及风团常常融合呈大片状，伴剧烈瘙痒。

2. 慢性自发性荨麻疹 指荨麻疹反复发作，病程超过6周，且每周发作至少两次者称为慢性自发性荨麻疹。患者全身症状一般较轻，风团时多时少，反复发生，常达数月或数年之久。有的患者皮损发作有一定规律，如晨起或临睡前发作或加重。多数患者找不到诱因，治疗困难。

3. 诱导性荨麻疹

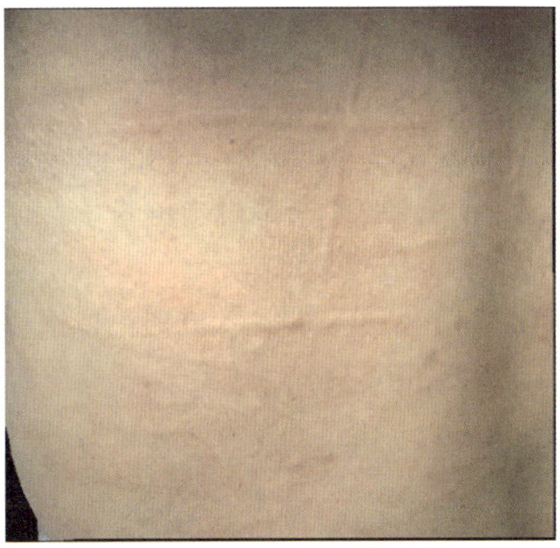

图8－19 皮肤划痕症

（1）皮肤划痕症 亦称人工荨麻疹。可单独发生或与其他类型荨麻疹同时存在。表现为用手搔抓或用钝器划过皮肤数分钟后沿划痕出现条状隆起（图8－19），有时在束紧的腰带和袜带等处也可发生风团。伴或不伴瘙痒，约半小时后可自行消退。迟发型皮肤划痕症表现为划痕后数小时在皮肤上出现线条状风团和水肿性红斑，在6～8小时达到高峰，持续时间一般不超过48小时。病程可达数月或数年。

（2）冷接触性荨麻疹 此型荨麻疹的发生与冷刺激有关。分家族性和获得性两型。家族性较罕见，为常染色体显性遗传，可从婴幼儿开始发病，可持续终身；获得性较常见，表现为接触冷风、冷水或冷物后，暴露或接触部位产生风团，严重者出现手麻、唇麻、胸闷、心悸、腹痛、腹泻、晕厥，甚至休克等，有时进食冷饮可引起口腔和喉头水肿。本病也可为冷球蛋白血症、阵发性冷性血红蛋白尿症的临床表现。

（3）胆碱能性荨麻疹 青年人多见，因运动、受热、情绪紧张及食物后促使胆碱能神经发生冲动而释放乙酰胆碱，作用于肥大细胞释放组胺释放而发病。表现为受刺激后数分钟出现直径1～3mm的圆形丘疹性风团，周围有红晕，常发于躯干及肢体近端，互不融合。自觉剧痒、麻刺感或烧灼感，有时仅有瘙痒而无皮损，持续0.5～1小时后消退，偶伴恶心、呕吐、腹痛、腹泻、出汗、流涎、头痛、眩晕等乙酰胆碱引起的全身症状。

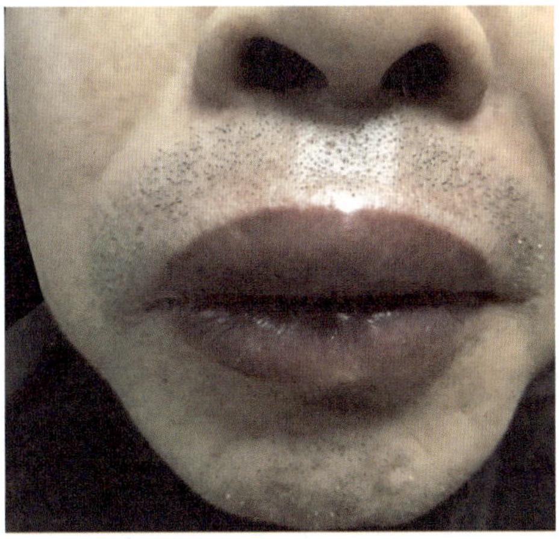

图8－20 血管性水肿

（4）血管性水肿（angioedema） 也称巨大荨麻疹，分获得性和遗传性两种。获得性血管性水肿多为单个，常表现为眼睑、口唇、外生殖器等组织疏松部位突然发生的局限性肿胀（图8－20），并累及皮下组织，边缘不清，呈苍白色或淡红色，表面发亮，触之有弹性，有瘙痒和灼热感，2～3天内自行消退，退后不留痕迹。发生在咽喉则可出现喉头水肿、呼吸困难，甚至窒息。遗传性血管性水肿罕见，是常染色体显性遗传性疾病。由于补体C1酯酶抑制物（C1 INH）的先天性缺乏或无功能所致。常在10岁以前发病，一般在外伤或撞击后10小时发病，为突然发生的非凹陷性局限性真皮水肿，不痒，有肿胀感，单发，常见于面部或一侧肢体，持续1～3天消退。也可累及口腔、喉部、胃肠和呼吸道黏膜。本病可反复发作，甚至持续终身。

此外，还有因日光照射后诱发的日光性荨麻疹，热水等刺激后诱发的热接触性荨麻疹，压力刺激后导致的延迟压力性荨麻疹，皮肤在被震动刺激后诱发的振动性荨麻疹，皮肤直接接触变应原后诱发的接触性荨麻疹，皮肤接触水后诱发的水源性荨麻疹，运动、进食诱发的运动诱导性荨麻疹等。

三、诊断和鉴别诊断

根据发生及消退迅速的风团，消退后不留痕迹等临床特点，荨麻疹易于诊断。但确定病因较为困难，应详细询问病史、生活史及生活环境的变化等。急性荨麻疹的病因可能与食物、感染及药物有关，慢性荨麻疹可结合相关辅助检查以帮助查找病因。本病应与丘疹性荨麻疹、荨麻疹性血管炎等进行鉴别；伴腹痛或腹泻者，应与急腹症及胃肠炎等进行鉴别；伴高热和中毒症状者，应考虑合并严重感染。

四、治疗

应详细询问病史，查找病因并去除。积极查找过敏原，避免食用可疑致敏食物，忌食酒类、浓茶、咖啡等辛辣刺激性食物，慎用青霉素类药物及血清制品。慢性荨麻疹往往难以查明病因，要特别注意有无胃肠功能障碍、肠道寄生虫、体内慢性感染灶及其他内科疾病。

1. 系统药物治疗

（1）急性自发性荨麻疹　首选镇静作用较轻的第二代H_1受体拮抗剂治疗，一种药效果不好时，可合并使用两种药物。维生素C及钙剂可降低血管通透性，与抗组胺药有协同作用；伴腹痛者可给予解痉药物（山莨菪碱、阿托品等）；脓毒血症或败血症引起者应立即使用抗生素控制感染，并处理感染病灶。皮损泛发、瘙痒剧烈者可以系统应用皮质类固醇激素治疗。

伴有休克、喉头水肿及呼吸困难者，应立即抢救。方法为：①去枕平卧位，吸氧，密切观察呼吸、血压、心率、尿量。②0.1%肾上腺素0.5～1ml立即皮下或肌内注射，也可予以0.1%肾上腺素0.3～0.5ml加入50%葡萄糖溶液20ml静脉注射，或5～10mg地塞米松立即肌内注射。若血压未回升，15～20分钟后可重复注射肾上腺素。同时将氢化可的松200～400mg或地塞米松10～15mg加5%葡萄糖溶液中静脉滴注。苯海拉明20～40mg肌内注射。③保持呼吸道通畅，有呼吸困难者应吸氧。如有呼吸停止，应立即行口对口人工呼吸，并注射呼吸兴奋剂。有喉头水肿、窒息时，应行气管插管或气管切开。若支气管明显痉挛，可用氨茶碱。④应用血管活性药物。通过以上治疗，收缩压仍低于80mmHg时，可适当应用间羟胺、多巴胺静脉滴注，注意控制滴数，密切观察血压变化，及时调整升压药物。对于血压持续减低者还要注意扩充血容量，一般选用低分子右旋糖酐、5%～10%葡萄糖溶液或生理盐水，必要时可输血。抢救时先输入的液体要快，以后根据脉搏、血压、尿量和中心静脉压而定。⑤纠正酸中毒休克后常出现代谢性酸中毒，可用5%碳酸氢钠溶液100～200ml或11.2%乳酸钠溶液100ml加入5%～10%葡萄糖溶液中静脉滴注，或根据二氧化碳结合力及血气分析结果调整用药。

（2）慢性自发性荨麻疹　首选第二代H_1受体拮抗剂，一种抗组胺药无效时，可适当增加剂量（部分药物可增至常规剂量的4倍，但应注意药物超说明书剂量使用前需确保患者充分知情同意，并在临床诊疗中监测可能出现的不良反应）或更改种类，亦可联用或交替使用。必要时联合第一代H_1受体拮抗剂、H_2受体拮抗剂或曲尼司特等白三烯受体拮抗剂，还可酌情选用羟氯喹、雷公藤总苷及环孢素等。中医疗法对于慢性荨麻疹有一定疗效，需进行辨证施治，可以选择中药方剂或者针灸疗法等。控制症状后，继续维持治疗并逐渐减量直到停药。传统药物无效的难治性患者可选择生物制剂（如奥马珠单抗）和免疫抑制剂（如环孢素等）治疗。

（3）诱导性荨麻疹　在抗组胺药基础上，根据不同类型荨麻疹可联合使用不同药物。如皮肤划痕症可联合使用酮替芬或者UVA1及窄波UVB；冷接触性荨麻疹可联合使用赛庚啶、多塞平或进行冷脱敏治疗；胆碱能性荨麻疹可联合使用达那唑、酮替芬等；日光性荨麻疹可联合使用羟氯喹、UVA或UVB的脱敏治疗；延迟压力性荨麻疹对抗组胺药物效果较差，可选择糖皮质激素、氨苯砜或柳氮磺吡啶等治疗。对于临床上顽固难治的患者也可以选用生物制剂奥马珠单抗治疗。

2. 外用药物治疗　夏季可选止痒液、炉甘石洗剂等安抚止痒，冬季则选有止痒作用的乳剂（如樟脑乳膏等）；对日光性荨麻疹还可局部使用遮光剂，冷接触性荨麻疹应注意保暖。

任务五　药物性皮炎

情境导入

情境：患者，男，28岁，因“包皮红斑、水疱伴瘙痒3天”就诊。患者于1周前因感冒后服感冒药治疗，后感冒症状缓解，3天前包皮出现紫红色类圆形斑疹，自觉轻微发痒，未治疗，后红斑表面出现水疱，痒加剧，故就诊。皮肤科查体：包皮皮肤见直径约2cm大小斑疹，中央见水疱，周围边界清楚。

思考：1. 该患者主要诊断及诊断依据是什么？需要和那些疾病鉴别？

2. 该病应如何治疗及预防？

药物性皮炎（dermatitis medicamentosa）又称药疹（drug eruption），是指药物通过口服、注射、吸入等各种途径进入人体，在皮肤和黏膜引起的炎症反应，重者可累及内脏器官。药疹是药物引起的非治疗反应中的一种。引起药疹的药物种类繁多，皮损多种多样，病情轻重不一，重者可危及生命。

一、病因和发病机制

临床上易致敏药物有：①抗生素，青霉素、头孢类等较常见；②解热镇痛药，如对乙酰氨基酚、安乃近等；③镇静催眠药及抗癫痫药，如苯巴比妥、苯妥英钠、卡马西平等；④异种血清制品及疫苗，如破伤风抗毒素、狂犬疫苗等；⑤抗痛风药物，如别嘌呤醇、秋水仙碱等；⑥心血管用药，如硝苯地平、依那普利等；⑦某些中药，如鱼腥草注射液、穿琥宁注射液等。⑧生物制剂及小分子靶向药等新型药物。

药疹的发病机制复杂，可分为变态反应和非变态反应两大类。

1. 变态反应　是引起药疹的主要原因。药物激发变态反应的能力取决于多种因素，包括药物的分子特性、药物代谢的个体差异、遗传背景及接受药物时个体的状况等。可引起变态反应药疹的药物有：属于半抗原的小分子量化学品、蛋白制品或者低分子量化学品、血清、疫苗及生物制品等。

各型变态反应均可参与药疹的发生，表现为不同的临床特征。如Ⅰ型变态反应：荨麻疹型药疹、血管神经性水肿及过敏性休克等；Ⅱ型变态反应：血小板减少型紫癜型药疹、药物性溶血性贫血及粒细胞减少等；Ⅲ型变态反应：血管炎型药疹、血清病样综合征等；Ⅳ型变态反应：剥脱性皮炎型药疹、麻疹型及湿疹型药疹等。药疹的变态反应机制非常复杂，特定药物所致的药疹既可以是某一型变态反应为主，也可同时有两种或两种以上的变态反应参与，其具体机制尚未完全阐明。

变态反应性药疹的特点：①只发生于少数过敏体质者；②有潜伏期，首次用药一般需4～20天出现临床表现，再次用药，数分钟至24小时内即可发病；③病情的轻重与药物的药理及毒理作用、剂量无相关性；④机体高敏状态下可发生药物的交叉过敏或多价过敏现象；⑤临床表现复杂，皮损形态各异，同种药物致敏同一患者在不同时期可发生不同类型药疹；⑥病程有一定的自限性，停止使用致敏药物后病情较轻者可好转；⑦抗过敏药和糖皮质激素治疗有效。

2. 非变态反应 某些药物如阿司匹林、吗啡、可待因、罂粟碱等，为组胺释放剂，可使肥大细胞及嗜碱性粒细胞脱颗粒，释放组胺引起荨麻疹及血管性水肿。另一些药物因用量大或服用时间长造成药物蓄积引起药疹，如碘化物、溴化物所引起的痤疮样皮损；长期应用砷制剂或食用含砷量高的食物可引起角化性疾病，甚至癌变。

二、临床表现

药疹可模仿任何一种皮肤病，临床表现复杂多样，不同药物可引起同种类型药疹，而同一种药物对不同患者或同一患者在不同时期也可引起不同的临床类型。常见以下类型。

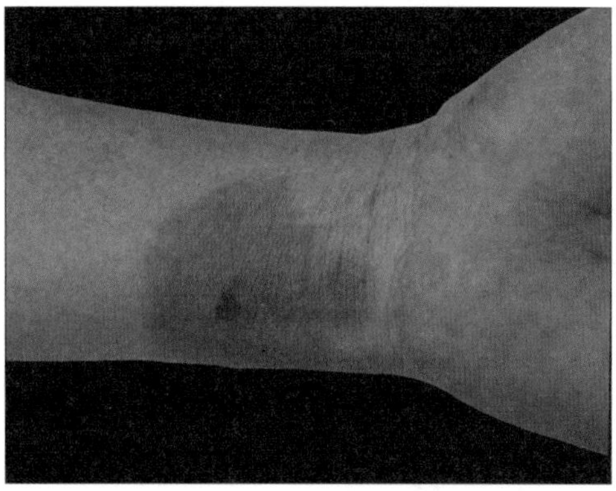

图8－21 固定型药疹

1. 固定型药疹（fixed drug eruption） 首次用药1～2周后出现皮损，再次用同一种药物时，24小时内在原部位出现皮损，因每次皮损常在同一部位出现，故命名为固定型药疹（图8－21）。常由磺胺类、解热镇痛类、巴比妥类等药物引起。可发生于全身任何部位，但80%于口周、龟头及肛门等皮肤黏膜交界处出现。典型皮损为局限性圆形或类圆形水肿性红斑，直径1～4cm，鲜红色或紫红色，常为1个，也可数个及广布全身，重者红斑上可出现水疱或大疱，黏膜皱褶处易糜烂渗出。皮损痒或痛，一般无全身症状，泛发者有发热、头痛及全身不适。一般7～10天皮损可消退，遗留色素沉着，重者可迁延数十日。

2. 发疹型药疹 是最常见的药疹类型，约占所有药疹的90%，常由青霉素、解热镇痛药、磺胺类、巴比妥类引起。多在用药1周内出现，发病急，伴发热等，开始自面颈部出现针头至米粒大红色丘疹，迅速向躯干及四肢蔓延，散在或密集对称分布，皮疹类似麻疹。部分皮损表现为弥漫性鲜红斑，或呈红色斑疹或斑丘疹，对称分布，从面颈部向躯干四肢分布，皱褶部位或四肢屈侧明显，酷似猩红热皮损，但瘙痒明显。患者一般情况良好，半数以上患者病程1～2周，皮损消退后可伴糠状脱屑，需及时治疗，避免向重型药疹发展。

3. 荨麻疹型药疹（urticarial drug eruption） 较常见，多由青霉素、头孢类、血清制品等引起。临床表现与急性荨麻疹相似，但皮疹较荨麻疹色泽红，持续时间长，风团可泛发全身，潮红水肿，消退缓慢，瘙痒或轻痛，也可出现血清病样症状，如发热、关节疼痛、淋巴结肿大，甚至蛋白尿等，有时出现血管性水肿，甚至喉头水肿、呼吸困难，严重者可出现过敏性休克。若致敏原不能去除，可表现为慢性荨麻疹。

4. 多形红斑型药疹（erythemamuliforme drug eruption） 常由磺胺类、巴比妥类及解热镇痛类药物引起。根据病情分为轻型和重型，临床表现与多形红斑基本相同，为大小不一的类圆形水肿性红斑或丘疹，中心为暗紫红色斑或水疱（图8－22）。皮疹多发，对称分布，以四肢伸侧、躯干、口腔与口唇为主，自觉瘙痒或疼痛。重症多形红斑型药疹称为Stevens－Johnson综合征：发病急骤，周身症状严重，泛发的水肿性红斑、瘀斑迅速扩大并融合，出现水疱、大疱甚至血疱，尼氏征阳性。口腔、眼、外阴和肛周黏膜红肿糜烂破溃，严重时累及多个系统并危及生命。此型药疹死亡率高。

5. 大疱性表皮松解型药疹（drug-induced bullosaepidermolysis） 即中毒性表皮坏死症（toxic epidermalnecrolysis，TEN），是药疹中最严重的类型，常由磺胺类、解热镇痛类、巴比妥类、卡马西平、别嘌醇等引起。特点是起病急骤，中毒症状重，伴寒战、高热，皮疹初为鲜红色或暗紫红色斑片，很快扩大融合，其上出现松弛性大疱，并出现广泛性、对称性的表皮坏死松解，大片糜烂，大量渗出，似浅Ⅱ度烫伤，尼氏征阳性（图 8－23）。皮损触痛明显。口腔、眼、呼吸道、胃肠道黏膜均可累及，可伴有严重内脏损害，出现高热、恶心、腹泻、谵妄、昏迷等全身症状，如抢救不及时，常因继发感染、肝肾衰竭、肺炎、电解质紊乱、毒血症、内脏出血等而死亡。

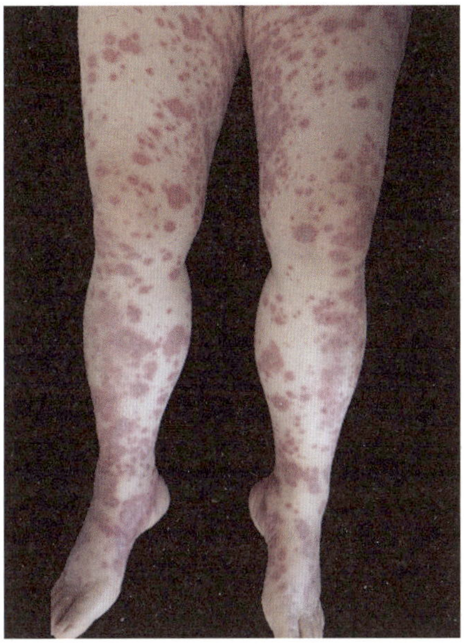

图 8－22　多形红斑型药疹

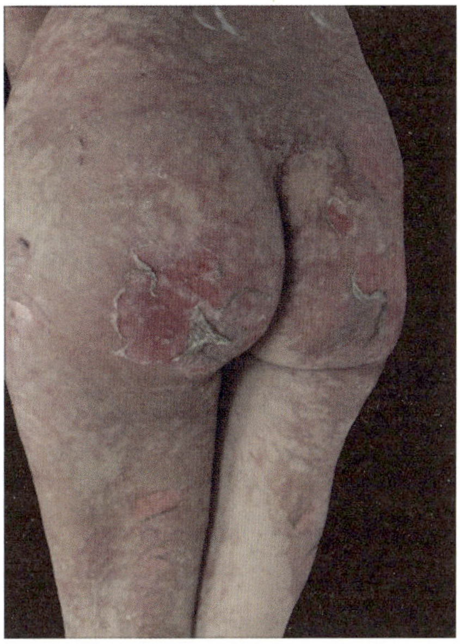

图 8－23　大疱性表皮松解型药疹

6. 剥脱性皮炎型药疹（drug-induced exfoliative dermatitis） 是严重的药疹。常由磺胺类、巴比妥类、卡马西平等引起，多为长期用药后发生。发病前先有皮肤瘙痒、全身不适、寒战、高热、头痛等前驱症状。常在其他药疹的基础上继续用药或治疗不当所致，皮疹逐渐融合成片，呈弥漫性水肿性红斑，可伴水疱、糜烂和渗出、结痂、异味，经 2～3 周后皮肤红肿消退，皮损处大量鳞片状或落叶状脱屑，掌跖部呈手套或袜套状剥脱，发、甲脱落。颈部、腋窝等间擦部位常糜烂、渗液，口唇黏膜可潮红、肿胀，眼结膜充血、水肿。常有寒战、发热、恶心、呕吐、浅表淋巴结肿大、蛋白尿、肝大、黄疸等，严重时伴支气管肺炎、肾衰竭。本型药疹病程较长，属重型药疹，不及时治疗，常因全身衰竭或继发感染而导致死亡。

7. 急性泛发性发疹性脓疱病（acute generalized exanthematous pustulosis，AGEP） 目前认为 90% 的 AGEP 是由药物引起，常见药物有 β－内酰胺及大环内酯类抗生素、卡马西平等。是一种急性发热性药疹，急性发病，皮疹多开始于面部及皱褶处，之后泛发（图 8－24）。表现为针头大小浅表非毛囊性无菌性脓疱，散在、密集、停药后消退、脱屑。重症者伴发热、寒战等全身症状。

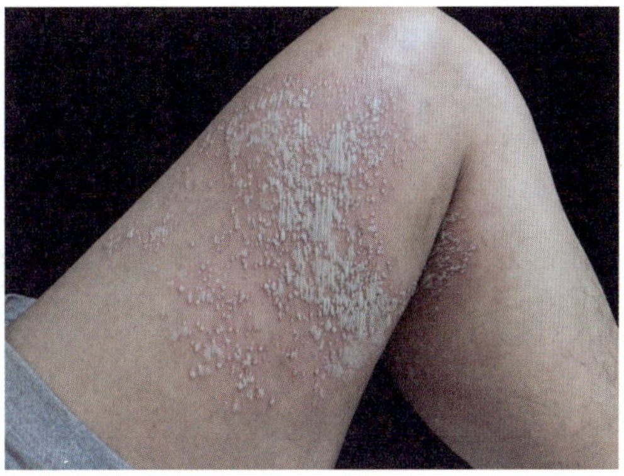

图 8－24　急性泛发性发疹性脓疱病

8. 药物超敏反应综合征（drug hypersensitivity syndrome，DHS） 亦称伴嗜酸性粒细胞增多和系统症状的药疹（drug eruption with eosinophilia and systemic symptoms，DRESS），是一种具有发热、皮疹及内脏受累三联征的急性严重性药物不良反应，临床表现多样，易误诊，死亡率高。诱发的药物主要是抗癫痫药和磺胺类，也可由别嘌醇、硫唑嘌呤、米诺环素、钙通道抑制剂等引起。部分患者与人疱疹病毒6型（HHV-6）再激活有关。可发生于药物初次应用后1～4周或更长的时间。初发症状为发热、面部水肿、全身淋巴结肿大；皮疹逐渐扩展，可为红斑、丘疹或麻疹样发疹，融合呈红皮病样或发展为多形红斑样、Stevens－Johnson综合征或中毒性表皮坏死松解症。内脏损害在皮疹发生后1～2周或更长时间出现，肝炎是主要的系统症状，也可伴有肾损害、肺部及心脏损害；血液系统异常表现为非典型性淋巴细胞增多、血嗜酸性粒细胞增多，也可见白细胞减少。各脏器均可受累。本病死亡率在10%左右。

重型药疹指临床上病情严重、死亡率较高的重症多形红斑型药疹、大疱性表皮松解型药疹、剥脱性皮炎型药疹及药物超敏反应综合征等类型的药疹。

此外，药疹还有很多表现形式，如湿疹样、紫癜样、痤疮样、玫瑰糠疹样、黄褐斑样、皮肤色素沉着、系统性红斑狼疮样、扁平苔藓样皮损、天疱疮样和脓疱样皮损等。

三、辅助检查

致敏药物的检测可分体内和体外试验两类。

1. 体内试验

（1）皮肤试验　包括皮内试验、划破试验、点刺试验和斑贴试验等。其中，皮内试验较常用，用于预测皮肤速发型超敏反应，如临床上青霉素、头孢等用药前做的皮试即属于此类，其准确性较高，但阴性不能绝对排除过敏反应的可能，有高度、严重的药物过敏史者禁用。斑贴试验主要用于疑似药物引起的接触性皮炎者。

（2）药物激发试验　药疹消退一段时间后，内服试验剂量（一般为治疗量的1/8～1/4或更小量），以探查可疑致敏药物。此试验有一定危险性，仅适用于口服药物所致的较轻型药疹，同时疾病本身又要求必须使用该药治疗时（如抗结核药、抗癫痫药等），禁止应用于速发型超敏反应性药疹和重型药疹患者。

2. 体外试验　安全性高，可选择嗜碱性粒细胞脱颗粒试验、组胺游离试验、药物诱导淋巴细胞刺激试验等。但上述试验因操作繁杂，结果欠稳定，临床未普遍开展。

四、诊断和鉴别诊断

根据明确的用药史、一定的潜伏期及各型药疹的典型皮损，一般不难诊断。一般来说，药疹皮损的颜色较类似皮肤病更为鲜艳，瘙痒更为明显，且停用致敏药物后逐渐好转。如患者服用两种以上的药物，准确判断致敏药物将更为困难，应根据患者过去的服药史、药疹史及此次用药与发病的关系等信息加以综合分析。

药疹临床表现复杂，鉴别诊断困难。外阴部的固定性药疹应与生殖器疱疹、硬下疳鉴别，麻疹型或猩红热型药疹应与麻疹或猩红热进行鉴别；大疱性表皮松解型药疹应与葡萄球菌性烫伤样皮肤综合征进行鉴别。

五、治疗

药疹为药源性疾病，预防尤为重要，临床用药过程中必须注意以下事项：①用药前应仔细询问药物过敏史，查看患者药物过敏记录卡，避免使用已知过敏药物或结构相似药物。②应用青霉素、血清制品、普鲁卡因等药物时应做皮试，皮试前应备好急救药物，以应急需，皮试阳性者禁用该药。③避免滥用药物，尽量减少用药品种。采取安全给药途径，对过敏体质者尽量选用致敏性较低的药物，尤应注意复方制剂中含有的已知过敏药物。④注意药疹的早期症状，用药期间如突然出现不明原因的瘙痒、红斑、发热等表现，应立即停用一切可疑药物并密切观察，已出现的症状应做妥善处理。⑤将已知致敏药物记入患者病历首页或建立患者药物禁忌卡片，并嘱患者牢记，每次就诊时告知医师。

药疹的治疗首先是停用致敏药物，包括可疑致敏药物，慎用结构相近似的药物，避免交叉过敏或多价过敏，多饮水或静脉输液加速药物的排出，尽快消除药物反应，防止和及时治疗并发症。

1. 轻型药疹　停用致敏药物后，鼓励患者多饮水以促进药物排泄，皮损多能逐渐消退。可给予抗组胺药物、维生素C及钙剂等，必要时给予中小剂量泼尼松，皮损好转后可逐渐减量。局部若以红斑、丘疹为主者可外用炉甘石洗剂或糖皮质激素霜剂，以糜烂渗出为主者可间歇湿敷，外用氧化锌油。

2. 重型药疹　包括多形红斑型药疹、剥脱性皮炎型药疹及大疱性表皮松解型药疹。治疗除停用致敏药物外，还要采取如下措施。

（1）及早、足量使用糖皮质激素　根据病情程度选择剂量，可选用地塞米松、甲泼尼龙等静脉注射，激素足量标志为2～3天体温得到控制，原皮疹色泽转暗，渗液减少，水疱干涸，无新发皮疹。如控制不满意，应加大剂量，待病情好转、无新发皮损、体温下降后逐渐减量。

（2）促进致敏药物及代谢产物排泄　鼓励患者多饮水或静脉补液，以促进药物及代谢产物的排泄。

（3）支持疗法　对原有疾病应换用不过敏的药物维持主要治疗，并注意水、电解质平衡，及时纠正酸中毒。对病情重、病期较久者，由于高热及皮肤剥脱、渗出等，易出现血浆蛋白降低、脱水和电解质紊乱，应及时纠正，注意蛋白摄入量，必要时输血或血浆。也可给予静脉高营养，补充多种维生素等。

（4）预防和治疗并发症　合并感染要及时选用有效、非致敏的抗生素，尽快控制感染。同时注意耐药菌及是否并发真菌感染可能。对于破损皮肤应取脓性分泌物，根据细菌培养和药敏试验选用敏感抗生素。若伴发肝损害，应加强护肝治疗。

（5）其余治疗　静脉注射人血丙种免疫球蛋白可以中和致敏抗体，一般连用3～5天。利用血浆置换可清除致敏药物及其代谢毒性产物及炎症介质。重症患者可采用糖皮质激素加免疫抑制剂联合治疗，如环孢素等，对于部分难治及严重药疹可利用生物制剂如TNF－α拮抗剂治疗。

（6）加强护理及局部治疗　应给予高蛋白、高碳水化合物饮食，保温、通风、隔离、定期消毒。应使用无刺激性及具有保护、收敛、消炎作用的药物，并根据皮损情况选用适当的剂型。对大疱性表皮坏死松解型药疹患者，应住隔离病房，使用消毒棉垫，每天更换消毒床单，房间定期消毒；糜烂面及渗出创面可溶液湿敷，必要时采取暴露疗法。累及眼结膜者需定期冲洗以减少感染及防止球睑结膜粘连，并使用抗生素眼药膏保护；口腔黏膜损害要注意口腔清洁、止痛、防止念珠菌感染；外阴及肛周红肿糜烂处保持清洁干燥；身体受压部位防止压疮发生。

答案解析

目标检测

选择题

（一）A 型题

1. 变应性接触性皮炎属于哪一型变态反应（ ）

A. Ⅰ型　B. Ⅱ型　C. Ⅲ型

D. Ⅳ型　E. Ⅴ型

2. 患者，男，66 岁，因“去理发店染发，2 天后头皮及发际线皮肤出现红斑、肿胀及瘙痒”就诊。专科查体：头皮、发际线处皮肤红肿，部分红斑表面有水疱，部分破溃有浅黄色渗出。可能性最大的诊断是（ ）

A. 湿疹　B. 特应性皮炎　C. 接触性皮炎

D. 光敏性皮炎　E. 脂溢性皮炎

3. 特应性皮炎以哪种免疫反应为主（ ）

A. Th1 型　B. Th2 型　C. Th3 型

D. Th17 型　E. Th31 型

4. 下列属于治疗慢性荨麻疹常用药物的是（ ）

A. 抗组胺药　B. 免疫抑制剂　C. 糖皮质激素

D. 生物制剂　E. 抗生素

5. 下列哪项不是湿疹的特点（ ）

A. 病因复杂　B. 表现多形　C. 反复发作

D. 剧烈瘙痒　E. 容易治愈

6. 下列不是湿疹特点的是（ ）

A. 病因复杂　B. 表现多形　C. 反复发作

D. 有遗传性　E. 剧烈瘙痒

7. 患者，男，10 岁。因“四肢及躯干反复红斑、丘疹伴瘙痒 9 年余”就诊。查体：四肢及躯干散在斑块及丘疹，部分破溃有渗出。四肢屈侧皮肤见鳞屑及色沉。既往合并过敏性鼻炎，该患者的主要诊断（ ）

A. 湿疹　B. 特应性皮炎　C. 接触性皮炎

D. 光敏性皮炎　E. 脂溢性皮炎

8. 患者，男，22 岁。因“全身红斑、风团伴瘙痒 2 天”就诊。2 天前突发全身红斑及风团，瘙痒不适，风团及红斑可以于数小时后消失，但反复发作。查体：四肢及躯干散在红斑及风团，划痕试验阳性。该患者主要诊断是（ ）

A. 湿疹　B. 急性荨麻疹　C. 接触性皮炎

D. 药物性皮炎　E. 特应性皮炎

（二）B 型题

（9～10 题共用题干）

患者，女，30 岁，全身红斑伴瘙痒 3 天，1 周前因头痛服用止痛药治疗，3 天前躯干出现片状红斑，瘙痒不适，未治疗，红斑进一步增多，逐渐扩散至四肢及面部，瘙痒加剧，故就诊。专科查体：

四肢及躯干散在红斑，红斑上有针头大小丘疹，皮温高，压后褪色。

9. 本病首先拟诊为（　）

A. 湿疹　　B. 急性荨麻疹　　C. 接触性皮炎

D. 药物性皮炎　　E. 特应性皮炎

10. 该病的治疗以下列哪类药物为主（　）

A. 抗组胺药　　B. 免疫抑制剂　　C. 糖皮质激素

D. 生物制剂　　E. 抗生素

书网融合……

重点小结　　习题

项目九　瘙痒性皮肤病

PPT

学习目标

知识目标：通过本项目的学习，掌握神经性皮炎、瘙痒症的临床表现、诊断、鉴别诊断及治疗；熟悉痒疹的主要临床特点、诊断及治疗；了解神经性皮炎、痒疹、瘙痒症的病因及发病机制。

技能目标：具备对神经性皮炎、痒疹、瘙痒症做出诊断及治疗的能力。

素质目标：养成认真细致的学习态度和良好的医德医风，建立尊重患者人格、保护患者隐私的职业素养，体现人文关怀精神。

瘙痒是一种引起皮肤或黏膜搔抓欲望的不愉快感觉。瘙痒的具体发生机制尚不明确，许多生物活性物质（如胺类、蛋白质/多肽类和脂类等）是引起瘙痒的化学介质。瘙痒性皮肤病包括一组以瘙痒为突出表现的皮肤病，多数病因复杂，一般多认为与神经精神因素存在直接或间接的相关性，反复搔抓可造成“瘙痒－搔抓－瘙痒”的恶性循环。

任务一　神经性皮炎

情境导入

情境：患者，男，40岁，公司职员，因“颈部反复红斑、丘疹伴痒3个月”就诊。患者近3个月因工作压力大，经常熬夜，睡眠不佳。颈后皮肤出现蚕豆大小红斑，表面粟粒大小丘疹，伴有瘙痒，搔抓后上述皮损面积扩大、增多，逐渐增厚。自行使用“皮炎平”外擦后有好转，但每于精神紧张、焦虑及熬夜后皮损复发、加重。皮肤科查体：颈后皮肤见约4cm×3cm大小暗红色苔藓样变，边界清楚，表面少许干燥性鳞屑。

思考：1. 该患者最可能的诊断是什么？诊断依据是什么？

2. 对该患者如何治疗？

神经性皮炎（neurodermatitis）又名慢性单纯性苔藓（lichen simplex chronicus），是一种常见的以阵发性剧痒及皮肤苔藓样变为特征的慢性炎症性皮肤神经功能障碍性皮肤病。

一、病因和发病机制

本病病因尚不完全清楚，一般认为与大脑皮质兴奋和抑制功能失调有关。可能与神经精神因素（性情急躁、思虑过度、紧张、忧郁、劳累、睡眠不佳等）、胃肠道功能障碍、内分泌失调、饮食（饮酒、进食辛辣食物和鱼虾等）、局部刺激（硬质衣领摩擦、毛织品、化学物质、感染病灶、汗水浸渍、日晒等）等多种内外因素有关。搔抓及慢性摩擦可能是本病的主要诱因或加重因素。病程中形成的“瘙痒－搔抓－瘙痒”恶性循环可造成本病发展并导致皮肤苔藓样变。

二、临床表现

根据受累范围不同，本病可分为局限性及播散性两型。

1. 局限性神经性皮炎　多见于中青年，好发于易受摩擦的部位，如颈后、眼睑（图9－1）、双肘伸侧、腰骶部，也可见于踝、外阴等处，多局限于一处或两侧对称分布。基本皮损为针头至米粒大小的多角形扁平丘疹，淡红、淡褐或正常肤色，质地较坚实而有光泽，表面可覆有少量糠秕状鳞屑，久之皮损渐融合扩大，皮沟加深、皮嵴隆起呈苔藓样变，边缘可有散在的扁平丘疹，边界清楚，可为圆形、类圆形或不规则形（图9－2）。常伴有抓痕、血痂及色素沉着。病程慢性，易反复发作。

2. 播散性神经性皮炎　多见于中老年人，皮损形态与局限性神经性皮炎相似，广泛分布于眼睑、头皮、躯干、四肢等处，多呈苔藓样变。常因搔抓或机械性刺激而出现抓痕、血痂或继发感染。自觉阵发性瘙痒，精神烦躁时加剧，夜间明显。病程慢性，常年不愈或反复发作。

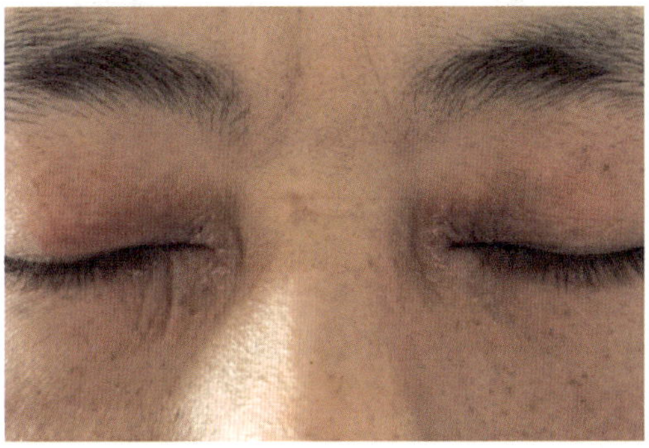

图9－1　眼睑神经性皮炎

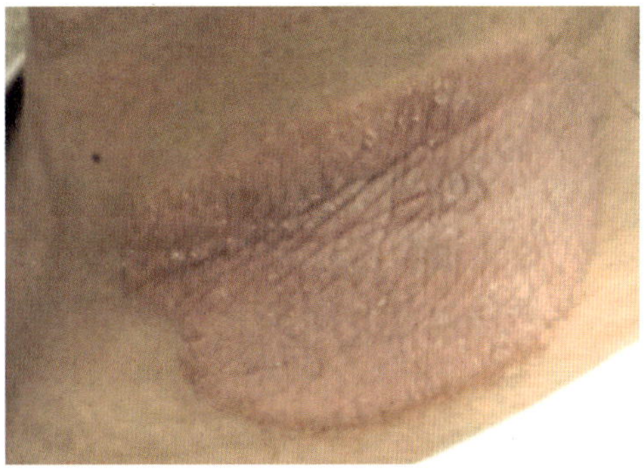

图9－2　神经性皮炎

三、诊断和鉴别诊断

根据阵发性剧痒、典型皮损、好发部位等，本病易于诊断。本病需与慢性湿疹、特应性皮炎、扁平苔藓、局限性皮肤淀粉样变、瘙痒症等进行鉴别。

四、治疗

避免搔抓、摩擦等各种刺激，辅以心理治疗，阻断“瘙痒－搔抓－瘙痒”恶性循环。

1. 一般治疗　做好健康宣教，避免过度劳累和精神紧张，避免搔抓、摩擦、热水烫洗等各种刺激，饮食宜清淡。

2. 外用药物治疗　应根据皮损类型、部位等合理选用药物种类（糖皮质激素或钙调磷酸酶抑制剂、止痒剂、焦油类等）和剂型（乳膏、软膏、酊剂、硬膏等），封包疗法既可缓解瘙痒，又可防止受累部位进一步受到搔抓等刺激。对于颈、肘、骶等部位顽固性、局限性皮损，一般治疗无效的，还可行糖皮质激素皮损内注射治疗。

3. 系统药物治疗　瘙痒剧烈者可口服抗组胺药及镇静剂（如多塞平、艾司唑仑），可配合应用谷维素和B族维生素等。严重者可用普鲁卡因静脉封闭，皮损泛发者可口服雷公藤总苷片。此外，可予中医中药辨证论治。

4. 物理治疗　可酌情选用紫外线治疗、中药浴、矿泉浴等治疗。

任务二 痒 疹

痒疹（prurigo）是一组以风团样丘疹、结节为主要损害，伴有剧烈瘙痒的炎症性皮肤病。

一、病因和发病机制

本病病因不明，一般认为与迟发型变态反应有关，也可能与神经精神因素、遗传、过敏体质、虫咬、食物或药物过敏、病灶感染、胃肠道功能紊乱、内分泌障碍及恶性肿瘤等有关。营养不良及卫生条件较差者易患本病。

二、临床表现

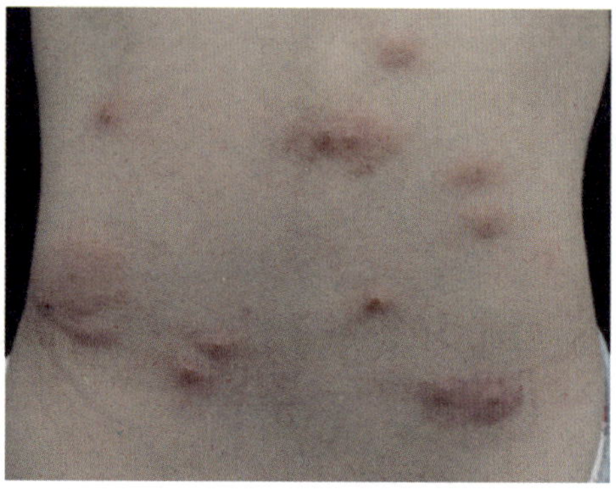

图 9－3 丘疹性荨麻疹

1. 急性痒疹

（1）急性单纯性痒疹 即丘疹性荨麻疹，好发春、夏、初秋季节，多累及儿童及青少年，与昆虫叮咬、肠道寄生虫及某些食物有关。皮损好发于腰背、腹、臀、小腿等处。初期为红色风团样丘疹，直径 1～2cm，呈纺锤形，中央常有水疱，多群集或条状分布，很少融合（图 9－3）。自觉剧痒，常因搔抓而继发感染。皮损 1～2 周后逐渐消退，若病因未去除，可反复发生。

（2）成人痒疹 多见于中青年，以 30 岁以上女性多见。发病前常有疲乏、头痛、失眠及胃肠功能失调等全身症状。好发于躯干及四肢伸侧，肘、膝部明显，也可累及头皮、面部、臀部。基本皮损为小米至绿豆大小、淡红或肤色、多发性坚实圆形或顶部略扁平的丘疹，散在分布，亦可聚集成簇，但不融合。瘙痒剧烈，搔抓后出现风团样皮损及丘疱疹，反复搔抓可出现苔藓样变、色素沉着。2～3 个月可自愈，但有时可复发。

2. 慢性痒疹

（1）小儿痒疹 又称 Hebra 痒疹或早发性痒疹，多发于 3 岁以前的儿童。好发于四肢伸侧，尤以下肢多见，其次为腹部、臀部、躯干及头面部，严重者可波及全身。常发生于丘疹性荨麻疹或荨麻疹之后，皮损初起为绿豆大小风团样丘疹，继而转变为肤色或淡红色质硬丘疹，称为痒疹小结节，多散在分布，亦可聚集成簇。瘙痒剧烈，搔抓后皮肤常有抓痕、血痂，久之可出现皮肤苔藓样变、湿疹样变、化脓感染及腹股沟淋巴结肿大。皮损可自行消退，留有色素沉着，亦可此起彼伏交替发生，本病至青春期可自行缓解。患儿多伴营养不良、贫血、胃肠功能紊乱等。病程慢性。

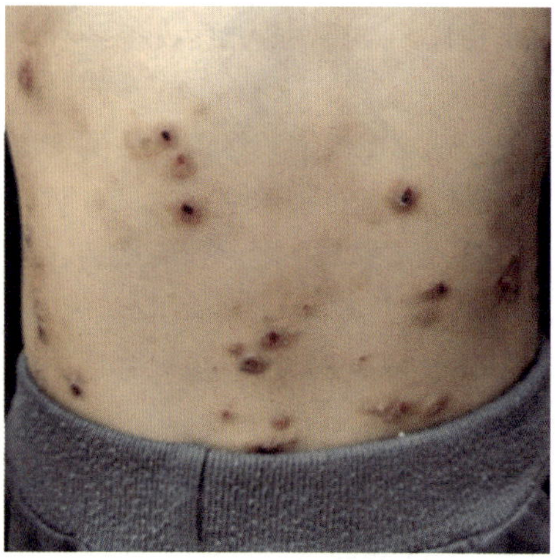

图 9－4 结节性痒疹

（2）结节性痒疹 多见于成年女性，好发于四肢，尤以小腿伸侧多见。皮损初起为水肿性红色坚实丘疹，很快呈黄豆或更大的半球状结节，顶部角化明显，可呈疣状增生，暗褐色，常孤立散在分布，偶见密集成群，触之坚硬（图 9－4）。瘙痒剧烈，常难以忍受。消退后遗留色素沉着或瘢痕，也可因搔抓致苔藓样变。

3. 系统疾病的痒疹 样皮损表现常见于妊娠、血液肿瘤及患有某种内分泌疾病或代谢障碍患者。

三、诊断和鉴别诊断

首先根据皮损特征及剧烈瘙痒诊断为痒疹，再根据病史、年龄、病程及伴发疾病等情况确定临床类型。急性痒疹应与荨麻疹、水痘进行鉴别；成人痒疹应与特应性皮炎、慢性湿疹、疥疮等进行鉴别；结节性痒疹应与结节性类天疱疮、疣状扁平苔藓、结节性皮肤淀粉样变等进行鉴别。

四、治疗

1. 一般治疗 寻找并去除可能的病因（如虫咬、局部刺激、胃肠道功能紊乱等），忌食辛辣刺激性食物。

2. 外用药物治疗 以止痒、抗炎为主，可选用炉甘石洗剂、糖皮质激素类乳膏、酊剂、硬膏等，也可选用钙调磷酸酶抑制剂和角质剥脱剂，封包疗法可增强疗效，结节性皮损可行糖皮质激素皮损内注射。

3. 系统药物治疗 可口服抗组胺药或抗焦虑抑郁药（如加巴喷丁）及镇静催眠类药物（如多塞平、艾司唑仑）；皮损广泛和瘙痒难以忍受者，可短期使用小剂量糖皮质激素；也可用维 A 酸类药物、免疫抑制剂、沙利度胺、氨苯砜等。

4. 物理治疗 淀粉浴、矿泉浴可减轻瘙痒症状；结节性痒疹可液氮冷冻、激光治疗、火针治疗、放射性同位素敷贴或浅层 X 线放射治疗；UVB 光疗或 PUVA 疗法对顽固性皮损常有效。

任务三 瘙痒症

瘙痒症（pruritus）是一种仅有皮肤瘙痒而无原发性皮损的皮肤病。

一、病因和发病机制

本病病因较为复杂，一般分为全身性瘙痒症和局限性瘙痒症。全身性瘙痒症的最常见病因是皮肤干燥，其他如神经精神因素（情绪紧张、焦虑、恐惧、激动和失眠等）、系统性疾病（如尿毒症、阻塞性肝胆疾病、甲状腺功能亢进或减退、糖尿病、干燥综合征、皮肌炎、淋巴瘤、白血病以及其他恶性肿瘤等）、妊娠、药物反应、食物过敏、性激素水平下降、气候改变（如温度、湿度）、工作和居住环境、化学性刺激（如使用碱性过强的肥皂、清洁剂）、贴身穿着的衣物等均可引起全身性瘙痒。

局限性瘙痒症病因有时与全身性瘙痒症相同。此外，还常因局部患有痔疮、肛裂、蛲虫感染、阴道念珠菌病、阴道滴虫病或接触卫生护垫等发病。

二、临床表现

1. 全身性皮肤瘙痒症 一般无原发皮疹，瘙痒为本病特征性表现。多为阵发性剧痒，且痒无定处，常在睡前、情绪变化、进食辛辣刺激性食物及气候变化后发生。重者常瘙痒难忍，影响睡眠和工作。因不停搔抓，直至抓破皮肤，发生疼痛时瘙痒方可缓解或减轻。皮肤也常因搔抓出现继发损害，如抓痕、血痂、苔藓样变、湿疹样变、继发感染等。

2. 局限性皮肤瘙痒症　瘙痒发生于身体某一部位。常见于肛门、阴囊、女阴，也可见于头皮、小腿、掌跖、外耳等处。

（1）肛门瘙痒症　男女均可发病，多见于中年，儿童常因蛲虫引起发病。瘙痒限于肛门及周围皮肤，皮损常呈灰白色，浸渍、糜烂、湿疹样损害、皱襞肥厚、苔藓样变及色素沉着。

（2）阴囊瘙痒症　限于阴囊，也可累及阴茎、会阴及肛门，多与局部多汗、摩擦等有关，呈阵发性剧痒。由于经常搔抓，局部皮肤可出现浸润肥厚、湿疹样变、苔藓化及色素沉着，严重者可继发感染。

（3）女阴瘙痒症　瘙痒主要在大小阴唇。因搔抓致局部皮肤肥厚，阴蒂及阴道黏膜可发生红肿、糜烂。常引起患者精神抑郁或烦躁不安等症状。

（4）其他部位瘙痒症　头皮、小腿、掌跖部位瘙痒，也是常见的局限性皮肤瘙痒症。

3. 特殊类型瘙痒症

（1）老年性瘙痒症　多因皮脂腺功能减退，皮脂分泌减少、皮肤干燥和退行性萎缩或过度洗烫等因素诱发，常发生在躯干及四肢。

（2）冬季瘙痒症　常为寒冷诱发，多发生于秋末及冬季气温急剧变化时，由寒冷室外骤入室内或在夜间脱衣睡觉时加重，常伴皮肤干燥。

（3）夏季瘙痒症　由于高热、潮湿、出汗增多而发生瘙痒。

（4）妊娠性瘙痒症　多是由于雌激素增多引起肝内胆汁淤积所致。本病常发生于妊娠末期，也有于妊娠早期发生。瘙痒为弥漫性，部分患者伴有黄疸。多数患者分娩后瘙痒和黄疸可自行缓减或痊愈。本病一般不引起孕妇死亡，但可导致早产、胎儿窘迫，甚至死胎。实验室检查可见碱性磷酸酶、血清胆红素升高，转氨酶正常。

三、诊断和鉴别诊断

根据全身性或局限性皮肤瘙痒，仅有继发性改变而无原发性皮损，可以明确诊断。为了寻找病因，常需做全面的体格检查和实验室检查。

全身性瘙痒症需与疥疮、虫咬皮炎、痒疹、慢性单纯性苔藓等进行鉴别，局限性瘙痒症需与局部真菌、滴虫、蛲虫、虱病所致皮肤病及接触性皮炎、湿疹等进行鉴别。

知识链接

透明质酸与老年瘙痒症

老年人因皮脂腺及汗腺功能性萎缩，导致肌肤水油严重失衡，皮肤神经末梢更敏感易受外界环境影响，出现瘙痒，甚至瘙痒加剧。

透明质酸是一种酸性黏多糖，具有调节蛋白质、水、电解质扩散及运转，促进创伤愈合等多种生理功能，具有较高的临床价值。透明质酸对皮肤有着保护作用，可在皮肤表面形成大分子保护膜，从而可锁住皮肤水分，降低经表皮水分流失率，起到保湿及促进皮肤胶原合成的作用，可调节肌肤水油平衡，进而缓解老年皮肤瘙痒症状。

四、治疗

1. 一般治疗　需明确有无系统性疾病并及时治疗，避免局部刺激，包括搔抓、洗烫及不恰当治疗，忌食刺激性食物。

2. 外用药物治疗 应以保湿、滋润、止痒为主，选择刺激性小的外用制剂。可用低 pH 的清洁剂和润滑剂、止痒剂（如炉甘石洗剂、辣椒碱、含薄荷、樟脑的乙醇制剂等）及表面麻醉剂（如利多卡因乳膏等），也可外用钙调磷酸酶抑制剂（如吡美莫司、他克莫司）或短期外用糖皮质激素以缓解症状。

3. 系统药物治疗 可用抗组胺药、钙剂、维生素 C、镇静安眠药、三环类抗抑郁药（如多塞平或阿米替林）或试用普鲁卡因静脉封闭。老年性瘙痒症可用性激素治疗。抗癫痫和抗焦虑药物（如加巴喷丁和普瑞巴林）对部分患者有效。

4. 物理治疗 光疗（UVB 和 PUVA）对部分瘙痒症有效，皮肤干燥者可配合熏蒸，此外，淀粉浴、矿泉浴均有一定疗效。

目标检测

答案解析

选择题

A 型题

1. 临床上表现为仅出现继发皮损，以瘙痒为主要症状的疾病是（ ）
   A. 痒疹　B. 瘙痒症　C. 湿疹
   D. 丘疹性荨麻疹　E. 神经性皮炎
2. 肛周瘙痒症与下列哪项无关（ ）
   A. 蛲虫病　B. 钩虫病　C. 痔疮
   D. 肛瘘　E. 肛裂
3. 局限性神经性皮炎的好发人群为（ ）
   A. 儿童　B. 中青年　C. 老年男性
   D. 妊娠女性　E. 老年女性
4. 以下疾病中典型皮损为苔藓样变的是（ ）
   A. 丘疹性荨麻疹　B. 荨麻疹　C. 神经性皮炎
   D. 痒疹　E. 瘙痒症
5. 以下哪项不是丘疹性荨麻疹的好发部位（ ）
   A. 腰背部　B. 臀部　C. 腹部
   D. 小腿　E. 掌跖

书网融合……

重点小结　习题

项目十　结缔组织疾病

PPT

学习目标

知识目标：通过本项目的学习，掌握红斑狼疮、皮肌炎、硬皮病的临床表现、诊断、治疗原则；熟悉红斑狼疮、皮肌炎、硬皮病的实验室检查、组织病理和免疫病理、鉴别诊断；了解红斑狼疮、皮肌炎、硬皮病的病因、发病机制。

技能目标：具备诊断红斑狼疮、皮肌炎、硬皮病的能力。

素质目标：具备关心患者尊重患者、关注患者心理需求的能力。

结缔组织病（connective tissue disease）是一组病因未明、发病机制与免疫紊乱和炎症反应相关、累及多器官系统中疏松结缔组织的疾病，主要包括红斑狼疮、皮肌炎、硬皮病、干燥综合征、类风湿关节炎、结节性多动脉炎及风湿热等。结缔组织病属于自身免疫性疾病的范畴，具有自身免疫性疾病所共有的一些特征，如血清中可检测出多种自身抗体，应用糖皮质激素及免疫抑制剂治疗有效等。本组疾病的共同组织病理学改变包括淋巴细胞浸润、结缔组织黏液性水肿、纤维蛋白样变性和血管炎。

任务一　红斑狼疮

情境导入

情境：患者，男，50 岁，因“左侧面部和耳郭皮疹 2 年，加重 1 个月”就诊。患者 2 年前秋冬季遇冷后出现左面部及耳郭红色皮疹，边界清楚，皮疹上有少许鳞屑，较难剥离，日晒后加重，缓慢发展，无明显自觉症状。曾外用激素类药膏，皮疹可缓解，但未完全消退。1 个月前外出旅游，日晒较多后，面部皮损逐渐扩大伴轻微灼痛。查体：左侧面颊部及耳郭可见浸润性红斑，边界清楚，表面有鳞屑，不易剥离，鳞屑下见角质栓和扩大毛孔，边缘明显，色素加深略高于中心中央，颜色淡。少许毛细血管扩张。未见明显坏死溃疡、结节。

思考：1. 患者考虑何种疾病？

2. 需完善哪些检查？

3. 应如何治疗？

红斑狼疮（lupus erythematosus，LE）是一种典型的自身免疫性结缔组织病，多见于 15 ~ 40 岁女性。红斑狼疮临床异质性大，可分为慢性皮肤型红斑狼疮（chronic cutaneous lupus erythematosus，CCLE）[如盘状红斑狼疮（discoi dlupus erythematosus，DLE）等]，亚急性皮肤型红斑狼疮（subacute cutaneous lupus erythematosus，SCLE）及系统性红斑狼疮（systemic lupus erythematosus，SLE）。此外，尚有深在性红斑狼疮（lupus erythematosus profunda，LEP）、新生儿红斑狼疮（neonatal lupuserythematosus，NLE）和药物性红斑狼疮（drug - induced lupus，DIL）等特殊类型。10% ~ 15% SLE 患者伴有 DLE 样皮损，约 5% DLE 患者可发展为 SLE。

本病病因尚未完全明了，目前认为与下列因素有关。

1. 遗传因素　SLE 的发病有家族聚集倾向，迄今为止已确定了 90 余个 SLE 易感基因。

2. 性激素　本病多见于育龄女性，妊娠可诱发或加重 SLE。

3. 环境及其他因素　紫外线照射可诱发或加重本病，某些药物可诱发药物性狼疮；此外，感染也可诱发或加重本病。

遗传易感基因与表观遗传调控异常，共同导致 T 细胞自身免疫相关基因过度表达。B 细胞功能亢进产生多种自身抗体，进而通过 Ⅰ ~ Ⅳ型超敏反应，引起多器官、系统损伤。

一、盘状红斑狼疮

多见于中青年人，女与男之比约为 3∶1。本病发生与紫外线照射密切相关，慢性病程，预后良好。

（一）临床表现

典型皮损为扁平或微隆起的附有黏着性鳞屑的盘状红斑或斑块，剥去鳞屑可见其下的角栓和扩大的毛囊口，逐渐向中央萎缩、色素减退，而周围多色素沉着（图 10－1）。皮损常累及面部，特别是鼻背、面颊，亦可累及耳郭、唇部、头部，头皮受累可致永久性瘢痕性脱发。自觉症状无或有轻微瘙痒或灼热感，曝光可使皮损加重或复发。全身症状无或轻微，少数患者可有低热、乏力或关节痛等。患者出现白细胞减少、血沉加块、ANA 滴度升高、明显关节痛等表现时，有发展为 SLE 的可能，应密切监测。若皮损仅累及头面部者为局限性 DLE，尚累及躯干及手足四肢时则称为播散性 DLE。本病病程慢性，极少数损害晚期可继发鳞状细胞癌。

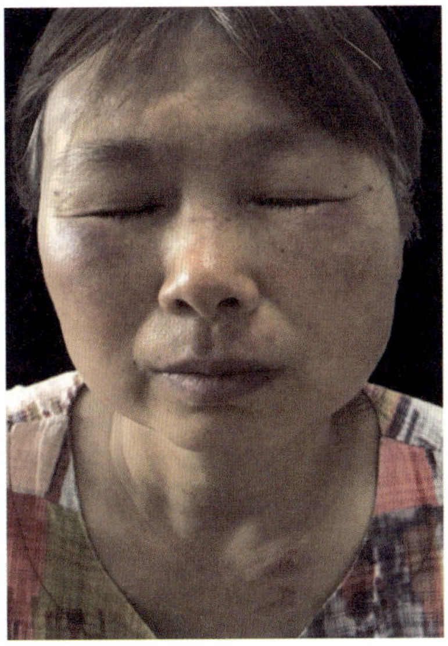

图 10－1　蝶形红斑（成人）

（二）辅助检查

组织病理和免疫病理可见角化过度伴角化不全、毛囊角栓、表皮萎缩、基底细胞液化变性、色素失禁等，真皮血管和附属器周围有灶性甚至较密集的淋巴细胞浸润，胶原纤维间可有黏蛋白沉积，久之则炎性浸润减轻，基底膜增厚。直接免疫荧光检查，即狼疮带试验（lupus band test，LBT），在 DLE 皮损表皮－真皮交界处可见颗粒状 IgG、IgM 和 C3，的线性沉积，阳性率为 80% ~90%，正常皮肤 LBT 为阴性。

（三）诊断和鉴别诊断

本病可依据典型临床表现结合组织病理学改变做出诊断。应注意有无系统受累，以与 SLE 相鉴别，此外尚需与脂溢性皮炎、扁平苔藓、多形性日光疹等进行鉴别。

（四）治疗

对患者进行宣教，消除其恐惧心理，应避免日晒，外出时可使用遮光剂。

1. 外用药物治疗　外用糖皮质激素，数目少、皮损顽固者可行皮质激素皮损内注射。

2. 系统药物治疗　用于皮损较广泛或伴有全身症状者。

（1）抗疟药　可增强对紫外线的耐受性，并有一定的免疫抑制、抗炎作用。常用氯喹 0.25 ~ 0.5g/d，分 2 次口服；或羟氯喹 0.2 ~ 0.4g/d，分 2 次口服；长期服用者应定期进行眼科检查（每 3 个月 1 次），注意其不良反应。

（2）沙利度胺　50 ~ 75mg/d，分 2 ~ 3 次口服。

（3）维 A 酸类药物 抗疟药治疗无效者可选用口服维 A 酸，尤其对疣状 DLE 效果好。常用异维 A 酸 1mg/(kg・d)，在 4 个月内起效。

（4）糖皮质激素 仅用于播散型 DLE 合并其他异常者，一般用小剂量泼尼松 15 ~ 30mg/d，病情好转后缓慢减量。

二、亚急性皮肤型红斑狼疮（SCLE）

（一）临床表现

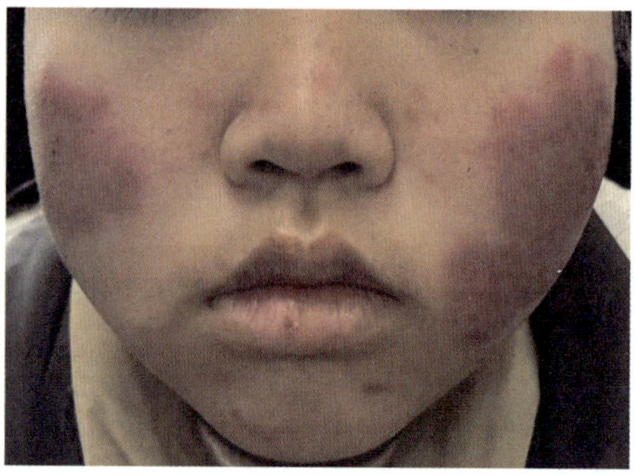

图 10 - 2 蝶形红斑（儿童）

多累及躯干上部的暴露部位，如面、颈、胸部、肩背和上肢等处。皮损主要表现为丘疹鳞屑型和环形红斑型两种形态（图 10 - 2）。丘疹鳞屑型开始为小丘疹，渐扩大成大小形状不一的红斑或斑块，上覆薄层非黏着性鳞屑，似银屑病样或糠疹样；环形红斑型则由小红斑或小丘疹逐渐扩大，中央消退，外周为轻度隆起浸润的环形或弧形水肿性红斑，红斑平滑或有少许鳞屑，环形红斑可融合成多环形或不规则形，除面部外，亦可见于躯干或四肢。SCLE 的皮损呈光敏性，愈后不留瘢痕，但多有色素改变，亦可见毛细血管扩张。部分患者可合并 DLE 皮损。环形红斑型 SCLE 患者一般病情较稳定，而丘疹鳞屑型患者更易倾向发展为 SLE。

SCLE 患者常伴有发热、口腔溃疡、浆膜炎、关节痛等系统症状，也可有白细胞减少、ANA、抗 dsDNA. 抗 Sm 阳性，故约半数患者符合 SLE 诊断标准，但严重肾脏及中枢神经系统受累较少见。

（二）辅助检查

可有贫血、血沉增快，约 80% 患者 ANA 阳性，60% ~ 70% 患者抗 Ro/SSA 和抗 La/SSB 抗体阳性，这两种抗体被认为是本病的特征性抗体，其中环形红斑型抗 La/SSB 抗体阳性率更高，少数患者抗 dsDNA 抗体、抗 Sm 抗体阳性。组织病理及免疫病理类似于 DLE，但无明显的角化过度、毛囊角栓、表皮萎缩和基底膜增厚，真皮血管及附件周围淋巴细胞浸润较轻，但表皮-真皮界面液化更显著。皮损区 LBT 示表皮-真皮交界处免疫球蛋白和补体不规则颗粒状线形沉积，10% ~ 25% 患者正常皮肤 LBT 亦可阳性。

（三）诊断和鉴别诊断

依据皮损特点及分布、实验室检查，可做出诊断。注意与银屑病、环形红斑、离心性环形红斑、Sweet 综合征等进行鉴别。

（四）预防和治疗

进行宣教，消除患者恐惧，以取得其配合。注意休息，勿过度劳累，避免日晒。本病主要以内服药物治疗为主。

1. 氯喹、羟氯喹 服法及注意事项同 DLE。

2. 糖皮质激素 依患者病情一般用中小剂量（20 ~ 45mg/d），病情控制后逐渐减少至维持量，并长期维持，其间应根据病情变化随时调整剂量。

3. 沙利度胺 初始剂量 100 ~ 200mg/d，2 ~ 4 周病情控制后减至 25 ~ 50mg/d 维持，继续治疗数月。

4. 其他　氨苯砜（100mg/d）、雷公藤总苷亦可试用，病情严重顽固或糖皮质激素疗效差者可使用免疫抑制剂。

三、系统性红斑狼疮

本病多见于育龄期女性，成年女性与男性之比约为9：1，由于SLE可先后或同时累及全身多器官系统，故临床表现较复杂，病情往往也较严重。

（一）临床表现

早期表现多种多样，初发时可因仅单个器官受累而误诊。发热、关节痛和面部蝶形红斑是本病最常见的早期症状，有时血液系统受累或肾炎也可成为本病的首发症状。

1. 关节肌肉　约95%患者有关节疼痛，伴或不伴受累关节肿胀，可有肌痛，但肌无力不明显。好侵犯指、趾及膝、腕关节，关节症状常在疾病活动期加重，受累关节不发生畸形。少数患者可出现缺血性骨坏死，以股骨头受累最常见。

2. 皮肤黏膜　约90%患者有皮损，有诊断意义的皮损包括：①面颊和鼻梁部水肿性的蝶形红斑（图10－1，图10－2），日晒后常加重；②四肢远端和甲周、指趾末端的紫红色斑疹、瘀点、毛细血管扩张和指尖点状萎缩等血管炎样损害（图10－3）；③额部发际毛发干燥，参差不齐，细碎易断（狼疮发）；④DLE皮损，见于10%～15%患者，男性较多见；⑤口、鼻黏膜溃疡。其他尚可有雷诺现象、大疱、网状青斑、荨麻疹样血管炎、紫癜、皮下结节等非特异性损害。

3. 血液系统　可有白细胞减少、溶血性贫血、血小板减少。

4. 肾脏　约75%SLE患者有肾脏受累，是患者早年死亡的主要原因。肾脏受累表现为肾炎和肾病综合征，尿检出现轻重不一的蛋白、红细胞、管型，临床亦可出现水肿、高血压，随着病情发展，后期可出现肾功能不全，甚至尿毒症，可导致死亡。世界卫生组织（WHO）制定的狼疮性肾炎组织病理分型包括正常或微小病变型、系膜增殖型、局灶节段增殖型、弥漫增殖型、弥漫性膜性肾小球肾炎型、进行性肾小球病硬化型共六型，后三型病情常较严重，预后差。部分患者尚可出现狼疮性间质性肾炎和肾小管病变，表现为肾小管酸中毒等。

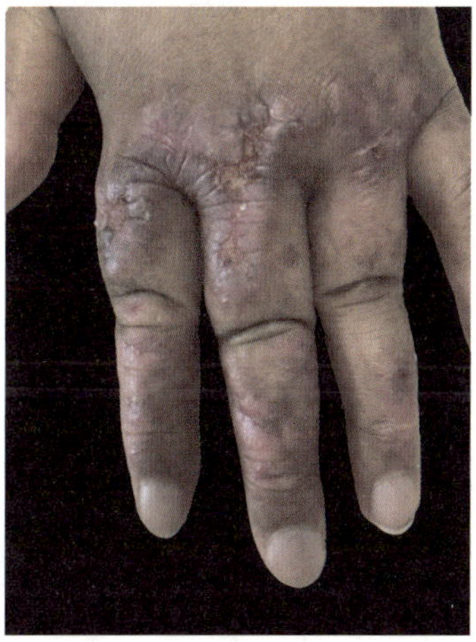

图10－3　肢端冻疮样狼疮

5. 心血管系统　以心包炎最常见，可出现少量心包积液，超声心动图检查有助于诊断；心肌炎亦不少见，可出现心动过速、奔马律和心脏扩大，心电图可出现低电压、ST段变化、PR间期延长等改变；此外，部分患者尚可出现冠状动脉炎和周围血管病变。

6. 呼吸系统　多数患者可出现双侧干性胸膜炎和（或）胸腔积液，病程长者常出现弥漫性间质性肺炎或肺间质纤维化，出现咳嗽、咳痰、呼吸困难等症状并影响肺的通气功能，甚至导致呼吸衰竭。

7. 神经系统　精神、神经症状是病情严重的表现之一，与脑部血管受累有关，常在急性期或终末期出现。精神症状既可表现为抑郁、少语甚至痴呆，亦可表现为躁狂、妄想幻觉、精神错乱。神经系统受累时常表现为癫痫样发作，亦可为脑炎、轻度偏瘫颅神经受累等，还可出现脊髓和周围神经损害。

8. 消化系统　可有恶心、呕吐、腹痛、腹泻等症状，甚至出现呕血、便血，肝脏、胰腺亦可受累而出现相应改变。

9. 其他 SLE 患者还可出现口干、眼干、淋巴结肿大等症状，以及眼底中心血管周围絮状白斑、视盘水肿等变化。

SLE 患者死亡的主要原因包括肾衰竭、狼疮性脑病和继发严重感染等。

（二）辅助检查

有助于确立诊断、评估病情和判断疗效。

患者可出现全血细胞减少，血沉增快，丙种球蛋白升高，Coomb 试验和类风湿因子阳性，总补体、C3、C4 下降、循环免疫复合物水平升高。ANA 阳性率 90%，滴度大于 1∶80 有诊断意义，但滴度不一定与疾病活动性相关。抗 Sm 抗体是 SLE 的标记抗体，抗 dsDNA 与肾脏受累及疾病活动性相关。SLE 患者还可检测到抗 ENA 抗体（包括 U1RNP、Ro/SSA、La/SSB 等）、抗心磷脂抗体等多种抗体。SLE 患者肾脏受累时尿常规检查可有蛋白尿、血尿、管型尿，24 小时尿蛋白定量是判断狼疮性肾炎病情活动的重要指标。其他内脏器官受累时，可出现相应的肺功能、胸部 X 线检查、心电图、超声检查、头部核磁共振和脑脊液检查等异常。SLE 的组织病理改变虽与 DLE 基本相同，但早期水肿性红斑可能无特异性。SLE 的组织病理变化有基底细胞液化变性、真皮浅层水肿、胶原纤维间粘蛋白沉积及小血管血管炎改变如红细胞外渗、管壁纤维蛋白沉积等。血管和附属器周围的炎症细胞浸润不如 DLE 致密。

皮损区 LBT 显示表皮－真皮交界处免疫球蛋白和 C3 沉积，阳性率可高达 90%，外观上正常皮肤 LBT 阳性率也可高达 70%。

（三）诊断和鉴别诊断

SLE 的诊断主要根据病史、临床表现和实验室检查综合诊断。诊断标准可参照表 10－1。

表 10－1 系统性红斑狼疮诊断标准

1. 蝶形红斑
2. 盘状红斑
3. 光敏感
4. 口腔溃疡
5. 非侵袭性关节炎
6. 浆膜炎（胸膜炎或心包炎）
7. 肾脏损害：持续蛋白尿（尿蛋白 >0.5g/d，或尿蛋白 > + + +，或有细胞管型
8. 神经病变：癫痫发作或精神症状（除外由药物、代谢病引起）
9. 血液学异常：溶血性贫血伴网织红细胞增多，或 2 次及 2 次以上白细胞 <4×10^9/L、淋巴细胞 <1.5×10^9/L，或血小板 <100×10^9/L 10. 免疫学异常：抗 dsDNA 抗体（+），或抗 Sm 抗体（+），或抗心磷脂抗体（+）（包括抗心磷脂抗体、狼疮抗凝物或持续至少 6 个月的梅毒血清假阳性反应，三者中具备 1 项） 11. ANA 阳性
11 项中具备 4 项或 4 项以上即可诊断 SLE

（四）治疗

加强健康教育，注重患者的心理治疗，消除患者对疾病的恐惧和药物不良反应的担心，建立治疗信心，坚持正规治疗。患者应避免日晒、受凉和劳累，预防各种感染。育龄期女性应避免妊娠，采用非药物的避孕措施，病情持续稳定的患者可在医生监护下生育。

1. 抗疟药、非甾体抗炎药 对全身症状轻微、仅有皮损、关节痛者可使用抗疟药、非甾体抗炎药，不用或少用糖皮质激素。

2. 糖皮质激素 是治疗 SLE 的主要药物。依据病情轻重可给予泼尼松 0.5～2mg/(kg·d)，依据临床和实验室指标的改善逐渐减量至维持量，长期维持治疗数年甚至更长，并应依病情变化及时调整剂量。重症狼疮性肾炎、狼疮性脑病患者可采用大剂量糖皮激素冲击疗法，如甲基泼尼松龙500～1000mg/d静脉注射，连续使用3天，以尽快控制病情。

3. 免疫抑制剂　对单用糖皮质激素疗效较差或有禁忌证者，常合并使用免疫抑制剂，包括环磷酰胺、硫唑嘌呤、环孢素、霉酚酸酯、他克莫司、雷公藤总苷等。狼疮性肾炎患者可使用环磷酰胺静脉冲击或口服霉酚酸酯诱导治疗，并用霉酚酸酯或硫唑嘌呤维持治疗，霉酚酸酯为目前公认的一线维持治疗药物。狼疮性脑病时可使用甲氨蝶呤鞘内注射。

4. 静脉注射人血丙种免疫球蛋白（intravenous immunoglobulin，IVIg）　大剂量IVIg对于合并溶血性贫血、血小板减少及糖皮质激素疗效不满意者可考虑使用。连用5天，2～4周重复1次。

5. 生物制剂　目前正在研发一些针对T细胞和B细胞活化环节的药物，如美国食品和药品管理局（FDA）已经批准抗B淋巴细胞刺激因子（BLyS）单克隆抗体治疗SLE。

6. 其他　中医中药、血浆置换、血液透析和干细胞移植等可依患者病情试用。

任务二　皮肌炎

情境导入

情境：患者，女，63岁，因“面部皮疹6个月，四肢肌肉酸痛无力2个月”入院。患者6个月前面部出现红斑，以两上眼睑、眶周、前额明显，伴肿胀，并有灼热感，光照后皮疹加重。当地医院诊断为过敏性皮炎，应用激素软膏、抗组胺药后有好转，停药后复发。近2个月四肢肌肉酸痛无力，行走不便，易疲劳，有进食梗阻和吞咽困难。门诊检查ANA阳性1：100，CPK 821IU/L，LDH 425IU/L。查体：两上眼睑暗紫色红斑累及眶周、前额、面颊、耳前。两手掌指关节和近端指尖关节伸面红斑，丘疹呈线状排列。后背、前颈部红色斑片。间杂片状色素沉着和色素减退斑。双上肢肌力4级，双下肢肌力3级，下蹲站起困难，四肢近端肌肉有压痛，颈肌活动受限，平躺后不能抬离枕头。

思考：1. 该患者初步诊断是什么？

2. 应如何治疗？

皮肌炎（dermatomyositis）是一种主要累及皮肤和横纹肌的自身免疫性疾病，以亚急性和慢性发病为主。通常包括皮肤、肌肉两方面病变，也可表现为单一病变。任何年龄均可发病，有儿童期和40～60岁两个发病高峰。男女患者之比约为1：2。本病可分为6种类型：①多发性肌炎（polymyositis）；②皮肌炎；③合并恶性肿瘤的皮肌炎或多肌炎；④儿童皮肌炎或多肌炎；⑤合并其他结缔组织病的皮肌炎或多肌炎；⑥无肌病性皮肌炎。

一、病因和发病机制

本病病因尚不明确，可能与以下因素有关。

1. 自身免疫　部分患者体内可检测到多种肌炎特异性自身抗体，最常见的阳性自身抗体为抗Jo-1（组氨酰tRNA合成酶）抗体、抗PL-7（苏氨酰tRNA合成酶）抗体以及抗肌凝蛋白抗体等。病变肌肉和皮损中的血管周围有$CD4^+$ T淋巴细胞浸润，血管壁有IgG、IgM和C3沉积。免疫抑制疗法有效。

2. 感染　儿童皮肌炎患者发病前常有上呼吸道感染病史，血清中抗柯萨奇病毒抗体滴度较高；

多发性肌炎患者常检出鼠弓浆虫 IgM 抗体，且抗弓浆虫治疗有效；部分患者可能与 EB 病毒或小 RNA 病毒感染有关。

3. 肿瘤 本病可合并恶性肿瘤，常见的肿瘤有鼻咽癌、乳腺癌、卵巢癌、肺癌、胃癌等，肿瘤得到有效治疗后，皮肌炎症状可缓解；肿瘤复发，则皮肌炎症状常加重。

4. 遗传 皮肌炎患者 HLA-B8、HLA-DR3、HLA-DR52、HLA-DR6、HLA-DR7 等位基因阳性率高。

二、临床表现

主要有皮肤症状和肌肉受累的症状。

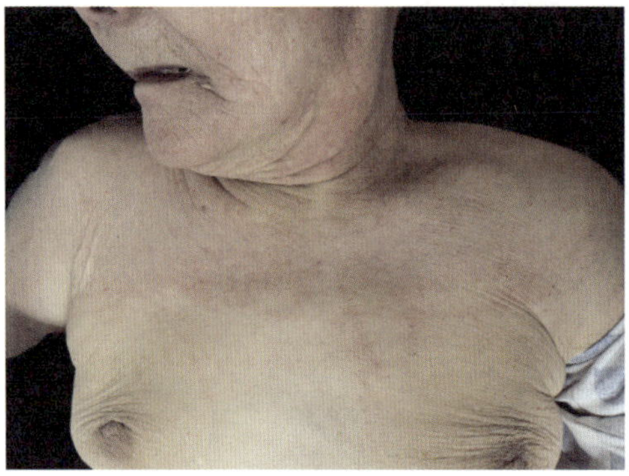

图 10-4 面部及躯干红斑

1. 皮肤表现 特征性皮损如下。

（1）眼睑紫红色斑 以双上眼睑为中心的水肿性紫红色斑片，可累及面颊和头皮，具有很高的诊断特异性（图 10-4）。

（2）Gottron 丘疹 即指指关节、掌指关节伸侧的扁平紫红色丘疹，多对称分布，表面附着糠状鳞屑，约见于 1/3 患者（图 10-5）。

（3）皮肤异色症（poikiloderma） 部分患者面、颈、上胸躯干部在红斑鳞屑基础上逐渐出现褐色色素沉着、点状色素脱失、点状角化轻度皮肤萎缩、毛细血管扩张等，称为皮肤异色症或异色性皮肌炎（poikilodermatomyositis）（图 10-6）。

其他尚有头皮、前胸 V 字区红斑，手背部和四肢伸侧糠状鳞屑红斑，甲周红斑、甲皱襞毛细血管扩张、甲小皮角化，雷诺现象，血管炎性损害脱发，光敏感等。无明显自觉症状，亦可瘙痒，甚至剧烈瘙痒，特别是背部和四肢伸侧有红斑鳞屑者。部分儿童皮肌炎患者可在皮肤、皮下组织、关节周围及病变肌肉处发生钙质沉着症。

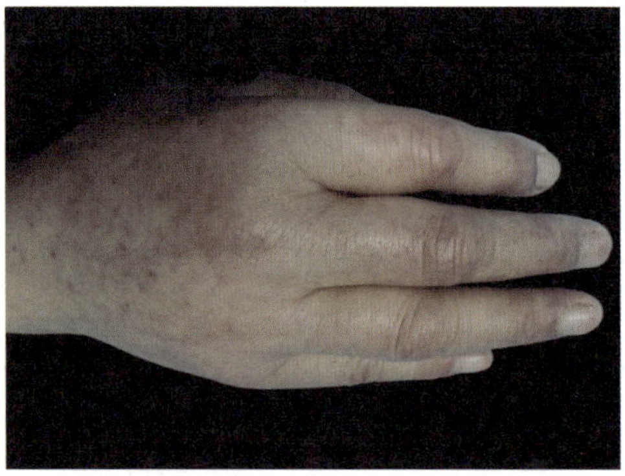

图 10-5 Gottron 丘疹

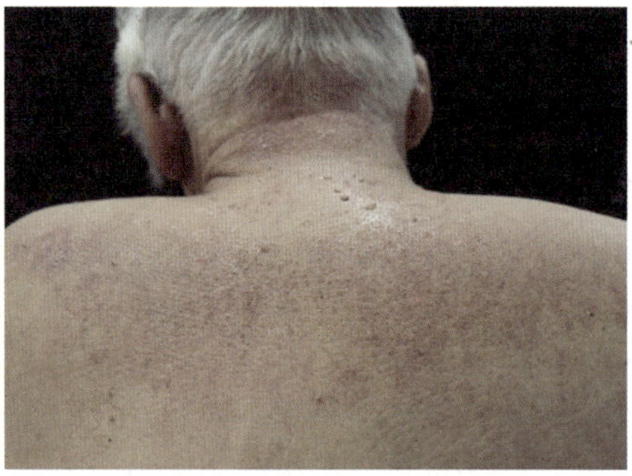

图 10-6 皮肤异色症（背部）

2. 肌炎表现 主要累及横纹肌，亦可累及平滑肌，表现为受累肌群无力、疼痛和压痛。最常侵犯四肢近端肌群、肩胛带肌群、颈部和咽喉部肌群，出现相应临床表现，如举手、抬头、上楼、下蹲、吞咽困难及声音嘶哑等，严重时可累及呼吸肌和心肌，出现呼吸困难、心悸、心律失常，甚至心力衰竭。急性期由于肌肉炎症、变性，受累肌群还可出现肿胀、自发痛和压痛。少数严重患者可卧床不起，自主运动完全丧失。仅有肌肉症状而无皮肤表现者称多发性肌炎。

3. 伴发恶性肿瘤 约 20% 成人患者合并恶性肿瘤，40 岁以上者发生率更高。各种恶性肿瘤均可发生，如鼻咽癌肺癌、肝癌、膀胱癌、淋巴瘤，女性患者还可合并乳腺癌、卵巢癌。恶性肿瘤可发生在患皮肌炎之前或之后，也可与皮肌炎同时发现。部分患者恶性肿瘤控制后皮肌炎亦好转。

4. 其他类型 包括 Banker 型和 Brusting 型，前者呈急性经过，发热、白细胞增多、吞咽困难，可发生广泛血管炎，累及消化道致胃肠道穿孔或出血，但无钙质沉着，糖皮质激素无效，死亡率高。后者慢性经过，无发热、吞咽困难及内脏病变，但常有钙质沉着，糖皮质激素有效，预后较好。

患者可有不规则发热、消瘦、贫血、肝脾淋巴结肿大、末梢神经炎，少数患者出现雷诺现象，关节肿胀疼痛似类风湿或风湿性关节炎，常并发间质性肺炎、肺纤维化导致肺通气功能低下，肾脏损害少见。恶性肿瘤、心肺受累是患者死亡的主要原因。

三、辅助检查

1. 血清肌酶 95%以上患者急性期有肌酸激酶（CK）、醛缩酶（ALD）、乳酸脱氢酶（LDH）、门冬氨酸氨基转移酶（AST）、丙氨酸氨基转移酶（ALT）升高，其中 CK 和 ALD 特异性较高，LDH 升高持续时间较长；肌酶升高可早于肌炎，有效治疗后逐渐下降。

2. 肌电图 应取疼痛和压痛明显的受累肌肉进行检查，表现为肌源性损害相而非神经源性损害。

3. 肌肉活检 取疼痛和压痛最明显或肌力中等减弱的肌肉进行检查，表现为肌肉炎症和间质血管周围淋巴细胞浸润。

4. 肌肉磁共振成像 可发现局部损害。

5. 心电图 可发现心肌炎、心律失常。

6. 胸片 可发现间质性肺炎、胸部肿瘤。

7. 其他 血清肌红蛋白在肌炎患者中可迅速升高，可早于 CK 出现，有助于肌炎的早期诊断；尿肌酸排出增加，常超过 0.2g/d；部分患者 ANA 阳性，少数患者抗 Jo-1 抗体、抗 PL-7 抗体抗肌凝蛋白抗体等阳性。其他尚有血沉加快、贫血、白细胞增多、C 反应蛋白阳性等。

8. 组织病理学 皮肤病理变化无特异性，可有表皮萎缩、基底细胞液化变性、血管和附属器周围淋巴细胞浸润等。肌肉基本病理变化为肌纤维变性和间质血管周围炎性病变，可见肌纤维肿胀、横纹消失、断裂、透明变性、颗粒和空泡变性，间质血管周围淋巴细胞浸润；晚期有肌肉纤维化和萎缩。

四、诊断和鉴别诊断

本病的诊断依据主要有：①典型皮损；②对称性四肢近端肌群和颈部肌无力；③血清肌酶升高；④肌电图为肌源性损害；⑤肌肉活检符合肌炎病理改变。确诊为皮肌炎需具有上述 3～4 项标准，加上典型皮损；确诊为多发性肌炎需具备 4 项标准，无皮损。

皮肌炎需与系统性红斑狼疮、系统性硬皮病等进行鉴别；多发性肌炎需与重症肌无力、进行性肌营养不良、感染性肌病等进行鉴别。

五、预防和治疗

1. 一般治疗 急性期应卧床休息，避免日晒，注意保暖，预防感染加强营养（高蛋白、高维生素、高热量、低盐饮食），积极排查恶性肿瘤；慢性期加强功能锻炼。

2. 糖皮质激素 选用不含氟的激素，剂量取决于病情严重程度，初始量泼尼松 0.5～1.5mg/(kg·d)，待病情控制后逐渐减至维持量，一般以 10～15mg/d 维持 2～3 年以上。危重患者可试用甲基泼尼松龙 1.0g/d 或静脉注射人血丙种免疫球蛋白连续 3 天冲击治疗。

3. 免疫抑制剂 可与激素合用或单独使用，如环磷酰胺、甲氨蝶呤、硫唑嘌呤、环孢素 A 等。

中药雷公藤总苷也有一定疗效。

4. 其他蛋白同化剂 如苯丙酸诺龙肌内注射对肌力恢复有一定作用；儿童皮肌炎及怀疑与感染相关者，宜配合抗感染治疗；白芍总苷、转移因子、胸腺素等可调节机体免疫功能，增强抵抗力；钙质沉着症患者可试用氢氧化铝和低钙饮食，必要时手术切除。

5. 皮损治疗 可外用遮光剂、润肤剂、他克莫司、吡美莫司软膏和糖皮质激素制剂，皮损明显及有光敏感者可予以沙利度胺、氯喹或羟氯喹以及抗组胺药治疗。

任务三 硬皮病

情境导入

情境：患者，女，42 岁，因“双手遇冷发白发紫 5 年，全身皮肤硬化半年”就诊。患者 5 年前双手出现阵发性发白发紫，多在寒冷刺激或精神激动后发作，无其他不适，未予诊治。半年前，患者自双手开始出现手指肿胀发亮，手指逐渐变细硬化，并向上发展至前臂、上臂、面部、躯干。查体：面颈部躯干上肢皮肤弥漫水肿性硬化，皮纹消失，不易捏起弥漫色素沉着。背部散在色素减退。面具脸，鼻部变浅，张口轻度受限。双手呈腊肠纸样改变，指腹可见凹陷性瘢痕。甲周毛细血管扩张。

思考：1. 患者初步诊断为什么？

2. 应完善哪些检查？

3. 应如何治疗？

硬皮病（sclerodermna）是一种以皮肤局部或广泛变硬和内脏胶原纤维进行性硬化为特征的结缔组织病。本病呈慢性经过，既可仅累及皮肤，也可同时累及皮肤和内脏。

一、病因和发病机制

目前病因不明，系统性硬皮病主要的发病学说有自身免疫学说、血管学说和胶原合成异常学说，局限性硬皮病可能与外伤或感染有关。其发病机制的核心为各种病理途径激活了成纤维细胞，从而合成过多胶原，导致皮肤和内脏器官的纤维化。

二、临床表现

本病多发于 20～50 岁的中青年，女性发病率约为男性的 3 倍。按累及范围可分为局限性硬皮病和系统性硬皮病两型。

1. 局限性硬皮病（localizedscleroderma） 病变主要累及皮肤，一般无内脏受累。依据皮损可分为点滴型、斑块状、线状和泛发性硬斑病，其中点滴型和泛发性硬斑病少见。一般无自觉症状，偶有感觉功能减退。

（1）斑块状硬皮病（plaque like morphea） 又称硬斑病（morphea），好发于成人，躯干部多见，但亦可发生于身体各处。皮损特点开始为一个或数个淡红或紫红色水肿性斑状损害，椭圆形或不规则形，钱币大小或更大。数周或数月后，皮损逐渐扩大而中央逐渐出现稍凹陷，且呈象牙或黄白色，皮损周围绕以淡红或淡紫色晕，触之似皮革样硬，久之皮损表面光滑干燥、无汗、毳毛消失。病程慢性，数年后皮损停止扩展，硬度减轻，局部萎缩变薄留有色素加深或减退。因病变较表浅，不累及筋膜，故一般不影响肢体功能。皮损多发时称泛发性硬斑病（generalized morphea）。

（2）线状硬皮病（linearscleroderma）　好发于少年儿童，条状皮损常沿单侧肢体或肋间神经呈线状分布，皮损变化同斑块状硬皮病，但常进展迅速，皮肤较快硬化，累及皮下组织、肌肉、筋膜，最终硬化并与下方组织粘连，可引起肢体挛缩及骨发育障碍，当皮损跨关节时可致运动受限（图 10－7）。皮损发生在面额部中央时，由于皮肤、皮下组织和颅骨萎缩，表现为局部呈线状显著凹陷，菲薄的皮肤紧贴于骨面，形成所谓刀砍状硬皮病（frontoparietal），有时合并颜面偏侧萎缩，累及头皮时可出现脱发。下肢病变可伴有隐性脊柱裂。

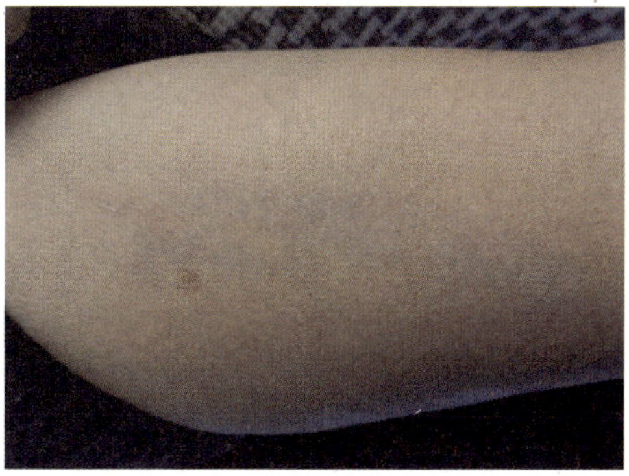

图 10－7　线状硬皮病（肢体）

2. 系统性硬皮病（systemic scleroderma）　又称系统性硬化症（systemic sclerosis）。好发于中青年女性，病变不仅侵犯皮肤，同时可累及内脏多器官系统，故病情常较重。临床上分为肢端型和弥漫型两型，肢端型约占系统性硬皮病的 95%，多先有雷诺现象，皮肤硬化常自手、面部开始，病程进展较缓慢；弥漫型仅占 5%，无雷诺现象和肢端硬化，开始即为全身弥漫性硬化，病情进展较快，多在 2 年内发生全身皮肤和内脏广泛硬化，预后差。其临床表现如下。

（1）前驱症状　雷诺现象为最常见的首发症状，几乎见于 90% 患者，表现为遇冷后双手出现阵发性苍白、发冷、麻木，后变青紫，再转为潮红。同时可有不规则发热、关节痛、食欲减退、体重下降等症状。

（2）皮肤损害　为本病标志性损害。双手、面部最先累及，渐累及前臂、颈、躯干，呈对称性。皮损依次经历肿胀期、硬化期、萎缩期。早期皮肤肿胀、有紧绷感，其后发生皮肤硬化，表面光滑，呈蜡黄色，皮肤坚实发紧，不易捏起。随病情进展，皮肤、皮下组织、肌肉均可萎缩，皮肤直接贴附于骨面。典型面部损害表现为“假面具脸”，即面部弥漫性色素沉着、缺乏表情皱纹减少、鼻尖锐似“鹰钩”、唇变薄、唇周出现放射状沟纹、鼻尖锐似鹰钩，张口伸舌受限。双手则手指硬化呈腊肠状，手指半屈曲呈爪样，指端及指关节伸侧皮肤可发生坏死和溃疡，不易愈合，亦可见瘢痕，甲周毛细血管扩张、出血，胸部皮肤受累时似着铠甲，可影响呼吸运动。受累皮肤出汗减少、皮脂缺乏，肘、膝和手指等处皮肤可发生钙沉着，亦可发生色素沉着或色素减退改变，但片状色素减退斑中常有毛囊性色素岛。

（3）骨关节和肌肉损害　大小关节均可出现肿痛、僵硬，手指关节受累时关节间隙变窄，可致畸形，可有末节指（趾）骨吸收。肌肉受累表现为肌无力、肌痛及肌萎缩。颞颌关节亦可受累，牙槽骨吸收可致牙齿松动脱落。

（4）血管损害　表现为血管（特别是动脉）内膜增生、管腔狭窄并引起心肺肾功能受损，对寒冷及情绪刺激的舒缩反应异常。

（5）内脏损害　内脏器官纤维化，功能逐步减退。大多数患者有胃肠道受累，表现为胃肠道硬化，致张力缺乏、运动障碍，可引起食道性吞咽困难、反流性食道炎、胃肠蠕动减慢、吸收不良、便秘或腹泻。多数患者肺部受累，表现为双肺间质性纤维化，致换气功能障碍而引起呼吸困难，肺功能试验异常，可并发气胸、肺炎肺动脉高压等症状。心脏受累与心肌纤维化和肺小动脉炎相关，可出现心包炎、心律失常、心电图改变和心功能不全。尸检时肾脏受累发生率高，但临床检查的阳性率低，常见于疾病晚期，一旦出现则为疾病严重的标志，可出现蛋白尿、血尿、肾功能不全等。其他尚可有周围神经炎和视网膜病变等。心力衰竭、肾衰竭、肺纤维化是患者死亡的主要原因。

CREST 综合征是肢端硬皮病的一种亚型，包括皮肤钙化（calcinosiscutis）、雷诺现象（Raynaud's phenomenon）、食管功能异常（esophageal dysmotility）、肢端硬化（sclerod－actyly）和毛细血管扩张

(telangiectasia)，由于系统受累有限，病程缓慢，故预后较好。

三、辅助检查

局限性硬皮病患者实验室检查一般无明显异常。系统性硬皮病患者可有缺铁性贫血、血沉增快、γ球蛋白升高、类风湿因子和冷凝集素或冷球蛋白阳性等改变，并可查出多种自身抗体，90%患者ANA阳性，核仁型多见，也可见斑点型；伴发雷诺现象者常可检测到抗U1RNP抗体，抗着丝点抗体为CREST综合征的标记抗体，而抗Scl-70抗体是系统性硬皮病的标志抗体。各内脏器官受累时进行相关检查可出现相应改变。

组织病理学改变主要发生在血管和胶原纤维。病变初期，真皮血管周围以淋巴细胞为主轻度浸润，真皮内间质水肿；逐渐至血管周围的淋巴细胞浸润消退，真皮中下层胶原纤维肿胀；进而发展至血管内膜增生、管壁增厚、管腔变窄甚至闭塞，胶原纤维均质化并增生肥厚，弹力纤维减少，增生的胶原纤维可直达汗腺，取代其周围的脂肪组织，致小汗腺处于增厚的真皮内而非正常的真皮与皮下组织交界处，毛囊、皮脂腺、汗腺明显减少甚至消失，皮肤钙沉着时可见相关变化。内脏损害主要表现为间质纤维化和血管壁增厚，管腔变窄甚至闭塞。

四、诊断和鉴别诊断

本病因有特殊的皮肤表现，诊断不难。局限性硬皮病应注意与硬化性萎缩性苔藓、类脂质渐进性坏死进行鉴别，系统性硬皮病应注意与SLE、皮肌炎和混合结缔组织病等进行鉴别。

五、治疗

1. 局限性硬皮病 早期患者可外用糖皮质激素，亦可皮损内注射；线状硬皮病特别是跨关节者，应注意关节活动，配合各种理疗，以预防关节挛缩、活动受限。

2. 系统性硬皮病 应避免过度紧张和精神刺激，注意保暖、戒烟、避免外伤，进食高营养食物，既要注意休息，又要注意关节的功能锻炼。

（1）糖皮质激素　仅用于疾病早期病情进展较快、皮肤肿胀明显伴有关节、肌肉症状时，一般用泼尼松20~45mg/d，病情控制后递减停用，无须长期维持。

（2）抗硬化治疗　D-青霉胺可抑制胶原分子间的交联，成人初始剂量为250mg/d，逐渐增加至1000mg/d，维持量为300~600mg/d；秋水仙碱可抑制胶原的生成或淤积，成人剂量为1mg/d。两种药均见效较慢，常于数月后方见效。

（3）血管痉挛的治疗　可用钙通道阻滞剂（如硝苯地平）、α受体阻断剂（如妥拉唑啉）、血管扩张剂（如前列腺素E）等治疗。

（4）抗凝或降低血黏度　低分子右旋糖酐、阿司匹林、双嘧达莫、蝮蛇抗栓酶6-氨基己酸及尿激酶等。

（5）其他　体外光化学疗法，针对反流性食道炎的奥美拉唑和黏膜保护剂，针对肾病的血管紧张素转化酶抑制剂等。

（6）中医中药　多用通经活络、活血化瘀、改善微循环药物，并应辨证施治，予以温补脾肾，常亦需较长时间服药。

（7）外用药物治疗　手指溃疡时应清创，外用抗生素和血管扩张剂软膏以促进愈合，伴疼痛的钙化结节者可行外科手术切除。

答案解析

目标检测

选择题

A 型题

1. 紫外线对 LE 的影响是（ ）
   A. 无变化 B. 减轻 C. 加重
   D. 变形 E. 无密切关系
2. 长期服用氯喹，应注意定期进行（ ）
   A. 心脏检查 B. 尿常规检查 C. 心电图检查
   D. 肝功能检查 E. 眼科检查
3. 治疗 SLE 的主要药物是（ ）
   A. 免疫抑制剂 B. 血浆置换 C. 免疫球蛋白
   D. 泼尼松 E. 青霉素
4. 皮肌炎做肌电图时应选取何处检查（ ）
   A. 疼痛和压痛最明显肌肉 B. 正常肌肉 C. 肌力中等减弱肌肉
   D. 肿胀肌肉 E. 四肢肌肉
5. 皮肌炎患者肌肉基本病理变化不包括（ ）
   A. 肌纤维变性 B. 间质血管周围炎性病变 C. 肌肉纤维化
   D. 胶原纤维间黏蛋白沉积 E. 肌肉萎缩
6. 诊断皮肌炎的标准不包括（ ）
   A. 血清肌酶升高 B. 肌肉活检符合肌炎病理改变
   C. 对称性近端肌群和颈部肌无力 D. 心电图异常
   E. 肌电图为肌源性损伤
7. 硬皮病多发于（ ）
   A. 儿童 B. 青少年 C. 中青年
   D. 老年人 E. 男性
8. 系统性硬皮病最常见的首发症状是（ ）
   A. 雷诺现象 B. 不规则发热 C. 关节痛
   D. 食欲减退 E. 皮肤硬化
9. 系统性硬皮病标志性损害是（ ）
   A. 骨关节损害 B. 内脏损害 C. 血管损害
   D. 皮肤损害 E. 雷诺现象

书网融合……

重点小结 习题

项目十一　大疱性皮肤病

PPT

学习目标

知识目标：通过本项目的学习，掌握天疱疮和大疱性类天疱疮的临床表现；熟悉天疱疮和大疱性类天疱疮的组织病理学表现。

技能目标：具备运用皮肤组织活检等方法诊断皮肤天疱疮和大疱性类天疱疮，以及帮助、指导患者正确治疗皮肤疱病的能力。

素质目标：养成认真细致的学习态度和良好的医德医风，建立尊重患者人格、保护患者隐私的职业素养，体现人文关怀精神。

大疱性皮肤病是指一组发生在皮肤及黏膜，以水疱、大疱为基本皮肤损害的疾病。临床上有较多疾病均可表现为皮肤发疱，按机制可分为遗传性、自身免疫性、获得性等，或分为炎症性、非炎症性等。本章仅介绍自身免疫性大疱性皮肤病中的天疱疮和大疱性类天疱疮。

任务一　天疱疮

情境导入

情境：患者，女，53 岁。因“口腔糜烂、全身水疱 3 年”就诊。3 年前，无明显诱因，患者口腔出现水疱、糜烂，躯干出现水疱，疱易破，黄豆大小。后该皮损逐渐增多。查体：口腔片状糜烂面，躯干散发黄豆至鸡蛋大小糜烂面；少量松弛性清亮水疱。

思考：1. 该患者考虑何诊断？

2. 需要做哪些检查以确诊？

3. 应如何治疗？

天疱疮（pemphigus）是一组现慢性、复发性、表皮内大疱疾病，由自身抗体针对桥粒蛋白作用，导致表皮棘细胞间松解引发。特点是皮肤及黏膜出现松弛性水疱或大疱，疱易破呈糜烂面，棘细胞松解征（Nikolsky sign，尼氏征）阳性，组织病理为表皮内水疱，血清中和表皮细胞间存在 IgG 型的抗桥粒芯糖蛋白抗体（天疱疮抗体）。天疱疮分为三个主要类型：寻常型天疱疮（PV）、落叶型天疱疮（PF）和副肿瘤性天疱疮（PNP）。

一、病因和发病机制

病因目前尚不明确。桥粒是复层鳞状上皮细胞间最主要的黏附连接结构。天疱疮患者血清中存在抗角质形成细胞表面的 IgG 抗体。寻常型天疱疮和落叶型天疱疮的抗原靶点是桥粒，针对桥粒的 IgG 抗体破坏桥粒的黏附功能，使角质形成细胞 - 细胞间的黏附功能丧失，导致表皮棘层松解和松弛性水疱形成，这是天疱疮的基本病理生理过程。

天疱疮抗原（pemphigus antigen）是表皮棘细胞间桥粒的结构蛋白，即 Dsg，分为寻常型天疱疮抗原（pemphigusvulgarisantigen，PVA）即 Dsg3 和落叶型天疱疮抗原（pemphigusfoliaceusantigen，PFA）即 Dsg1。

二、临床表现

本病多好发于中年人，男性多于女性；临床多数患者表现为寻常型天疱疮、落叶型天疱疮、特殊类型天疱疮（IgA 型天疱疮、疱疹样天疱疮、药物性天疱疮、副肿瘤性天疱疮等）。本文重点介绍较典型及相对常见的寻常型及落叶型。

1. 寻常型天疱疮（pemphigus vulgaris） 是最常见和严重的类型，多累及中年人，儿童罕见。好发于口腔、胸、背、头部，严重者可泛发全身，口腔黏膜受累几乎见于所有患者，多为首发表现，个别甚至仅有口腔损害。典型皮损为外观正常皮肤上发生水疱或大疱，或在红斑基础上出现大疱，疱壁薄、易破，尼氏征阳性，易破溃形成痛性糜烂面，渗液较多，可结痂，但愈合倾向很小，甚至没有（图 11－1）。糜烂面愈合后常遗留色素沉着斑，无瘢痕形成。瘙痒并不常见。若继发感染，则伴有臭味。

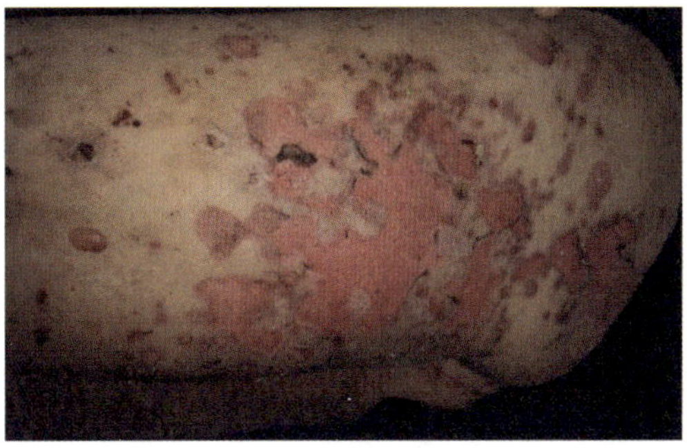

图 11－1　寻常型天疱疮

寻常型天疱疮累及黏膜可扩展到其他黏膜部位，如眼睛、鼻子、食道、外阴、阴道、子宫颈和肛门。因此，可出现眼部刺激、吞咽困难、声音嘶哑、阴道刺激和性交困难，曾有食道黏膜剥脱报道。掌跖较少受累。本型预后在天疱疮中最差，死亡原因多为长期、大剂量应用糖皮质激素等免疫抑制剂后引起的感染等并发症及多脏器功能衰竭，也可因病情持续发展导致大量体液丢失、感染、低蛋白血症、恶病质而危及生命。

2. 增殖型天疱疮（pemphigus vegetans） 少见，是寻常型天疱疮的“亚型”，其抗原成分与寻常型一致。好发于皱褶部位（如腋窝、乳房下、腹股沟）、腔口部位（如外阴、肛门周围、鼻唇沟）及四肢等，口腔黏膜损害出现较迟且轻。皮损最初为薄壁水疱，尼氏征阳性，破溃后在糜烂面上迅速进展为乳头状的肉芽增殖；皱褶部位易继发细菌及真菌感染，常有臭味；陈旧的皮损表面略干燥，呈乳头瘤状。病程慢性，预后较好。

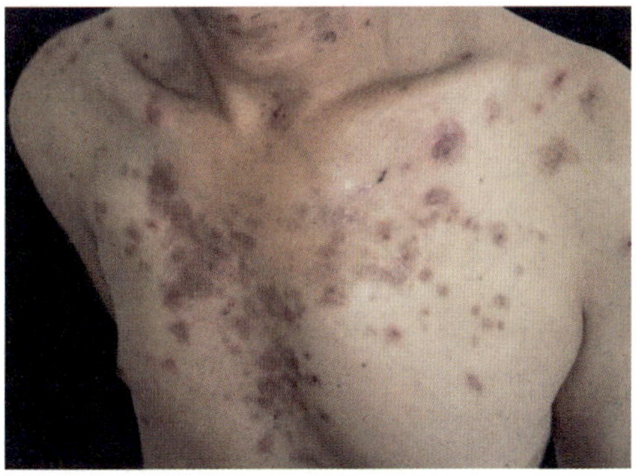

图 11－2　落叶型天疱疮

3. 落叶型天疱疮（pemphigus foliaceus） 多累及中老年人。好发于头面及胸背上部，口腔黏膜受累少，即使发生也较轻微。水疱常发生于红斑基础上，尼氏征阳性，疱壁更薄，更易破裂，糜烂不显著，在表浅糜烂面上覆有黄褐色、油腻性痂和鳞屑，如落叶状，痂下分泌物被细菌分解可产生臭味（图 11－2）。与寻常型相比，本型病情较轻。

4. 红斑型天疱疮（pemphiguserythematosus） 是落叶型天疱疮的“亚型”，其抗原成分与落叶型一致。好发于头面、躯干上部与上肢等暴露或皮脂腺丰富部位，一般不累及下肢与黏膜；皮损除有常见的糜烂、结痂与水疱外，更多见的是红斑鳞屑性损害，伴有角化过度，面部皮损多呈蝶形分布，躯干部皮损与脂溢性皮炎相似；部分患者血清中可检测到抗核抗体和类风湿因子，基底膜有免疫球蛋白沉积，需与红斑狼疮鉴别；个别会发展为落叶型天疱疮，预后多良好。

三、诊断和鉴别诊断

表 11－1 寻常型天疱疮和落叶型天疱疮的特点

	临床表现	HE 病理	直接免疫荧光	间接免疫荧光	血清学
寻常型天疱疮	以口咽黏膜为主的疼痛性水泡和糜烂；症状包括吞咽困难、声音嘶哑、阴道刺激、性交疼痛；掌跖幸免	基底上棘层溶解，基底角质形成细胞沿基底膜保留（“墓碑效应”）	表皮内细胞间 IgG 沉积	IgG 循环抗体	黏膜皮肤型：抗 Dsg1 阳性＋抗 Dsg3 阳性 黏膜主导型：抗 Dsg1 阴性＋抗 Dsg3 阳性
落叶型天疱疮	疼痛的水泡和糜烂，没有黏膜受累；皮肤受累主要集中在脂溢性部位（头皮、面部、上肢）	上表皮棘层溶解，邻近或在颗粒层内，导致角膜下裂隙。如果存在明显的嗜酸性粒细胞，考虑药物性天疱疮	表皮内细胞间 IgG 沉积	IgG 循环抗体	仅存在抗 Dsg1

根据临床表现和病理、血清学，本病不难诊断。需与主要应与大疱性类天疱疮、重症型多形红斑及大疱性表皮松解型药疹等进行鉴别。

四、治疗

治疗目的在于控制新皮损的发生，防止复发；治疗关键在于糖皮质激素等免疫抑制剂的合理应用，同时防止并发症。

1. 一般治疗 加强支持疗法，给予营养丰富的易消化饮食；预防和纠正低蛋白血症，注意水、电解质与酸碱平衡紊乱。

2. 局部护理 对皮肤、黏膜糜烂面的护理和防止继发感染是降低死亡率、提高疗效的重要环节。每天用生理盐水棉球擦拭黏膜糜烂处，对皮肤损害广泛者采用暴露疗法，注意房间温度、清洁度并保持通风、干燥；如病房条件差可用油纱布遮盖糜烂面；对糜烂面感染者外用或全身给予敏感抗生素。

3. 系统药物治疗

（1）糖皮质激素 是治疗的一线药物。疾病早期阶段需要给予充分的治疗。初始剂量根据类型、病情严重程度而定，黏膜损害重、皮损范围广者可选择静脉给药。治疗是否有效以有无新水疱出现为标准，如在 1 周内无明显的新水疱出现，表明剂量足够，反之应加量或加用其他免疫抑制剂；在无新水疱出现 2 周后即可逐渐减量，减量过程宜缓慢，以防复发；在皮损大多消退后可予小剂量泼尼松长期维持，直至停止治疗；对少数皮损非常局限的患者（如仅发生于头皮或口腔）可行皮损内注射。

（2）其他免疫抑制剂 对于中至重度患者，为提高疗效、减少糖皮质激素用量，可在治疗初始或在单用糖皮质激素效果不显著时联合应用，如一线免疫抑制剂硫唑嘌呤（AZP）或吗替麦考酚酯（MMF）和二线免疫抑制剂环磷酰胺（CTX）等。近 10 年来，生物制剂抗 CD20 单抗（利妥昔单抗）用于治疗对常规治疗无反应的患者，2018 年获得 FDA 批准，并逐渐成为中重度 PV 的一线治疗选择。

（3）其他治疗 静脉注射人血丙种免疫球蛋白主要用于常规治疗无效或出现激素或免疫抑制剂禁忌证的患者，与以上药物联合应用可显著提高疗效，减少感染等并发症。顽固患者可试用免疫吸附、血浆置换等。天疱疮最主要的死亡原因是继发感染，预防的关键是避免不必要的超量使用糖皮质激素等免疫抑制剂，其次是尽快找到感染依据，给予敏感抗生素。

4. 展望 目前正在努力开发新的、更安全的治疗方法。针对致病性免疫途径的靶向治疗已逐渐被引入并用于天疱疮的治疗或临床试验，如 BAFF 抑制剂、BTK 抑制剂、CAAR－T 治疗、FcRn 拮抗剂、TNF-α 抑制剂等。此外，IL－4Rα 抗体、IL－17 阻断剂、mTOR 途径抑制剂、CTLA－4Ig 和 p38

MAPK 抑制剂理论上是治疗天疱疮的有希望的方法。

任务二 大疱性类天疱疮

情境导入

情境：患者，女，73 岁。因“全身水疱 3 年”就诊。3 年前，无明显诱因，患者躯干出现水疱，疱壁紧张，不易破，黄豆至鸡蛋大小。

思考：1. 该患者考虑何诊断？

2. 需要做哪些检查以确诊？

3. 应如何治疗？

大疱性类天疱疮（bullouspemphigoid，BP）是一种好发于老年人的自身免疫性表皮下大疱病。主要特征是厚壁、紧张不易破的大疱，组织病理为表皮下水疱，免疫病理显示基底膜带 IgG 和（或）C3 沉积，血清中存在针对基底膜带成分的自身抗体。

一、病因和发病机制

本病病因未明。BP 是一种免疫介导的疾病，发生的体液免疫和细胞免疫直接针对两个已明确特征自身抗原：BP 抗原 180（BP180）和 BP 抗原 230（BP230），这两种抗原都是半桥粒的成分。半桥粒存在多种复层上皮，能促进表皮与基底黏附的复合物。BP 患者有涉及针对半桥粒 BP180 和（或）BP230 的自身抗体，导致真皮－表皮交界处的脱离以及水疱的形成。

二、临床表现

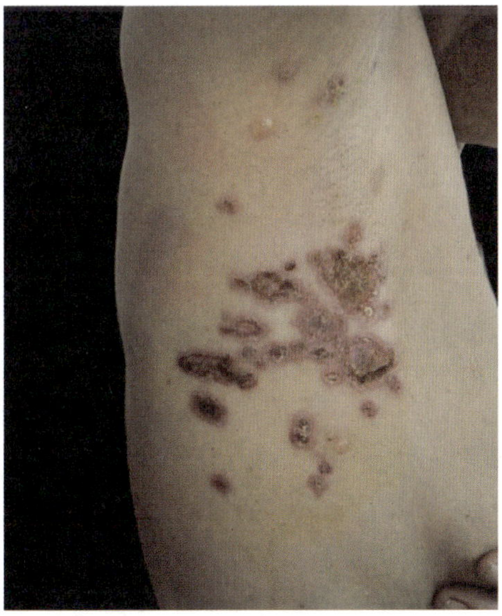

图 11－3 大疱性类天疱疮

本病多见于 60 岁以上的老年人。BP 可分为非大疱期和大疱期，非大疱期临床表现多样，容易误诊，如呈现湿疹样或结节性痒疹样皮损；典型大疱表现为：好发于胸腹部和四肢近端及手、足部，面颈部受累偏少。典型皮损为在外观正常的皮肤或红斑的基础上出现紧张性水疱或大疱，疱壁较厚，呈半球状，直径可从 <1cm 至数厘米，疱液清亮，少数可呈血性，疱不易破，破溃后糜烂面常覆以痂或血痂，可自愈，成批出现或此起彼伏，尼氏征阴性。少数患者也可出现口腔等黏膜损害，但较轻微。多伴有不同程度瘙痒。本病进展缓慢，治愈后可有持续数周至数个月的炎症后色素沉着，少见瘢痕遗留。如不予治疗，可持续数个月至数年，也会自发性消退或加重，预后好于天疱疮。死亡原因多为长期患病引起的机体消耗性衰竭和长期使用糖皮质激素引起的并发症及多脏器功能衰竭。

三、诊断和鉴别诊断

表 11－2 大疱性类天疱疮的特点

A. 临床表现	1. 皮肤上多处发痒的红斑 2. 皮肤上有多个紧张的大疱和糜烂 3. 非感染性大疱和黏膜糜烂
B. 实验室检查	1. 组织病理学：表皮下大疱 2. 间接免疫荧光检测血清抗基底膜区 IgG 抗体 3. 血清抗 BP180 抗体＋、抗 BP230 抗体＋
C. 鉴别诊断	大疱性表皮松解症、虫刺、荨麻疹血管炎、卟啉症、多形性红斑、药疹、皮肤淀粉样变、大疱性红斑狼疮
诊断标准	满足 A 1～3 中任一项，同时 B1＋B2 或者 B3，排除 C；或满足 1 中任一项，B2＋B3，同时排除 C

四、治疗

治疗目的在于控制新皮损的发生和严重瘙痒等症状，防止过大的紧张性水疱和糜烂面造成的继发病变。治疗关键在于糖皮质激素等免疫抑制剂的合理应用。

1. 一般治疗 加强支持疗法，给予富于营养的易消化饮食；对水疱、大疱数量多者应适量补充血浆或白蛋白，预防和纠正低蛋白血症。

2. 局部护理 对大疱可在疱底部用灭菌刀剪将疱划破或用针筒将疱液抽出，保留疱壁，如有糜烂面，其处理可参考“天疱疮”的治疗。

3. 药物治疗

（1）糖皮质激素 是治疗 BP 的首选药物，分为系统和局部治疗。①系统激素治疗：主要用于泛发性患者，剂量依据损害范围而定，病情控制稳定 2 周可逐渐缓慢减量。由于 BP 患者多为高龄，因此在治疗过程中必须注意观察和预防糖皮质激素的常见不良反应。②外用激素治疗：即局部治疗。由于 BP 多发生于老年人，死亡原因多为与激素相关的并发症和多脏器功能衰竭，因此可通过皮肤用药替代系统用药，主要用于局限型或轻度患者，其方法有强效糖皮质激素软膏如丙酸氯倍他索或卤米松冲击治疗，根据体重与新发水疱数决定用药剂量和次数，均匀涂抹全身但头面部除外。注意皮肤变薄、毛细血管扩张、局部感染等不良反应。

（2）其他免疫抑制剂 如果上述治疗效果不佳或出现激素应用的禁忌证，可联合细胞毒药物，应用方法可参考本项目任务一“天疱疮”。

4. 其他治疗 对轻症患者，可予米诺环素或红霉素与大剂量烟酰胺合用；多西环素和氨苯砜也有一定疗效。以上药物也可与糖皮质激素合用。

5. 展望

（1）利妥昔单抗 近年亦用用来治疗 BP；但与天疱疮相比，利妥昔单抗治疗 BP 的效果较差。BP 患者完全缓解的频率较低，复发率较高，对美罗华治疗的耐受性较低；持续的治疗效果仍充满挑战，需进一步研究。

（2）度普利尤单抗 是一种全人源单克隆抗体，已被批准用于中重度特应性皮炎、重度哮喘、慢性鼻窦炎伴鼻息肉等的治疗。此外，既往较多临床研究及病例报道发现度普利尤单抗对于中重度或难治性 BP 患者的病情有明显的改善作用；然而，一些 BP 患者可能需要比治疗特应性皮炎更高的剂量。本药在 BP 患者中的疗效和远期疗效有待进一步的临床试验证实。此外，还需要更多的研究来确定最佳剂量和治疗间隔以获得最大的益处。

（3）奥马珠单抗 治疗 BP 的有效性报道差异较大。其他如补体系统抑制剂；IL－17 和 IL－23 抑制剂；Jak 抑制剂、新生儿 Fc 抑制剂等都有可能是有前景的治疗方式。

答案解析

目标检测

选择题

A 型题

1. 寻常型天疱疮的病因是（　）

A. 感染　　B. 代谢　　C. 肿瘤

D. 变态反应　　E. 自身免疫性

2. 寻常型天疱疮最早出现病损的部位是（　）

A. 皮肤皱褶处　　B. 口腔　　C. 鼻腔

D. 外生殖器　　E. 肛门

3. 天疱疮患者的水疱位于（　）

A. 表皮内　　B. 表皮下　　C. 真皮浅层

D. 表皮深层　　E. 皮下

4. 大疱性类天疱疮好发于（　）

A. 儿童　　B. 年轻人　　C. 成年人

D. 妊娠妇女　　E. 中老年人

5. 大疱性类天疱疮治疗首选（　）

A. 糖皮质激素　　B. 氨苯砜　　C. 免疫抑制剂

D. 维 A 酸　　E. 输血

书网融合……

重点小结　　习题

项目十二 红斑鳞屑性疾病

PPT

学习目标

知识目标：通过本项目的学习，掌握寻常型银屑病的临床表现、诊断及治疗原则，玫瑰糠疹的症状和治疗原则；熟悉多形性红斑及扁平苔藓的症状特点、诊断和治疗原则；了解银屑病的病因及发病机制、组织病理，多形红斑及扁平苔藓的病因与发病机制。

技能目标：能运用所学知识诊断寻常型银屑病、玫瑰糠疹、多形红斑、扁平苔藓，并具备提出治疗方案的能力。

素质目标：树立红斑鳞屑性疾病的诊疗原则。

本组疾病是一组病因不明，以红斑、丘疹、鳞屑为主要临床表现的皮肤病。

任务一 银屑病

情境导入

情境：患者，男，36 岁，全身红斑、鳞屑伴瘙痒 5 年。患者 5 年前冬季劳累后出现全身散在红斑，其上有鳞屑（图 12－1），给予中药煎服、外用药等治疗，皮损渐消退，后每年均有复发。无家族性及遗传性疾病史，无药物过敏史及传染病史。体格检查：T 37℃，R 20 次/分，P 86 次/分，BP 130/80mmHg。神志清楚，查体合作。心、肺、腹部检查未见异常。颈软，神经系统体征均为阴性。皮肤科检查：躯干、四肢散在分布红色斑块上覆厚层鳞屑，可见蜡滴现象、薄膜现象及点状出血，前发际处及头皮可见散在肥厚性斑块，表面有厚积鳞屑，发呈束状，面部及黏膜部位未累及。

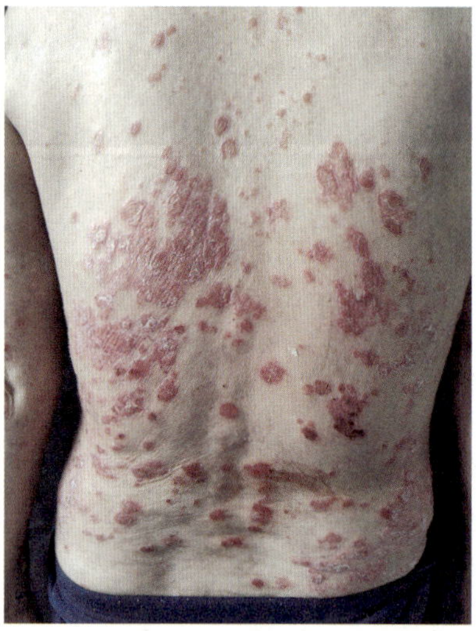

图 12－1 案例图

思考：1. 通过上述问诊，应考虑什么疾病？诊断依据是什么？

2. 本病应注意与哪些皮肤病相鉴别？

3. 如果通过临床表现及鉴别诊断尚不能确诊，应考虑做哪些检查？

4. 应如何选择治疗方案？

银屑病（psoriasis）是一种遗传与环境共同作用诱发的免疫介导的慢性、复发性、炎症性、系统性疾病。典型临床表现为鳞屑性红斑或斑块，局限或广泛分布。多数患者冬季复发或加重，夏季缓解。银屑病可合并心血管疾病、糖尿病、高血压、代谢综合征等多种疾病，严重影响患者的生活质量。

银屑病发病率在世界各地差异很大，与种族、地理位置、环境等因素有关。1984 年中国流行病学调查显示，银屑病患病率为 0.123%，2008 年中国 6 省市银屑病流行病学调查结果为 0.47%，欧美国家的患病率为 2%～4%。

一、病因和发病机制

银屑病的确切病因尚未清楚，但遗传、免疫与环境因素在银屑病的发生中发挥重要作用。

1. 遗传因素　流行病学资料、HLA 分析和全基因组关联研究（genome - wide association study，GWAS）均支持银屑病的遗传倾向。31.26%银屑病患者有家族史，一级亲属和二级亲属的遗传度分别为67.04%和46.59%。父母一方有银屑病时，其子女的发病率约为20%；父母双方患银屑病时，其子女的发病率高达65%。同卵双胞胎和异卵双胞胎之间发病的一致性研究也支持遗传因素对银屑病发病的影响。迄今为止，已发现的银屑病易感位点有 PSORS1-15（其中 PSORS9 为中国汉族人群所特有），已确认的银屑病易感基因有 IL-12B、IL-15、IL-23R、LCE3B/3C/3D、IL-23A、IL-17A、TNFAIP3 等 80 余个，其中中国发现 50%以上。脓疱型银屑病与 IL-36 基因位点相关。关节型银屑病（PsA）与 HLA-B27 等位点相关。

2. 环境因素　双生子研究显示，同卵双生子共患银屑病约占70%，发病一致率未达100%，提示仅有遗传因素不足以引起发病，环境因素在诱发及加重银屑病中起重要作用。易促发或加重银屑病的因素是感染、精神紧张、应激事件、外伤手术、妊娠、肥胖、酗酒、吸烟和某些药物作用等。感染一直被认为是促发或加重银屑病的主要因素，例如点滴状银屑病发病前常有咽部急性链球菌感染史，给予抗生素治疗后病情常好转。精神紧张如应激、睡眠障碍、过度劳累可致银屑病发生、加重或复发，精神紧张缓解后病情也随之减轻。创伤如手术、烫伤或擦伤可使受损局部发生同形反应而诱发银屑病。

3. 免疫因素　T 细胞、树突细胞、中性粒细胞和角质形成细胞等多种细胞，通过 TNF-α、IFN-γ、IL-17 和 IL-22 等细胞因子，引起银屑病特征性变化，包括中性粒细胞浸润、血管生成。活化的树突细胞等可产生 IL-12 和 IL-23，诱导 Th1、Th17 和 Th22 细胞活化或增殖，产生 TNF-α、IL-17和 IL-22 等细胞因子，刺激角质形成细胞过度增殖及产生相关的细胞因子和趋化因子，形成炎症循环。其中 IL-23 和 Th17 细胞发挥了核心作用，IL-23 可促进 Th17 细胞产生IL-17，IL-17 家族中 IL-17A 与银屑病发病机制最为密切。IL-17A 可通过激活信号传导子和转录活化子 1（STAT1）和 STAT3 通路促进角蛋白 K17 表达，参与银屑病发病，靶向抑制 K17 通路可作为银屑病新的治疗策略。上述免疫分子与相应的细胞膜受体结合后，通过 Janus 激酶（JAK）、磷酸二酯酶 4（PDE4）等信号通路传递，引发寻常型银屑病及 PsA。此外，IL-36 通路在脓疱型银屑病尤其是泛发性脓疱型银屑病（generalized pustular psoriasis，GPP）发病中起关键作用。

二、临床表现

根据银屑病的临床特征，可分为寻常型银屑病、关节病型银屑病、脓疱型银屑病、红皮病型银屑病及其他类型银屑病，其中寻常型占90%以上，其他类型多由寻常型银屑病转化而来。

（一）寻常型银屑病

根据皮损特点，寻常型银屑病（psoriasis vulgaris）可分为点滴状银屑病和斑块状银屑病。

1. 点滴状银屑病　发病前2～3周常有溶血性链球菌引起的急性扁桃体炎、上呼吸道感染病史，多发生于青少年。皮疹初发呈向心性分布，多位于躯干和四肢近端，皮损表现为直径1～10mm境界清楚的红色丘疹、斑丘疹，色泽潮红，覆以少许鳞屑，散在分布。实验室检查可出现外周血白细胞及中性粒细胞比例升高、抗链球菌溶血素 O 升高等。点滴状银屑病可能是银屑病首发表现，也可能是斑块状银屑病的急性加重表现。点滴状银屑病多有自限性，部分患者可发展为斑块状银屑病。

2. 斑块状银屑病　占所有银屑病病例的80%～90%。皮损可发生于全身各处，但以四肢伸侧（特别是肘部、膝部）和骶尾部最为常见，常呈对称性。初起皮损为红色丘疹或斑丘疹，逐渐扩展成为边界清楚的红色斑块，上覆厚层银白色鳞屑（图 12－2），可呈多种形态（如点滴状、斑块状、钱币状、地图状、蛎壳状等）。斑块表面通常干燥，脱屑明显，轻刮表面鳞屑成层状，犹如蜡滴，称为蜡滴现象；刮去表面银白色鳞屑后可见一层淡红色、发光、半透明薄膜，称为薄膜现象；再继续刮除薄膜，可见小出血点，称点状出血现象（Auspitz 征），后者是由于真皮乳头顶部迂曲扩张的毛细血管被刮破所致。蜡滴现象、薄膜现象与点状出血现象对银屑病有诊断价值。

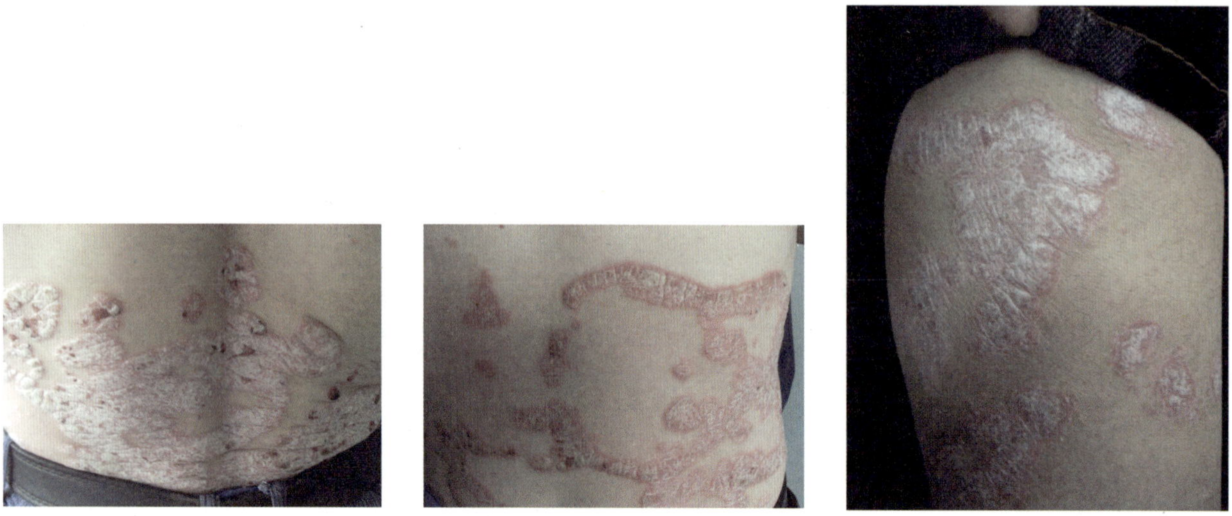

(a)　(b)　(c)

图 12－2　寻常型银屑病

不同部位的皮损也有所差异，面部皮损多为点滴状浸润性红斑、丘疹或脂溢性皮炎样改变；头皮皮损为暗红色斑块或丘疹，上覆厚层鳞屑，境界清楚，常超出发际，头发呈束状（束状发）（图 12－3）；腋下、乳房和腹股沟等皱褶部位常由于多汗和摩擦，导致皮损鳞屑减少并可出现糜烂、渗出及裂隙；少数损害可发生在唇、颊黏膜和龟头等处，颊黏膜损害为灰白色环状斑，龟头损害为边界清楚的暗红色斑块；甲受累多表现为“顶针状”凹陷。患者多自觉不同程度瘙痒。

寻常型银屑病根据病情发展可分为三期。①进行期：旧皮损无消退，新皮损不断出现，皮损浸润炎症明显，周围可有红晕，鳞屑较厚，在外伤、针刺、搔抓、手术、注射等损伤可导致受损部位出现典型的银屑病皮损，称为同形反应（isomorphism）或 Kobner 现象；②静止期：皮损稳定，无新皮损出现，炎症较轻；③退行期：皮损缩小或变平，炎症基本消退，遗留色素减退或色素沉着斑（图 12－4）。

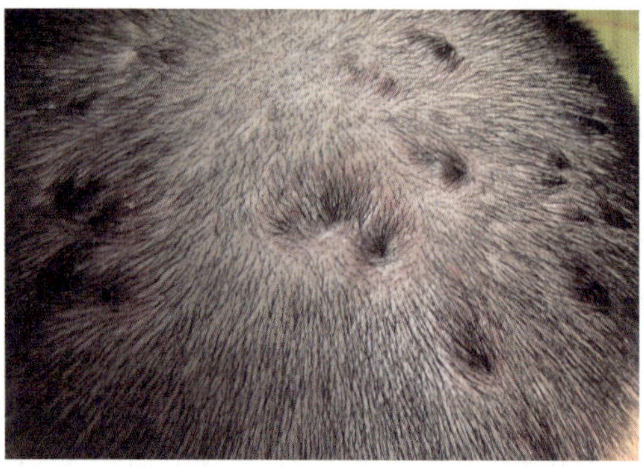

图 12－3　束状发

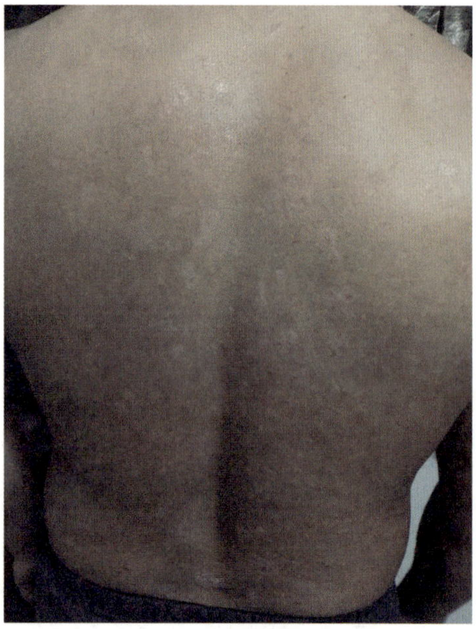

图 12－4　色素减退斑

（二）关节病型银屑病

关节病型银屑病（psoriasisarthropathica，PsA）除皮损外可出现关节病变，后者常与皮损同时出现或先后出现，任何关节均可受累，常累及手足小关节，也可累及四肢大关节，少数可累及骶髂关节及脊柱（图 12－5）。关节损害可轻可重，与皮损无直接相关性。受累关节可表现为关节肿胀、疼痛、晨僵及关节活动受限等，严重者可出现关节畸形，呈进行性发展。病程迁延，易复发，晚期可出现关节强直，导致残疾。可出现滑膜和邻近软组织炎症、附着点炎、指趾炎、新骨形成及严重骨溶解等。甲改变是 PsA 的典型特征，常表现为点状凹陷、甲剥离、甲下角化过度等，点状凹陷是 PsA 远端指间关节受累的特征性表现。

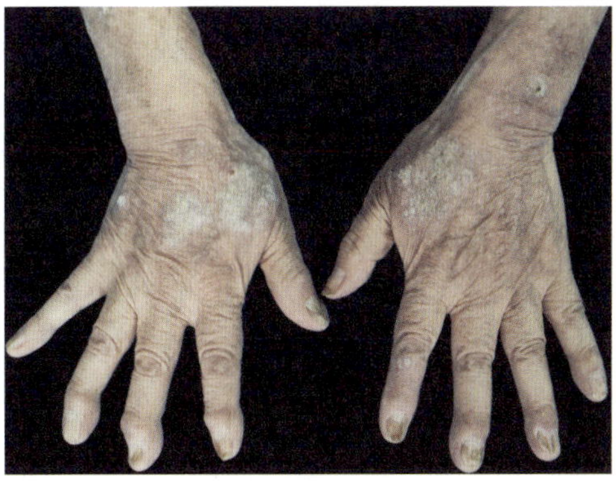

图 12－5　关节病型银屑病

影像学改变可能于疾病早期发生，高频超声及 MRI 检查有助于早期诊断，早期可表现为附着点炎、关节滑膜炎、关节腔积液、滑膜增厚等。X 线检查改变出现较晚，表现为软骨消失、骨质疏松、关节腔狭窄伴不同程度的关节侵蚀和软组织肿胀等。实验室检查可有 C 反应蛋白升高、红细胞沉降率加快等，类风湿因子一般为阴性。脊柱、骶髂关节受累者 HLA-B27 可为阳性。

存在以下一项或者多项定义为严重 PsA：①预后不良指标，包括侵蚀性病变、指（趾）炎、PsA 所致的炎症指标（C 反应蛋白、红细胞沉降率等）升高；②影响功能的长期损伤，如关节变形等；③高度活动的疾病导致生活质量严重受损，如多部位受累的 PsA，或关节功能受限的 PsA；④快速进展的 PsA。

（三）红皮病型银屑病

红皮病型银屑病（psoriasis erythrodermic）是一种少见的重症银屑病，多见于中老年人，多由银屑病在急性期受某些因素刺激或治疗不当诱发，少数由银屑病急性加重演变而来。一般有寻常型或其他类型银屑病病史或家族史。

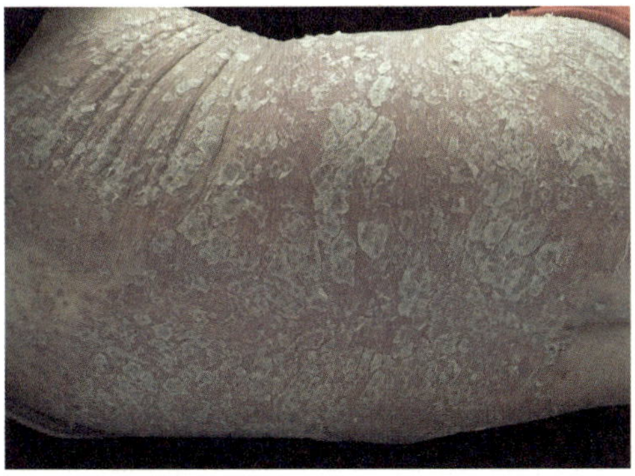

图 12－6　红皮病型银屑病

临床表现为全身弥漫性红斑、浸润肿胀并伴有大量糠状鳞屑，皮损面积大于 90% 体表面积（图 12－6），其间可有片状正常皮肤（皮岛），可伴有瘙痒。因皮肤表面大量角蛋白脱失导致体温调节功能改变，患者有全身症状如发热、畏寒、乏力等不适，并伴表浅淋巴结肿大、足部或胫前水肿、低蛋白血症等，病程较长，易复发。

根据红皮病型银屑病患者体温、皮损肿胀渗出及水肿、浅表淋巴结肿大情况将其分为轻度和中重度：①病程中出现体温≥37.3℃；②皮损明显肿胀渗出或明显水肿；③浅表淋巴结肿大（触诊和/或 B 超发现）。上述 3 条中符合至少 2 条者为中重度红皮病型银屑病，符合 1 条者则为轻度红皮病型银屑病。

（四）脓疱型银屑病

脓疱型银屑病（psoriasis pustulosa）可分为泛发性脓疱型银屑病和局限性脓疱型银屑病。

1. 泛发性脓疱型银屑病　常急性发病，在寻常型银屑病皮损或无皮损的正常皮肤上迅速出现针尖至粟粒大小、淡黄色或黄白色的浅在性无菌性小脓疱（图 12－7），常密集分布，可累及甲、掌跖，脓疱可融合形成片状脓湖，皮损可迅速发展至全身，伴有肿胀和疼痛感。常伴全身症状，出现寒战和高热，呈弛张热型。患者可有地图舌、沟状舌、皱襞舌等，指、趾甲可肥厚浑浊。一般1～2周后脓疱干燥结痂，病情自然缓解，但可反复呈周期性发作；患者也可因继发感染，全身衰竭，危及生命。

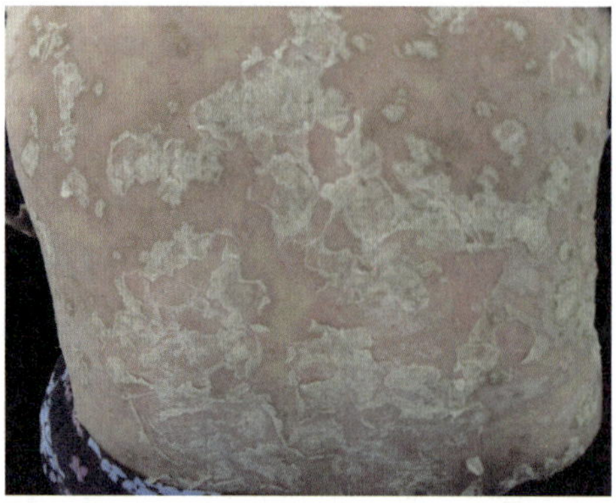

图12－7 泛发性脓疱型银屑病

2. 局限性脓疱型银屑病 掌跖脓疱病和连续性肢端皮炎是局限性脓疱型银屑病的两种类型。

（1）掌跖脓疱病 是发生于掌跖部的慢性、炎症性、复发性疾病，以红斑基础上周期性发生簇集性无菌性小脓疱并逐渐干涸、脱屑为特征（图12－8）。常对称分布，手掌皮损以大、小鱼际处为主，跖部好发于足弓，远端较少受累。甲常受累，可出现点状凹陷、横沟、纵嵴、甲浑浊、甲剥离及甲下积脓等。

（2）连续性肢端皮炎 好发于指、趾部，常有外伤等诱因，以指（趾）末端开始的无菌性红斑、脓疱为特征（图12－9）。脓疱常初发于手指、足趾末端指节伸侧面，逐渐蔓延至手足近端，可累及一个或多个指（趾），甚至泛发全身。常伴有甲病变，甲床和甲基质处脓疱形成导致甲变形、萎缩、剥离。晚期可能会发生远端指（趾）骨溶解现象。

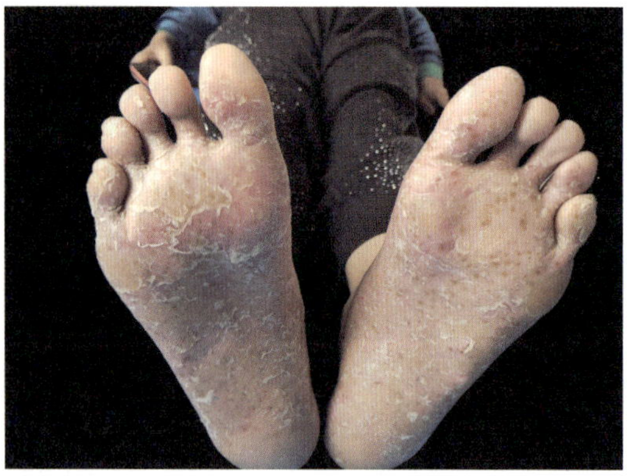

图12－8 掌跖脓疱病

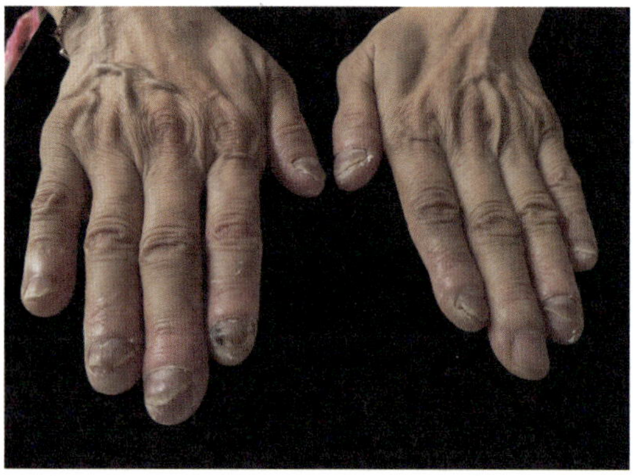

图12－9 连续性肢端皮炎

（五）其他类型银屑病

如反向银屑病，又称间擦银屑病，是一种发生于特殊部位的银屑病，低龄儿童、掌跖银屑病患者多见。皮损累及腋窝、乳房下褶、腹股沟、生殖器、会阴部、肘窝、脐窝、腘窝等皮肤皱褶区域，可仅限于皱褶部，也可同时累及伸侧。

三、辅助检查

组织病理学检查：银屑病病理生理的一个重要特点是表皮基底层角质形成细胞增殖加速，有丝分裂周期缩短为37.5小时，表皮更替时间缩短为3～4天。寻常型银屑病表现为角化过度伴角化不全，角化不全区可见Munro微脓肿，颗粒层明显减少或消失，棘层增厚，表皮突整齐向下延伸，真皮乳头上方棘层变薄，毛细血管扩张、延伸并迂曲，周围可见淋巴细胞、中性粒细胞等浸润。红皮病型银屑病的病理变化主要为真皮浅层血管扩张充血更明显，余与寻常型银屑病相似。脓疱型银屑病表现为Kogoj微脓肿。

四、诊断和鉴别诊断

主要根据典型临床表现进行诊断和分型，组织病理学表现具有一定的诊断价值。本病应与下列疾病进行鉴别。

1. 脂溢性皮炎　与头皮银屑病鉴别。皮损为边缘不清的红斑，上覆细小的黄色油腻鳞屑，毛发可稀疏、变细、脱落，但无束状发。

2. 头癣　与头皮银屑病鉴别。皮损上覆灰白色糠状鳞屑，有断发及脱发，易查到真菌，多见于儿童。

3. 二期梅毒疹　有不洁性交和硬下疳史，典型皮损为掌跖部铜红色浸润性斑疹或斑丘疹，梅毒血清反应阳性。

4. 扁平苔藓　皮损为散在性多角形扁平紫红色丘疹，可融合成鳞屑性斑块，黏膜常受累，病程慢性。

5. 慢性湿疹　与发生于小腿、前臂伸侧及骶尾部的肥厚性银屑病皮损进行鉴别。湿疹往往有剧烈瘙痒，皮肤呈浸润肥厚、苔藓样变。

五、治疗

（一）治疗目的

实现症状和皮损的完全清除或几乎完全清除。主要包括控制及稳定病情，减缓疾病发展进程，抑制皮损加重及瘙痒等；避免疾病复发及加重，减少药物近期与远期不良反应。控制与银屑病相关的并发症，减少共病发生；改善患者生理、心理、社会功能，提高生活质量。

（二）治疗原则

1. 规范　强调使用目前公认的治疗药物和方法。

2. 安全　治疗方法以安全性为首要，不能为追求近期疗效忽略严重不良反应发生的可能。

3. 个体化　全面考虑银屑病患者的病情、需求、耐受性、经济承受能力、既往治疗史及药物不良反应等，综合制订合理治疗方案。

（三）药物治疗

治疗中应禁用刺激性强的外用药，慎用可能导致严重不良反应的药物（如系统使用糖皮质激素、免疫抑制剂等），以免使病情加重或向其他严重类型转化。应做到针对不同病因、类型、病期，并考虑患者的受益与风险，给予相应治疗。同时还应重视心理治疗，避免上呼吸道感染、劳累、精神紧张等诱发或加重因素。

1. 外用药物治疗　平时运用保湿剂以加强对皮肤屏障的保护。糖皮质激素霜剂或软膏有明显疗效，应注意其不良反应，大面积长期应用强效或超强效制剂可引起全身不良反应，突然停药后可诱发脓疱型或红皮病型银屑病。其他常用外用药如维A酸类药物、维生素D3衍生物（卡泊三醇或他卡西醇）、钙调磷酸酶抑制剂、磷酸二酯酶（PDE4）抑制剂等有明显疗效，也可选用各种角质促成剂（焦油制剂、蒽林软膏、水杨酸软膏等）。

2. 系统药物治疗

（1）免疫抑制剂　主要适用于中至重度斑块型、红皮病型、脓疱型和关节病型银屑病，常用的有甲氨蝶呤、环孢素等。

（2）维A酸类　维A酸类药物主要适用于斑块型、脓疱型和红皮病型银屑病。

（3）糖皮质激素　一般不主张系统用于寻常型银屑病，主要用于红皮病型银屑病、关节病型银屑病和泛发性脓疱型银屑病等，与免疫抑制剂、维 A 酸类联用可减少糖皮质激素的用量，应短期应用并逐渐减量以防止病情反跳。

（4）抗生素　主要用于急性点滴状银屑病伴有咽部链球菌感染者或泛发性脓疱型银屑病患者。

3. 生物制剂　从 2000 年开始，生物制剂被用来治疗银屑病性关节炎和中至重度银屑病。主要针对炎症细胞因子包括 TNF－α、IL-12/23 和 IL-17A 等。国内外已获批用于治疗银屑病的生物制剂包括 TNF-α 抑制剂、IL-12/23 抑制剂、IL-23 抑制剂、IL-17A 抑制剂、IL-17RA 抑制剂、IL-17A/F 双靶点抑制剂、IL-36R 抑制剂等多种。生物制剂适用于中重度斑块状银屑病和（或）银屑病性关节炎。当患者的病情需要接受系统治疗时，特别是接受光疗或传统系统治疗无效、失效或无法耐受且生活质量受到明显影响时，可考虑应用生物制剂。

4. 中医中药　中医认为，银屑病为内外因素共同作用所致。伏邪于络为银屑病发病的基础，气滞血瘀为银屑病发病起始病机，血瘀热毒为银屑病发病的核心病机。本病证型较多，但基本证型为血热证、血瘀证、血燥证、热毒炽盛证、湿热蕴结证、风湿痹阻证。各证型之间可互相转化、演变、兼夹，临床需灵活掌握运用。辨证治疗需根据不同体质、年龄、病情变化随症加减。临床常见兼夹证，可辨证选用相应方剂与基础方合方治疗，或基础方加减进行治疗。

（1）血热证　相当于银屑病进行期。治则：清热凉血，解毒消斑。推荐方剂：犀角地黄汤、凉血解毒汤、凉血活血汤等加减。常用中药：水牛角、牡丹皮、生地黄、土茯苓、生槐花、紫草、白鲜皮、赤芍、玄参、金银花等。

（2）血瘀证　相当于银屑病静止期。治则：活血凉血，化瘀消斑。推荐方剂：活血散瘀汤、活血解毒汤。常用中药：紫草、赤芍、白芍、鸡血藤、牡丹皮、莪术、丹参、桃仁、红花、川芎、白花蛇舌草等。

（3）血燥证　相当于银屑病退行期。治则：养血滋阴，润燥消斑。推荐方剂：养血解毒汤、当归饮子加减。常用中药：当归、生地黄、白鲜皮、土茯苓、生甘草、丹参、赤芍、牡丹皮、防风、白芍等。

（4）中成药　复方青黛胶囊、消银颗粒、百癣夏塔热片、郁金银屑片、雷公藤多苷片、复方甘草酸苷片、白芍总苷片等。

5. 物理治疗　如光化学疗法（PUVA）、UVB 光疗（特别是窄谱 UVB）、308nm 准分子激光、浴疗等均可应用。

任务二　玫瑰糠疹

情境导入

情境：患者，男，31 岁，左腹部红疹 2 周，躯干及四肢红疹伴痒 3 天。患者 2 周前无明显诱因左腹部出现一红色皮疹，逐渐扩大，无自觉症状，未治疗。近 3 天皮疹逐渐增多，呈红色斑疹及斑丘疹，轻度脱屑，伴瘙痒，洗澡后皮损加重。患者既往体健，近期无“上感”病史、用药史及传染病患者接触史，无不安全性行为。

思考：1. 通过上述问诊，应考虑什么疾病？

2. 本例患者如何确诊？

3. 应如何选择治疗方案？

玫瑰糠疹（pityriasis rosea）为一种常见的急性炎症性自限性疾病，典型皮损为覆有领圈状糠状鳞屑的玫瑰色斑疹、斑丘疹。

一、病因和发病机制

本病病因不明，现认为与病毒（人疱疹病毒 HHV－7 及 HHV－6）感染有关。细胞免疫反应可能参与本病的发生。

二、临床表现

本病多累及中青年，春秋季多见。发疹前，可有轻微的全身不适，如头痛、低热、咽痛等前驱症状。皮损好发与躯干、颈部、四肢近端。初起皮损为孤立的玫瑰色淡红斑，椭圆形或环状损害，直径可迅速扩大至 2～5cm，边界清楚，上覆细小鳞屑，称为前驱斑（herald patch）或母斑（mother patch）（图 12－10）。如无瘙痒，易被忽视。母斑出现 1～2 周后，皮损逐渐增多扩大，形同母斑，故称为子斑。皮疹多呈椭圆形，长轴与皮纹一致，发于胸部者多肋骨平行。皮疹大多孤立互不融合，覆有圈状游离缘向内的细薄鳞屑。常伴有不同程度的瘙痒。本病有自限性，病程一般为 4～8 周，也有数月甚至数年不愈者，但愈后一般不复发。

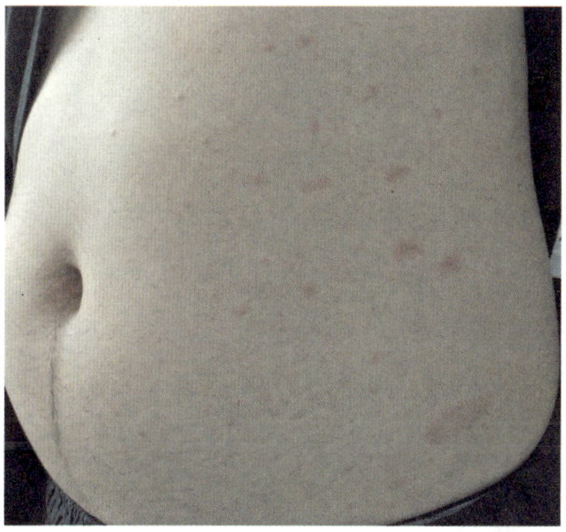

（a）

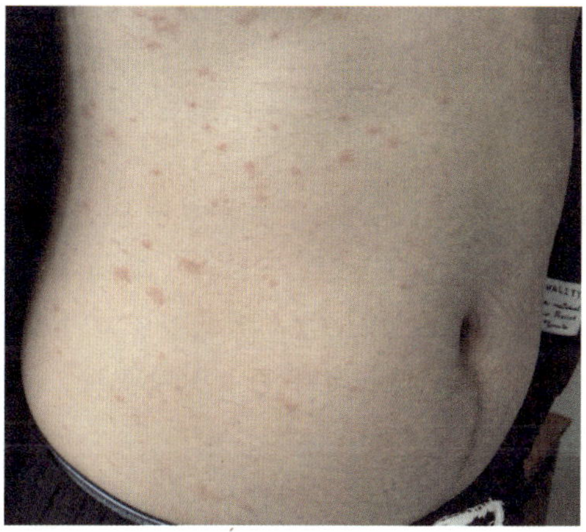

（b）

图 12－10 玫瑰糠疹

三、辅助检查

1. 组织病理学 玫瑰糠疹表现为非特异性慢性炎症改变，组织病理学检查有助于诊断及鉴别诊断。

2. 真菌镜检 用于判断皮疹是否由真菌感染引起，可帮助排除体癣、花斑癣。

3. 梅毒血清学检测 因玫瑰糠疹皮损与二期梅毒有相似的地方，如患者存在不洁性交史，可做此检查进行区分。

四、诊断和鉴别诊断

根据病程、好发部位、皮疹特征不难诊断，但应与下列疾病进行鉴别。

1. 体癣皮疹 为环形红斑，边缘隆起，其上有小丘疹或水疱。直接镜检可找到菌丝。

2. 银屑病 皮疹为银白色鳞屑性红斑，刮去鳞屑可见薄膜现象和点状出血现象。好发于头部、躯干及四肢伸侧等处。

3. 二期梅毒疹 皮疹呈铜红色或暗红色，皮损广泛对称，掌跖部有孤立角化性圆形脱屑性斑丘疹，有不洁性交史及硬下疳史。梅毒血清反应阳性。

五、治疗

本病有自限性，治疗以减轻炎症和缩短病程为原则。

1. 一般治疗 避免饮酒及食用辛辣刺激性食物，避免搔抓、热水洗烫及外用刺激性强的高浓度药物。

2. 全身治疗 口服抗组胺药物、维生素 C 等。葡萄糖酸钙及硫代硫酸钠均可应用。重症及病程长者可考虑短期口服糖皮质激素。

3. 中医疗法 以清热解毒、凉血止痒为治则。中药常用紫草、生地、防风、麦冬、玄参、当归，蝉衣、甘草。热甚者加生石膏、知母，便秘加大黄，血虚加制首乌、熟地，湿热加苍术、苦参、地肤子，瘙痒加浮萍、徐长聊。

4. 外用疗法 局部可外用炉甘石洗剂、硫磺软膏、糖皮质激素等。

5. 物理治疗 紫外线照射能促进皮损消退，缩短病程。

任务三　扁平苔藓

情境导入

情境：患者，女，59 岁，双手背及前臂发生丘疹、斑块伴瘙痒 3 个月。患者于 3 个月前无明显诱因双手背出现米粒至绿豆粒大小的扁平丘疹，圆形或类圆形，自觉瘙痒。皮损渐增多、扩大，表面光滑发亮，累及前臂。皮肤科检查：双手背、前臂散在米粒至黄豆大小的扁平丘疹，表面较粗糙，呈紫蓝色，部分皮损表面可见白色网状纹，口腔双侧颊黏膜可见白色条状斑，无糜烂。实验室检查无异常。

思考：1. 通过上述病史及临床表现，应考虑什么疾病？

2. 本例患者还需要进一步做哪些检查明确诊断？

3. 如果通过临床表现及鉴别诊断尚不能确诊，应考虑做哪些检查？

4. 如何选择治疗药物？

扁平苔藓（lichen planus，LP）是一种发生在皮肤及黏膜上的慢性炎症性皮肤病，典型皮损为多角形紫红色扁平丘疹。

一、病因和发病机制

本病病因尚不清楚，免疫（主要为细胞免疫）、遗传、病毒感染（丙型肝炎病毒）、神经精神因素、某些药物等可能与本病的发生及加重有关。部分患者合并自身免疫性疾病（白癜风、桥本甲状腺炎、溃疡性结肠炎、结缔组织病等）、恶性肿瘤、结核病、内分泌紊乱等。

二、临床表现

本病多发于成年人，好发于四肢屈侧，散在或局限性分布，泛发者少。发病急骤或隐匿，典型皮损为高起的紫红色多角形扁平丘疹，粟粒至绿豆大小或更大，多角形或圆形，边界清楚，表面有蜡样

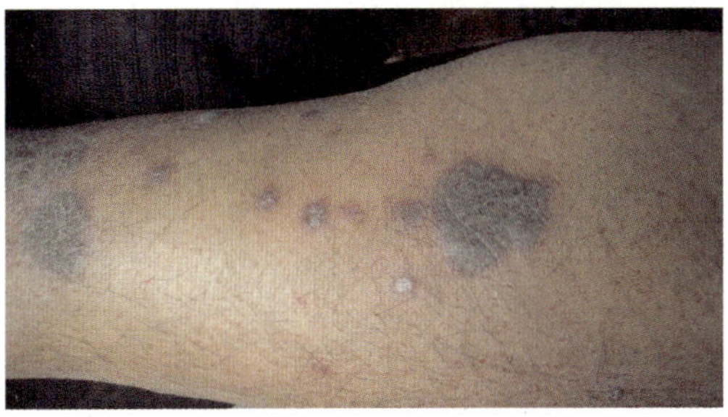

图 12－11　扁平苔藓

薄膜，可见白色光泽小点或细浅的网状白色条纹（Wickham 纹），为特征性皮损，皮损可密集成片或融合成块（图 12－11），急性期时可出现同形反应（Koebner 现象）。常伴瘙痒。可累及口腔颊黏膜和龟头，呈白色网状条纹，可融合、增大及出现糜烂。头皮损害可造成永久性脱发，甲受累可引起甲板增厚或变薄，出现纵嵴、纵沟或甲翼状胬肉，还可因进行性萎缩引起脱甲。病程慢性，可持续数周或数月，亦可数年内反复发作。

本病临床上可分为多种亚型。①急性泛发性扁平苔藓：发作前数月有 1 ~2 片皮疹，常始发于前臂内侧，迅速扩散累及身体大部分，多见于腹部、背部、股部及前臂。丘疹可互相融合成斑片或斑块，炎症加重，水肿明显；②肥大性扁平苔藓：又称疣状扁平苔藓，常有家族史，好发于胫前、踝部，皮损常融合成疣状肥厚斑块，自觉瘙痒；③线状扁平藓：皮损常沿肢体长轴呈线状排列；④毛囊性扁平苔藓：多发于成年女性，损害呈毛囊性圆顶或尖顶丘疹，中央有棘状角栓，多见于颈、肩、胸、四肢外侧，发生在头皮可致瘢痕性永久脱发；⑤大疱性扁平苔藓：典型的扁平苔藓皮损伴水疱或大疱，尼氏征常呈阴性。此外，还有萎缩性扁平苔藓、掌跖扁平苔藓、光线性扁平苔藓等。

三、辅助检查

组织病理：特征性表现为表皮角化过度，颗粒层楔形增生，棘层不规则增厚，表皮突呈锯齿状，基底细胞液化变性，真皮上部有以淋巴细胞为主的致密带状浸润，真皮乳头层可见胶样小体及噬黑素细胞。临床所见 Wickham 纹为表皮颗粒层楔形增生所致。

四、诊断和鉴别诊断

根据典型皮损、好发部位、黏膜损害及组织病理表现，本病不难诊断。本病皮肤损害需与银屑病、盘状红斑狼疮、慢性湿疹、原发性皮肤淀粉样变等进行鉴别，口腔和外阴部损害应与黏膜白斑、念珠菌病、天疱疮等进行鉴别。

五、治疗

目前尚无特效治疗方法，多采用综合治疗，尚缺乏高质量的临床研究证据。

1. 外用药物治疗　可用糖皮质激素、他克莫司、维 A 酸软膏等，亦可局部应用糖皮质激素封闭治疗。糜烂性口腔损害可用利多卡因漱口以缓解症状。

2. 系统药物治疗　①抗组胺药：用于严重瘙痒患者；②糖皮质激素：用于肥厚型或皮损泛发型扁平苔藓；③羟氯喹；④维 A 酸类；⑤免疫抑制剂：适用于糖皮质激素及其他药物治疗不敏感的患者；⑥生物制剂：如 TNF-α 抑制剂可用于治疗顽固性扁平苔藓。

3. 物理治疗　可采用 PUVA 或窄谱 UVB 照射、液氮冷冻、二氧化碳激光、浅层 X 线等治疗。

任务四　多形红斑

情境导入

情境：患者，男，23 岁，反复四肢红斑丘疹 2 周。2 周前无明显诱因，患者于肢端出现红斑丘疹，初起为红色斑疹，逐渐扩大至1分硬币大小，中心颜色较深，呈暗红色或紫红色，伴有轻度刺痛。体格检查：一般情况良好，浅表淋巴结未触及，心肺检查未见异常。皮肤科检查：四肢远端伸侧可见多发对称性直径1～3cm的水肿性红斑，境界清楚，部分中央为暗红色或紫红色，有水疱。口腔及眼部黏膜未见受累。

思考：1. 根据病史及皮疹表现，临床考虑什么疾病？
2. 该病应与哪些皮肤病相鉴别？
3. 该病如何预防和治疗？

多形红斑（erythemamultiforme）又称多形渗出性红斑，是一种以多形性皮疹和靶形或虹膜状红斑为特征的急性渗出性炎症性皮肤病，常伴发黏膜损害，易复发。

一、病因和发病机制

病因复杂，可能是机体对多种因素引起的一种过敏反应。感染、食物及物理因素（如外伤、寒冷、日光、放射线等）均可引起本病，单纯疱疹病毒感染是最常见的致病因素，EB病毒（Epstein－Barr virus ，EBV）感染与多形红斑的发病关系尚不明确。某些疾病如风湿热、自身免疫病、恶性淋巴瘤等也可出现多形红斑样皮损。临床上将病因不明者称特发性多形红斑，病因明确者称症状性多形红斑。轻型多形红斑与HLA－DQw3密切相关，而重症多形红斑则与药物异常代谢相关。疫苗、血清、药物引起的多形红斑归属药疹。

二、临床表现

本病多见于春秋季节，病程呈自限性，但常复发。多累及儿童和青年女性，常起病较急，可有畏寒、发热、头痛、四肢乏力、关节及肌肉酸痛等前驱症状。皮损呈多形性、对称性，可有红斑、斑丘疹、丘疹、水疱、大疱、紫癜和风团等。根据皮损形态不同可将本病分为红斑-丘疹型、水疱-大疱型及重症型（图12－12）。

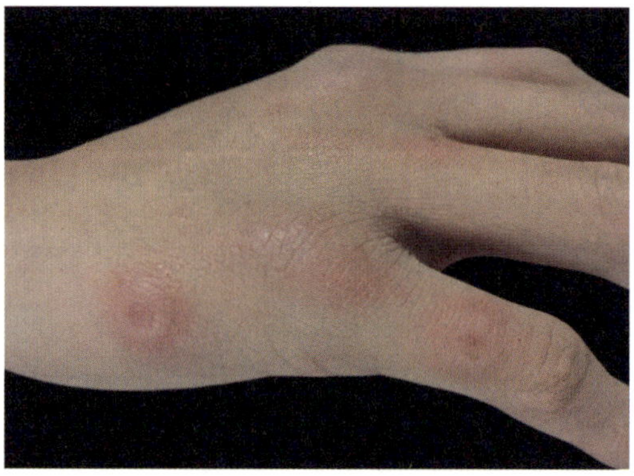

图12－12 多形红斑

1. 红斑-丘疹型 此型常见，病情较轻，全身症状不重，但易复发。好发于面颈部和四肢远端伸侧皮肤，口腔、眼等处黏膜较少累及。皮损主要为红斑，初为0.5～1.0cm大小圆形或椭圆形水肿性红斑，颜色鲜红，边界清楚，向周围渐扩大；典型皮损为暗红色斑或风团样皮损，中央为青紫色或为紫癜，严重时可出现水疱，形如同心圆状靶形皮损（target lesion）或虹膜样皮损（iris lesion），融合后可形成回状或地图状。有瘙痒或轻度疼痛和灼热感。皮损2～4周消退，可留有暂时性色素沉着。

2. 水疱-大疱型 常由红斑-丘疹型发展而来，常伴全身症状，如发热、关节痛等。除四肢远端外，可向心性扩散至全身，口、鼻、眼及外生殖器黏膜也可出现糜烂。因渗出较严重，皮损常发展为浆液性水疱、大疱或血疱，周围有暗红色晕。

3. 重症型 又称Stevens-Johnson综合征，发病急骤，全身症状严重，如高热、畏寒、头痛、关节痛等。皮损为水肿性鲜红色或暗红色虹膜样红斑或瘀斑，迅速扩大，相互融合，泛发全身，其上出现水疱、大疱或血疱，尼氏征阳性。可累及多部位黏膜，口、鼻黏膜可发生糜烂，表面出现灰白色假膜，疼痛明显；眼结膜充血、渗出，甚至可发生角膜炎、角膜溃疡、结膜炎、全眼球炎及失明；外阴、肛门黏膜可红肿糜烂；呼吸道、消化道黏膜受累可导致支气管肺炎、消化道出血等。可并发肺炎、消化道出血、心肌炎、心包炎、坏死性胰腺炎、肝肾功能损害，也可因继发感染引起败血症，若不及时抢救，短期可进入衰竭状态，死亡率为5% ~15%。

三、辅助检查

1. 实验室检查　重症患者可有粒细胞增高，嗜酸性粒细胞增多，血沉快，C反应蛋白阳性，抗“O”值升高。也可出现一过性蛋白尿、血尿及电解质紊乱。

2. 组织病理　因临床类型不同而有所差异。基本改变为角质形成细胞坏死，基底细胞液化变性，表皮下水疱形成；真皮上部血管扩张，红细胞外渗，血管周围淋巴细胞及少数嗜酸性粒细胞浸润。免疫荧光检测无特异性，IgM和补体C3呈颗粒状沉积在真皮浅表血管丛周围及局灶性真皮表皮交界部位。

四、诊断和鉴别诊断

根据本病的好发年龄及典型临床表现，可对本病进行诊断和分型。诊断多形红斑需要临床与病理结合，但并不单独靠组织学诊断。本病应与冻疮、红斑狼疮、大疱性类天疱疮、二期梅毒等进行鉴别。

五、治疗

应积极寻找病因，疑为药物引起者应停用一切可疑致敏药物。轻症患者多在数周内自愈，仅需对症处理；重症患者往往可危及生命，需积极治疗。要以去除病因、减轻症状、缩短病程、防止感染为原则。

1. 外用药物治疗　治疗原则为抗炎、收敛、止痒及预防感染。无糜烂处可外用炉甘石洗剂或糖皮质激素霜，有渗出糜烂时可用3%硼酸溶液或生理盐水湿敷，局部破溃者可外用夫西地酸乳膏、莫匹罗星软膏、复方多黏菌素B乳膏等防止感染；加强口腔、眼部护理，防止眼睑粘连和失明。

2. 系统药物治疗　轻症患者口服抗组胺药。重症患者应尽早给予足量糖皮质激素，如泼尼松口服，或等效剂量的氢化可的松、地塞米松或甲泼尼龙静脉注射，病情控制后逐渐减量；同时给予支持疗法，维持水、电解质平衡，保证热量、蛋白质和维生素的需要；若明确合并感染，如HSV感染，应及时给予抗病毒治疗。经常复发的HSV相关性多形红斑患者，需至少给予6个月的抗病毒治疗。

3. 中医疗法　用凉血五根汤加减（白茅根、茜草根、紫草根、板蓝根、瓜蒌根、生地、丹皮、生石膏、大黄、秦艽、车前草等）。寒冷性多形红斑用桂枝汤加减（桂枝、芍药、甘草、大枣、姜等）。

目标检测

答案解析

选择题

（一）A型题

1. 寻常型银屑病的典型损害为（　）

A. 环状红斑　　B. 鳞屑性红斑块

C. 水肿性红斑　　D. 玫瑰红斑覆糠状鳞屑

2. 当银屑病新发疹多，皮疹鲜红色，鳞屑厚，机械刺激后发生新疹时，此期的皮疹处于（　）

A. 退行期　　B. 进行期　　C. 静止期

D. 复发期　　E. 传染期

3. 下列哪一项不符合寻常性银屑病的临床表现（　）

A. 银白色鳞屑

B. 束状发

C. 甲板顶针样凹陷

D. 多数患者病情冬重夏轻

E. 消退期可见到同形反应

4. 下列症状与玫瑰糠疹无关的是（　）

A. 母斑（先驱斑）

B. 小片圆形椭圆形淡红色鳞屑斑

C. 皮疹主要分布于躯干及四肢近端

D. 尼氏征阳性

E. 椭圆形皮疹，长径多与皮纹走向一致

5. 患者，男，40 岁，四肢伸侧、头皮发生红丘疹及斑块，厚白鳞屑，抓后点状出血，伴右肘关节肿痛，关节呈梭形，活动受限，过去无关节炎及心脏病史，诊断为（　）

A. 类风湿关节炎　　B. 银屑病性关节炎　　C. 风湿性关节炎

D. 痛风　　E. 系统性硬皮病

6. 患者，女，16 岁，两个月前左上胸部出现一个 3cm×2cm 的椭圆形淡红色斑，无症状，未经治疗，两周后自行消退，但同时躯干和四肢近端陆续出现数个钱币大小的类似皮疹，境界清楚，边缘有明显细糠状鳞屑，最有可能的诊断是（　）

A. 银屑病　　B. 体癣　　C. 二期玫瑰疹

D. 玫瑰糠疹　　E. 单纯糠疹

（二）C 型题

（7～11 题共用题干）

患者，男，41 岁，因“躯体、四肢出现红色丘疹、斑丘疹及银白色鳞屑，伴瘙痒”口服泼尼松治疗，2 周后停药，全身皮肤突然出现急性炎性红斑，表面为针头大小密集的脓疱，以四肢屈侧和腹股沟较重，伴全身不适、发热及关节疼痛。血常规示白细胞增多。

7. 该患者最可能诊断为（　）

A. 药疹　　B. 脓疱型银屑病　　C. 角质层下脓疱病

D. 疱疹样脓疱病　　E. 脓疱疮

8. 患者病情突然加重的主要原因为（　）

A. 继发细菌感染　　B. 继发病毒感染　　C. 未使用免疫抑制剂

D. 未使用抗生素　　E. 口服泼尼松治疗骤然停药

9. 银屑病的特征性指甲表现为（　）

A. 甲变色　　B. 甲顶针样凹点　　C. 厚甲

D. 甲萎缩　　E. 反甲

10. 患者目前首选治疗方案为（　）

A. 免疫抑制剂（如环孢素等）　　B. 光化学疗法

C. 抗组胺药　　D. 中药

E. 钙剂

11. 以下药物可防止银屑病复发的是（　）

A. 糖皮质激素　　B. 维 A 酸　　C. 免疫抑制剂

D. 抗生素　　E. 目前尚无

书网融合……

重点小结　　习题

项目十三 血管性皮肤病

PPT

学习目标

知识目标：通过本项目的学习，掌握过敏性紫癜的临床表现、诊断、治疗原则，结节性红斑的症状和治疗原则；熟悉变应性血管炎及色素性紫癜性皮肤病的症状特点、诊断和治疗原则；了解过敏性紫癜、结节性红斑及变应性血管炎的病因及发病机制。

技能目标：能运用所学知识诊断过敏性紫癜、变应性血管炎、结节性红斑及色素性紫癜性皮病，并具备提出治疗方案的能力。

素质目标：掌握血管性疾病的诊疗原则，培养临床思维能力。

血管性皮肤病（vascular dermatosis）是一类发生于皮肤动脉、静脉和毛细血管的疾病，就病变性质而言，有血管炎症、栓塞、功能障碍和血液成分异常等。在血管性皮肤病中，皮肤血管炎（cutaneous vasculitis）占大多数，其临床表现复杂多样，既可单独发生于皮肤，也可为系统性血管炎的一部分。共同组织病理表现为血管内皮细胞肿胀，血管壁纤维蛋白样变性及管周炎症细胞浸润或肉芽肿形成。

血管炎是血管壁的一种特异性炎症表现，可发生于身体任何系统。皮肤血管炎可以是：①仅累及皮肤；②原发于皮肤，继发系统受累；③系统性血管炎的一种皮肤表现。

血管炎可累及动脉和（或）静脉系统的小血管、中等血管及大血管。小血管包括小动脉、毛细血管和毛细血管后微静脉，这些血管位于真皮浅层及中层。中等大小血管是指位于真皮深部或皮下的小动脉和小静脉。大血管包括主动脉及各个被命名的动脉。皮肤血管炎几乎均发生于小血管和中等大小血管。

皮肤血管炎的病因可归纳为：①特发性，占45%～55%，原因不明；②感染性，占15%～20%，与细菌、病毒、寄生虫和真菌感染引起；③自身免疫疾病，占15%～20%，合并系统性红斑狼疮、类风湿关节炎、干燥综合征、白塞病、炎症性肠病等；④药物，占10%～15%，抗甲状腺药、抗生素、避孕药、抗惊厥药、吩噻嗪类抗精神失常药、维A酸类药物等药物引起，近来应用增多的流感疫苗、干扰素和生物制剂（如肿瘤坏死因子拮抗剂）等也可诱发；⑤肿瘤，占5%，主要为起源于骨髓或淋巴系统的肿瘤。

血管炎的分类至今尚未统一。目前多根据病变血管的大小进行分类，皮肤血管炎多系“小血管炎”，个别为“中等血管炎”。其他分类方法还有根据系统性还是单纯皮肤型、浸润炎症细胞种类以及是原发性还是继发性的血管病变等。

皮肤血管炎的诊断根据临床表现、组织病理及其他辅助检查。皮损表现与受累血管的大小、范围、炎症反应程度有关，如毛细血管和细小血管炎主要表现为紫癜、红斑、丘疹、水疱等，在此基础上出现坏死为其特征；中等或较大血管炎表现为结节、坏死和溃疡等。皮肤血管炎可局限于皮肤，亦可同时累及其他系统（如肾、肺、胃肠和神经系统等）。

任务一　过敏性紫癜

情境导入

情境：患者，女，14 岁，咽痛咳嗽 4 周，双下肢红色出血性斑丘疹 2 周。4 周前患者出现咽痛、咳嗽，有发热，自认为“感冒”，口服“感冒”药物，1 周左右症状缓解。2 周来双下肢出现红色皮疹，逐渐增多、变大，轻度痒痛感。体格检查：心、肺、腹部检查无异常；咽部充血，未见扁桃体肿大。皮肤科检查：双下肢对称性、多发性红色斑疹或斑丘疹，直径 2～7mm，境界清楚，稍高出皮面，压之不褪色，无鳞屑、坏死、溃疡及明显浸润，黏膜无损害。双下肢关节无肿胀、压痛。

思考：1. 根据上述病史，需要考虑哪些疾病？

2. 根据上述查体信息，最可能的诊断是什么？

3. 本病治疗方法如何？

过敏性紫癜（anaphylactoid purpura）又称亨－许紫癜（Henoch-Schönlein purpura）、IgA 血管炎，是一种 IgA 型抗体介导的变态反应性毛细血管和细小血管炎，其特征为非血小板减少性紫癜，皮肤和黏膜均可出现瘀点，可伴有关节痛、腹痛和肾脏病变。

一、病因和发病机制

本病病因复杂，细菌（如溶血性链球菌）、病毒（如流感病毒）、寄生虫、食物（鱼、虾、蟹、鸡蛋、牛奶等）和药物（如水杨酸盐类、抗生素类、巴比妥类）等均可导致发病；恶性肿瘤和自身免疫性疾病亦可导致本病。本病发病机制为Ⅲ型变态反应，抗原与抗体（主要为 IgA 型）结合形成的循环免疫复合物在血管壁沉积，激活补体，导致毛细血管和小血管壁及周围产生炎症，使血管壁通透性增高，从而产生各种临床表现。本病皮损和非皮损区皮肤小血管可有 IgA 和补体 C3 沉积，肾小球组织中也可有 IgA 和补体 C3 沉积。

二、临床表现

好发于儿童和青少年，90% 为 10 岁以内，男性多于女性，多发于春秋季节。好发于下肢，以小腿伸侧为主，重者可波及上肢、躯干。发病前常有上呼吸道感染、低热、关节疼痛、咽痛、全身不适等前驱症状，继而出现红色丘疹，一般在 24 小时内发展为针尖至黄豆大小的紫癜（图 13－1），可触及性为其特点，也可有瘀斑，部分紫癜有融合倾向。病程长短不一，可持续数月或 1～2 年，易复发。除伴有严重的胃肠或肾脏并发症，一般预后良好。

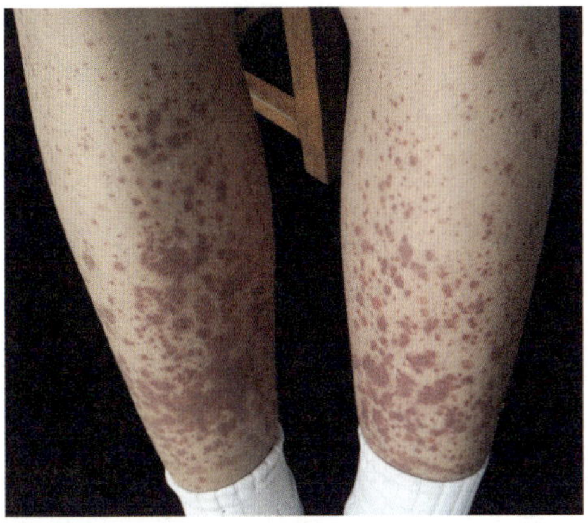

图 13－1　过敏性紫癜

皮肤损害几乎见于所有患者，仅累及皮肤者称为“单纯型”；50%～75% 患者出现关节肿痛，称为“关节型（Schönlein 型）”，以大关节为主，通常呈一过性；近 50% 出现腹痛，主要是脐周和下腹部疼痛，伴恶心、呕吐甚至消化道出血，称为“腹型”（Henoch 型），个别严重者可出现肠套叠或穿孔；20%～50% 会出现程度不等的血尿、蛋白尿及管型，称为“肾型”，一般预后良好；仅有1%～3%进展为肾功能不全，成人的肾损害比儿童严重，发生肾功能不全的可能大。上述各型过敏性紫癜可合并存在，称为“混合型”。

三、辅助检查

1. 实验室检查 部分患者束臂试验阳性。发病初期白细胞数可升高，主要是嗜酸性粒细胞，血沉增快。血小板数量和出凝血功能正常是鉴别血小板减少性或凝血因子缺乏所致紫癜的重要依据。肾型紫癜出现程度不等的血尿、蛋白尿和管型尿，个别有内生肌酐清除率降低和氮质血症；腹型紫癜粪隐血试验可呈阳性。

2. 组织病理 真皮浅层毛细血管和细小血管的内皮细胞肿胀，管壁有纤维蛋白沉积、变性和坏死，血管及其周围有中性粒细胞浸润、水肿及红细胞外渗。严重者还可以出现管腔闭塞。

3. 免疫病理 皮损及周围皮肤直接免疫荧光检查见血管IgA、补体和纤维蛋白沉积，其中IgA在血管壁沉积是区分过敏性紫癜和其他血管炎的重要依据。

四、诊断和鉴别诊断

1. 必要条件 多发于下肢的可触及的皮肤紫癜，无血小板减少和出凝血异常。

2. 次要条件 ①弥散性腹痛；②组织学检查伴IgA沉积的皮肤白细胞碎裂性血管炎或伴IgA沉积的增生性肾小球肾炎；③急性关节炎或关节痛；④肾脏受累：蛋白尿>0.3g/24h或血尿、红细胞管型。

其中皮肤紫癜为必要条件，仅有皮肤紫癜时为“单纯型”，伴有次要条件中的1条即可诊断为“腹型”“关节型”“肾型”，次要条件中有2个或2个以上时为“混合型”过敏性紫癜。

单纯型应与特发性血小板减少性紫癜相鉴别，后者血小板减少，有出血倾向，紫癜不可触及，瘀斑明显；腹型应与外科急腹症相鉴别，虽然腹痛范围广泛但缺乏明确的压痛，特别是反跳痛；肾型或混合型应与系统性红斑狼疮和系统性血管炎（韦格纳肉芽肿等）相鉴别。

五、治疗

积极寻找致病因素，如防治上呼吸道感染、去除感染性病灶（如扁桃体炎、龋齿等）、避免服用可疑药物，注意休息，避免剧烈运动。

本病大多数具有自限性，给予充足的液体利于变应原排出，休息和外用糖皮质激素即可。关节痛明显时可给予非甾体抗炎药。腹型紫癜需积极治疗，系统给予糖皮质激素甚至联合细胞毒药物（环磷酰胺）。严重的肾型紫癜如患者肾功能受损、大量蛋白尿，也需系统糖皮质激素治疗。中医疗法以清热、凉血、活血化瘀为原则，用复方丹参注射液或雷公藤总甙等。

任务二 变应性皮肤血管炎

情境导入

情境：患者，男，32岁，双下肢丘疹1个月，踝关节疼痛2周。1个月前，患者发现双下肢有红色皮疹，开始芝麻大小，逐渐增多，并发展成绿豆至黄豆大小，有些皮疹中央破溃、发黑。2周以来，皮疹逐渐增加，右踝关节出现疼痛。皮肤科检查：双下肢对称性、多发性红色丘疹、结节，直径

4～12mm，境界清楚，部分皮疹有明显浸润。皮疹压之不褪色，部分皮疹中央溃疡，或表面有黑痂附着。黏膜无损害。外踝关节肿胀，压痛明显，活动受限。

思考：1. 根据上述病史，需要考虑哪些疾病？

2. 临床上变应性皮肤血管炎与过敏性紫癜容易混淆，应如何鉴别？

3. 本病治疗方法如何？

变应性皮肤血管炎（allergic cutaneous vasculitis）是一种主要累及真皮浅层小血管及毛细血管的过敏性、炎症性皮肤病，皮损多形性，以紫癜、结节、坏死和溃疡为特征，对称分布，可伴系统损害，反复发作，慢性病程。

一、病因和发病机制

本病病因不明。细菌和病毒感染、药物（阿司匹林、青霉素、磺胺等）、自身免疫性疾病（系统性红斑狼疮、类风湿关节炎）、化学物质（杀虫剂、除草剂、石油产品）、恶性肿瘤可在体内产生免疫复合物而引起本病。如链球菌和流感病毒可作为抗原，在体内产生相应抗体，形成循环免疫复合物，由于下肢血流的液体静脉压高，易使血循环中的免疫复合物沉积于小血管和毛细血管壁，激活补体，释放炎症介质，引起血管损害和血管炎的病理改变。本病发病机制与小血管内的免疫复合物沉积有关，属Ⅲ型变态反应。

二、临床表现

本病多累及中青年，女性多于男性，多为急性发作。好发于下肢和臀部，尤以小腿为多，亦可见于上肢和躯干，常对称分布。皮损呈多形性，可表现为红斑、丘疹、紫癜、水疱、血疱、糜烂、溃疡、坏死和表浅小结节等，以紫癜、结节、坏死和溃疡为主要特征（图 13－2），皮损消退处留有色素沉着或萎缩性瘢痕。自觉轻度瘙痒或烧灼感，部分有疼痛，尤其是在溃疡和结节处。可伴有低至中度发热、倦怠和关节酸痛等全身症状。多数患者在祛除诱因后能缓解。少数患者在初期表现为皮肤小血管炎，后期可累及肾、胃肠道、肺及中枢神经系统，出现腹痛、便血、头痛、感觉及运动障碍或复视等，严重时可危及生命，此型称为系统性血管炎。

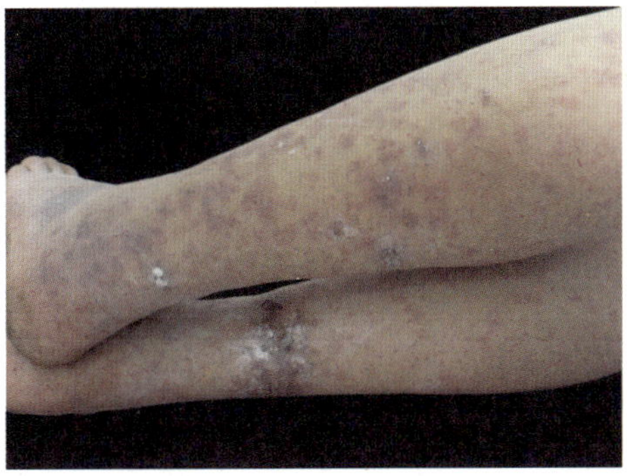

图 13－2　变应性血管炎

三、辅助检查

1. 实验室检查　发病初期有血沉增快，部分患者类风湿因子低滴度阳性和补体水平降低，严重者还可有贫血、血小板减少。

2. 组织病理　主要为真皮小血管和毛细血管炎症，与过敏性紫癜相似，但有血栓形成特别是中性粒细胞浸润和核尘的程度更明显。

3. 免疫病理　直接免疫荧光显示早期皮损血管壁有免疫球蛋白（IgG 为主）和补体 C3 沉积。

四、诊断和鉴别诊断

根据典型临床表现结合组织病理、免疫病理可以确诊。本病应与过敏性紫癜相鉴别，后者皮损形态较单一，发生于儿童与青少年，基本皮损为瘀点和瘀斑，无结节和坏死，可伴发胃肠道症状、关节痛、血尿和蛋白尿，直接免疫荧光为血管壁 IgA 沉积。

五、治疗

寻找并去除可能的致病原因。大部分变应性皮肤血管炎具有自限性，仅需休息、支持治疗和外用糖皮质激素。如皮损范围广泛、症状较重，可给予短期糖皮质激素治疗；对糖皮质激素反应不佳者可加用沙利度胺或氨苯砜；如仍不能控制可联合环磷酰胺等细胞毒药物。坏死明显或组织学上有明显血栓者，必须联合应用阿司匹林等抗凝药。

任务三　结节性红斑

情境导入

情境：患者，女，40 岁，双下肢红斑伴疼痛 1 周。患者 1 周前双下肢突然出现数枚甲盖至一元硬币大小的红斑，伴疼痛，社区服务中心给予“头孢”治疗，症状无改善，皮疹进行性增多，疼痛加重。出疹前 1 周有咽痛、发热症状，未经治疗自愈。皮肤科检查：双下肢散在分布甲盖至一元硬币大小水肿性红色斑块、结节，局部皮温升高，触痛阳性。

思考：1. 通过上述问诊及皮损特征描述，应考虑什么疾病？

2. 诊断依据是什么？

3. 本病应如何治疗？

结节性红斑（erythema nodosum）是发生于皮下脂肪小叶间隔的炎症性疾病，基本表现为小腿伸侧的红色疼痛性结节和斑块，不发生溃疡，经 3～6 周自行消退，不留痕迹和萎缩。

一、病因和发病机制

本病病因未明，但与感染密切相关，特别是溶血性链球菌，其他可能的病原微生物有病毒、衣原体、真菌等；药物如溴剂、碘剂、磺胺类及口服避孕药也可能与本病有关；某些系统性疾病如白塞病、炎症性肠病、结节病等，或恶性肿瘤，常伴有结节性红斑。发病机制不明，目前认为是机体对致病微生物、药物等变应原的迟发性变态反应。

二、临床表现

中青年好发，女性多见。好发于春秋季节。发疹前数天可出现上呼吸道感染等前驱症状，伴低至中度发热、关节肌肉疼痛、乏力等。多发生于小腿伸侧，亦可发生于大腿与上肢伸侧甚至面部。皮损为红色结节，直径 1～5cm，数个至数十个，对称性散在分布，不融合。皮损局部温度升高，自觉疼痛和压痛，数天后皮损变平，呈青色，这个临床过程对诊断有特征性（图 13－3）。皮损一般经 3～6 周自行消退，不留痕迹，但可再发。部分患者的皮损持久不退，持续 1～2 年亦不破溃，称为“慢性结节性红斑”或“迁延性结节性红斑”。

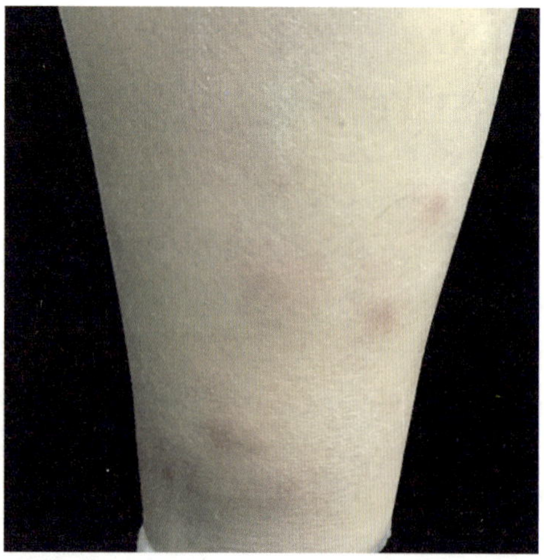

图 13－3　结节性红斑

三、辅助检查

组织病理：以间隔性脂膜炎为其特征。脂肪小叶间隔内水肿，红细胞外渗，血管周围中性粒细胞、淋巴细胞浸润；晚期还可见到由噬脂细胞和异物巨细胞构成的肉芽肿。

四、诊断和鉴别诊断

根据典型临床表现、发病前有感染史或服用药物史，结合组织病理可确诊。需要与结节性血管炎、结节性多动脉炎、硬红斑及复发性发热性结节性脂膜炎相鉴别。

五、治疗

急性期应卧床休息，抬高患肢以减轻局部水肿。寻找并去除病因是治疗与防止复发的关键，如有链球菌等感染者应选用敏感抗生素，结核杆菌引起者使用抗结核药物。

疼痛明显者可用非激素类抗炎剂，重症可给予糖皮质激素。可选用羟氯喹、沙利度胺等药物。

中医治疗：①湿热证治以清热利湿通络，方用四妙勇安汤加味加减；②寒湿证治以健脾除湿散寒，方用参苓白术散合阳和汤加减。

任务四　色素性紫癜性皮肤病

情境导入

情境：患者，男，51岁，双下肢红色瘀点1年。患者1年前无明显诱因双胫前出现针尖大小红色皮疹，不痛不痒，随后红疹逐渐增多并融合成片，部分皮疹变为褐色，皮疹时有新发，偶有轻度瘙痒。皮肤科检查：双胫前区见对称分布的、群集的、针尖大小红色瘀点，部分瘀点融合成片，呈棕褐色。

思考：1. 通过皮损特点分析，应考虑什么疾病？

2. 通过上述问诊，初步诊断为什么疾病？

3. 本例患者应如何治疗？

色素性紫癜性皮肤病（pigmentary purpuric dermatosis）是一组由淋巴细胞介导的红细胞外渗所致的、以紫癜和色素沉着为特征的皮肤病，包括进行性色素性紫癜性皮肤病、毛细血管扩张性环状紫癜及色素性紫癜性苔藓样皮炎，其临床形态和组织病理类似。

一、病因和发病机制

本病病因不明。发病可能与毛细血管壁病变有关，重力和静脉压升高是重要的局部诱发因素，当静脉曲张或长期站立时，下肢静脉回流不畅，导致静脉压增高，血管壁病变，引起其通透性增加，红细胞外渗，并含铁血黄素沉着，发生病变。某些药物如硫胺类、非那西丁、阿司匹林等，也可引起发病。

皮损免疫病理显示，浸润细胞主要是T淋巴细胞和Langerhans细胞，提示该病可能由Ⅳ型变态反应介导。

二、临床表现

1. 进行性色素性紫癜性皮病 多见于成年男性，常对称好发于胫前区、踝部、足背，皮损初起为群集性针尖大红色瘀点，融合成片并逐渐向外扩展，中心部转变为棕褐色，但新瘀点不断发生，散在于陈旧皮损内或其边缘，呈辣椒粉样，皮损数目不等。常无自觉症状，病程慢性，持续数年后可自行缓解（图 13－4）。

2. 毛细血管扩张性环状紫癜 常对称发生于女性胫前区，皮损为针尖大红色瘀点组成的紫色环状斑疹，直径 1～3cm，边缘毛细血管扩张明显，周边扩大呈环状、半环状或同心圆样外观，皮损可自然消退，但其边缘可再发红疹，反复迁延数年。

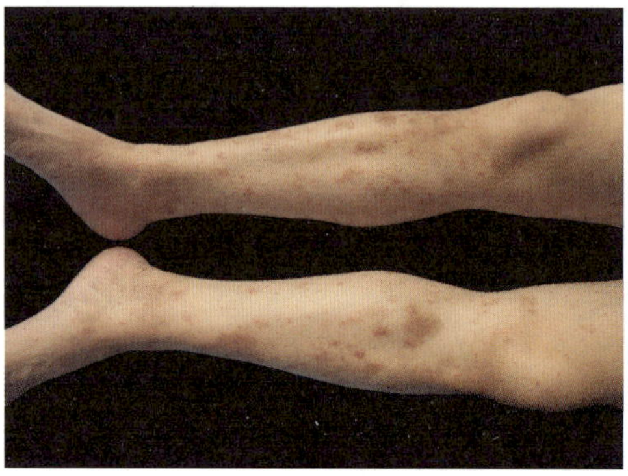

图 13－4 进行性色素性紫癜性皮病

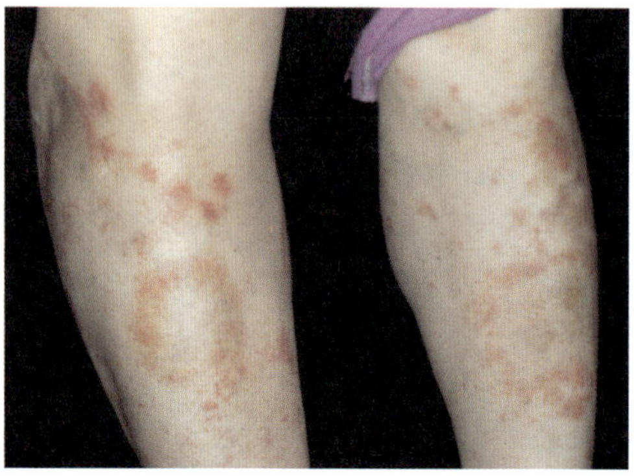

图 13－5 毛细血管扩张性环状紫癜

3. 色素性紫癜性苔藓样皮炎 常对称发生于 40～60 岁男性的胫前区，亦可累及大腿、躯干及上肢，皮损为细小铁锈色苔藓样丘疹，伴紫癜样损害，可融合成境界不清的斑片，有不同程度瘙痒，常持续数月至数年。

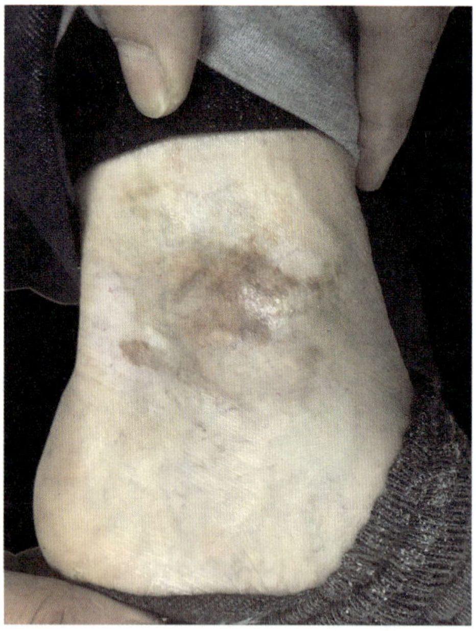

图 13－6 色素性紫癜性苔藓样皮炎

三、辅助检查

1. 组织病理 本组疾病病理组织变化相似，表现为真皮毛细血管内皮细胞肿胀，周围有大量淋巴细胞、组织细胞，偶有少量中性粒细胞浸润，管周红细胞外渗，含铁血黄素沉着。

2. 免疫病理 直接免疫荧光显示真皮乳头血管壁有补体 C3、C1q、纤维蛋白和免疫球蛋白沉积。

四、诊断和鉴别诊断

根据典型临床表现诊断不难。应与过敏性紫癜、静脉曲张性瘀积性皮炎和匐行性血管瘤等进行鉴别。

1. 过敏性紫癜 发病突然。部分患者发疹前有发热、咽痛、乏力等全身症状。皮损以瘀点、瘀斑为主，伴有多形性损害，常陆续成批发生双下肢，无痒感。可伴有关节酸痛、腹痛及肾脏损害。一般 2～3 周可自行消退，但易复发。

2. 淤积性皮炎 多见于中老年男性。皮损为暗红斑、丘疹，可伴有水疱、糜烂或溃疡，可有渗出或干燥、结痂，有色素沉着斑片。患肢小腿内侧上半部分有不同程度的静脉曲张，下半部分有水肿。皮损处瘙痒明显。

3. 匐行性血管瘤 发病极缓慢，皮损为匍匐状、环状或网状，鲜红色、紫色斑片，压之褪色，表面有细小鳞屑，可有毛细血管扩张，无主观症状，皮损以下肢多见，单侧分布。

4. 高球蛋白血症性紫癜 以血浆中多克隆 γ 球蛋白异常增高、直立性紫癜伴色素沉着为特征。多见于中老年妇女，发生于下肢，特别是足背。

五、治疗

本病病程慢性，持续数年后可自行缓解，治疗效果常不满意。治疗可外用糖皮质激素类霜剂或软膏等。可静脉滴注或口服维生素 C，口服抗组胺药和芦丁等，伴瘙痒时口服抗组胺药，严重者可系统应用糖皮质激素，疗效较好，但减量时或停药后易复发；也可配合活血化瘀类中药，如复方丹参片等。

目标检测

答案解析

选择题

（一）A 型题

1. 结节性红斑的临床表现为（ ）
   A. 一般皮损不对称
   B. 多隆起皮面，压痛明显，初期表面皮肤为鲜红色
   C. 结节相互融合成斑块，并有破溃
   D. 好发于小腿屈侧，一般数目少
   E. 好发于老年男性
2. 患者，女，4 岁。低热 1 周后出现双下肢对称性出血性皮疹，高出皮面，伴腹痛，可能的诊断是（ ）
   A. 血小板减少性紫癜　B. 自然出血症　C. 过敏性紫癜
   D. DIC　E. EB 病毒感染
3. 患者，男，6 岁。因腹痛来院就诊。查体：双下肢出现对称性成片状小出血点，尿常规发现红细胞（+++），该患儿最可能的诊断是（ ）
   A. 肾血管畸形　B. 肾下垂　C. 肾绞痛
   D. 畸形肾盂肾炎　E. 过敏性紫癜肾炎
4. 变应性皮肤血管炎的主要特征不包括（ ）
   A. 脱屑　B. 溃疡　C. 紫癜
   D. 结节　E. 坏死
5. 下列哪项不是色素性紫癜性皮肤病的类型（ ）
   A. 进行性色素性紫癜性皮病
   B. 毛细血管扩张性环状紫癜
   C. 瘙痒性紫癜
   D. 色素性紫癜性苔藓样皮炎
   E. 以上均不是

（二）C 型题

（6～10 题共用题干）

患者，男，32 岁，突发咽痛，低热，双小腿伸侧皮肤出现散在瘀点瘀斑，部分融合，伴双下肘膝关节肿胀，酸痛。检查血常规未见异常。

6. 该患者最可能的诊断是（　）

A. 湿疹　　B. 红斑狼疮　　C. 结节性红斑

D. 风湿性关节炎　　E. 过敏性紫癜

7. 过敏性紫癜的特征是（　）

A. 非血小板减少性紫癜

B. 蛋白尿、血尿

C. 可累及其他系统如关节、肾脏、肺等

D. 发热、乏力

E. 发病前常有上呼吸道感染、低热、全身不适等前驱症状

8. 过敏性紫癜的典型皮损是（　）

A. 游走性风团

B. 脓性丘疹皮损

C. 红斑瘙痒

D. 红斑结节

E. 稍隆起于皮肤可触及的瘀点或瘀斑

9. 过敏性紫癜临床各型中，病情最轻的为（　）

A. 腹型　　B. 关节型　　C. 肾型

D. 混合型　　E. 单纯型

10. 对于伴发肾脏损害严重的过敏性紫癜，首选加用（　）

A. 补钾药物　　B. 青霉素　　C. 抗组胺药

D. 利尿剂　　E. 糖皮质激素

书网融合……

重点小结　　习题

项目十四　遗传、代谢性皮肤病

PPT

学习目标

知识目标：通过本项目的学习，掌握常见遗传、代谢性皮肤病的诊断与治疗；熟悉常见遗传、代谢性皮肤病的病因；了解常见遗传、代谢性皮肤病的预防。

技能目标：具备对常见遗传、代谢性皮肤病做出诊断和临床治疗的能力。

素质目标：培养临床思维能力，提高医学生的职业素质。

遗传性皮肤病是指由亲代将其本身的异常或突变后的基因传给下一代，从而使下一代出生时或以后出现该基因所特有的皮肤损害。遗传性皮肤病大约330余种，其中250余种主要表现为皮肤异常，80余种伴有皮肤异常的其他系统疾病。根据皮肤病的遗传方式，分为以下几种类型。

1. 常染色体显性遗传性皮肤病　如寻常型鱼鳞病、毛囊角化病、有汗性外胚叶发育不良、单纯性大疱性表皮松解症、色素失禁症等。

2. 常染色体隐性遗传性皮肤病　如白化病、营养不良性大疱性表皮松解症等。

3. 性联遗传性皮肤病（X连锁显性遗传病和X连锁隐性遗传病）　如无汗性先天性外胚叶发育不良。

4. 多基因遗传　如银屑病、多毛症、斑秃、寻常痤疮等。

代谢性皮肤病是指由于机体新陈代谢紊乱引起的皮肤疾病。新陈代谢是生物体内持续进行的一系列生化反应过程，其中任何环节异常导致的疾病均称为代谢紊乱性疾病，简称代谢病。此类疾病通常不仅有皮肤表现，同时伴多系统受累。

任务一　鱼鳞病

情境导入

情境：患者，女，10岁，皮肤鱼鳞状鳞屑伴瘙痒10年。患者出生后不久就出现皮肤异常干燥、脱屑，随着年龄增长，症状更加明显，皮肤出现鱼鳞状的鳞屑，有时自觉瘙痒不适。辅助检查：皮肤活检显示表皮细胞过度角化和角质层异常。

思考：1. 患者应该诊断为什么疾病？诊断依据是什么？

2. 可采用的治疗方法有哪些？

鱼鳞病（ichthyosis）是一组遗传性角化障碍性皮肤疾病，主要表现为皮肤干燥。伴有鱼鳞状脱屑。本病多在儿童时期发病，主要表现为四肢伸侧或躯干皮肤干燥、粗糙，伴有菱形或多角形鳞屑，外观如鱼鳞状或蛇皮状。寒冷干燥季节加重，温暖潮湿季节缓解，易复发。本病多系遗传因素致表皮细胞增殖和分化异常，导致细胞增殖增加和（或）细胞脱落减少。

一、病因和发病机制

寻常型鱼鳞病为常染色体显性遗传，与中间丝聚合蛋白（filaggrin，FLG）有关，基因定位于

1q21。性联隐性鱼鳞病和类固醇硫酸酯酶有关，基因定位于 Xp22.3。表皮松解性角化过度鱼鳞病为常染色体显性遗传，与角蛋白 1（KRT1）和角蛋白 10（KRT10）基因突变有关。板层状鱼鳞病为常染色体隐性遗传，目前已明确 5 个致病基因，即 *TGM1*、*ABCA12*、*CYP4F22*、*ALOXE3* 和 *ALOX12B*。先天性非大疱性鱼鳞病样红皮病与 *TGM1*、*ABCA12*、*ALOXE3*、*ALOX12B* 有关。

二、临床表现

1. 寻常型鱼鳞病 最常见，多自婴幼儿发病，表现为四肢伸侧淡褐至深褐色菱形或多角形鳞屑，紧紧贴在皮肤上而其边缘则呈游离状（图 14－1）。严重时头皮、躯干及四肢屈侧也可出现鳞屑，皮肤干燥。患者手背常有毛囊性角质损害，并有掌跖角化过度。症状冬重夏轻，多数患者青春期后病情减轻。

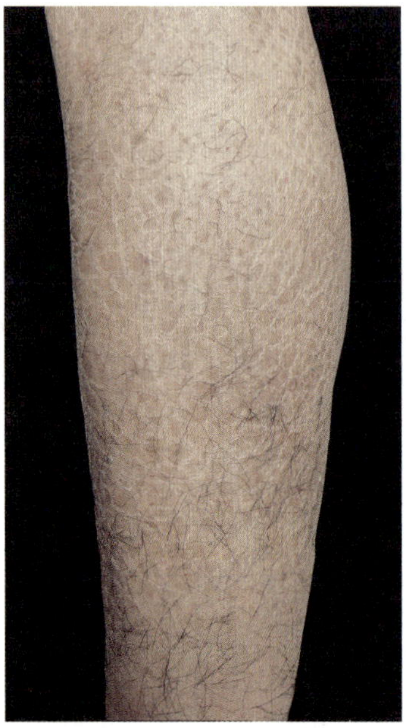

图 14－1 寻常型鱼鳞病

2. 性联隐性鱼鳞病 较少见，由于本病的基因在 X 染色体上，男性多见，女性多为携带者。出生时或生后不久发病，常累及全身，以四肢伸侧和躯干下部为重，也可累及面部、颈部。鳞屑大而显著，呈黄褐色或棕褐色，皮肤干燥粗糙。患者可伴有精神抑郁、骨骼异常和性腺功能减退，有的伴有角膜后层浑浊。

3. 板层状鱼鳞病 出生时或出生后不久即发病，黄棕色四方形鳞屑可遍及全身皮肤，轻者仅发生于肘窝、腘窝及颈部，严重者鳞屑可厚如铠甲。1/3 患者有严重的睑外翻和唇外翻。

4. 表皮松解性角化过度鱼鳞病 又称先天性大疱性鱼鳞病样红皮病。出生时即有，皮肤潮红湿润，经摩擦出现松弛性大疱，易破溃出现糜烂面。数日后红斑消退，出现广泛鳞屑，四肢屈侧及皱褶处可见疣状鳞屑，掌跖呈板层样角化。

5. 先天性非大疱性鱼鳞病样红皮病 出生时即见婴儿被包裹在羊皮纸样或火棉胶样的膜内，活动受限，伴睑外翻。24 小时内出现裂纹和剥脱。10～14 天后，出现大片角质板剥离，可见其下红斑和鳞屑。可累及面部、掌跖部和屈侧部。鳞屑可较大，在腿部呈板状，但在躯干部、面部和头皮则较细小。瘢痕性脱发、营养不良和睑外翻常见，并常伴有色素性视网膜炎。本病有发展成皮肤癌的可能。

三、辅助检查

1. 寻常型鱼鳞病 角化过度，颗粒层变薄或缺如，真皮或血管周围有散在淋巴细胞浸润。

2. 性联隐性鱼鳞病 角质层、颗粒层增厚，表皮突显著，血管周围有均匀分布的淋巴细胞浸润。

3. 表皮松解性角化过度鱼鳞病 角化过度，颗粒层增厚，颗粒层及棘层上部细胞空泡化，真皮浅层有少量炎症细胞浸润。

4. 板层状鱼鳞病 角化过度，颗粒层和棘层增厚，表皮突延长，毛囊内有角栓，真皮上部血管周围有轻度炎性细胞浸润。

5. 先天性非大疱性鱼鳞病样红皮病 角化过度伴轻度角化不全和棘层肥厚，真皮浅层淋巴细胞浸润。

四、诊断和鉴别诊断

本病根据家族史及皮损表现即可诊断。需要与湿疹、掌跖脓疱病、干燥性皮炎等疾病进行诊断。

五、治疗

主要为对症治疗，外用保湿剂保持皮肤滋润。部分患者可口服维生素 A 或维 A 酸类药物。外用糖皮质激素软膏或维 A 酸软膏。

知识链接

针刺治疗寻常型鱼鳞病

取穴以足三里、大椎、太溪、三阴交及五脏背俞穴为主。滋肾化瘀方（足三里、合谷、三阴交、肾俞、太溪）配梅花针叩刺手法治疗寻常型鱼鳞病属阴虚血瘀者，能缓解瘙痒、干燥、角化、疼痛、鳞屑等症状，提高皮肤含水量。《常见皮肤病治疗学》在关于针灸埋线合刺络放血疗法的总结中提出，针灸埋线可取五脏背俞穴、足三里、血海，刺络放血则可取大椎、心俞、膈俞、委中。

任务二 毛周角化症

情境导入

情境：患者，男，25 岁，上臂鸡皮样皮疹 10 余年。患者 10 年前无明显诱因面颊部出现针尖大小坚实的毛囊性丘疹，无自觉不适，未重视。后皮损范围逐渐扩大，波及背部、四肢等部位。辅助检查：组织病理检查示表皮轻度萎缩，毛囊扩大伴角质栓，真皮内可见上皮囊肿，皮脂腺稀少、萎缩，真皮血管毛囊周围有单一核细胞浸润，胶原纤维嗜碱性变性。

思考：1. 患者应考虑为什么疾病？诊断依据是什么？

2. 该疾病的病因是什么？

毛周角化症（perifollicular keratosis）又名毛发苔藓，是一种慢性毛囊角化性疾病。其特征是以毛囊口内有角质栓或与毛孔一致的角化性丘疹，伴有不同程度的毛囊周围红斑。约有 50% 的人发生毛周角化病，轻型患者可于儿童期发病，青春期发病率最高，以后随年龄增长皮疹逐渐减轻。

一、病因和发病机制

本病的发生与遗传因素有关，为常染色体显性遗传病，伴有可变的外显率。发病与 18 号染色体上短臂上一个基因的缺失和易位有关系。女性为 X 连锁显性遗传。

知识链接

从“营卫失调”论治毛周角化症

中医学则认为，毛周角化症的病因病机主要是肺之阴津滋养不足，皮毛失于濡养，或因肝郁脾虚，后天气血津液代谢失常而发病。肺阴不足证多表现为皮肤粗糙，丘疹中心角栓干枯，多伴口咽干燥，舌质嫩红，苔少，脉细数。主要是由于先天禀赋特异，肺阴亏虚，毛发失于濡养而致。肺主气，在体合皮毛，肺之宗气输布无力，则无法布散水谷精微，导致营血亏虚，不能润泽肌肤毛腠而发病。肝郁脾虚证表现为形体肥胖，丘疹中心角栓油渍感重，多伴脾气急躁，胸胁苦满，大便溏薄，舌质胖大，脉沉弦。主要是由于情志不畅，郁怒伤肝，木旺乘土，或者素体脾虚，导致脾胃运化失职，营卫气虚而发病。总结来说，毛周角化症的原因多样，证型各异，但基本病机均离不开“营卫失调”，即营卫运行失常和营卫气虚。营卫运行失常：卫郁营滞，腠理开合失司，则毛囊口堵塞不通，形成毛囊性丘疹；营卫气虚，毛发失养，新生的毳毛不能突破毛囊口，形成角栓。

二、临床表现

皮疹好发于上臂后外侧、大腿伸侧和臀部，亦可发生在面部、肩胛、前臂、小腿，偶有泛发性的。单个皮疹为针尖大小的毛囊性丘疹，暗红、褐色或皮色（图 14－2，图 14－3）。皮疹顶端有灰褐色或灰白色的角栓，其中有一根毳毛伸出或蜷缩其中。剥去角栓后，其顶端留有凹陷小坑，很快又有新的角栓长出。皮疹发生于每个毛囊口，互不融合，散在分布或簇集成群，呈鸡皮样外观。毛囊周围有红斑。严重的会有小的脓疱。冬重夏轻，无自觉症状。毛周角化症常伴发鱼鳞病和特应性干皮病。

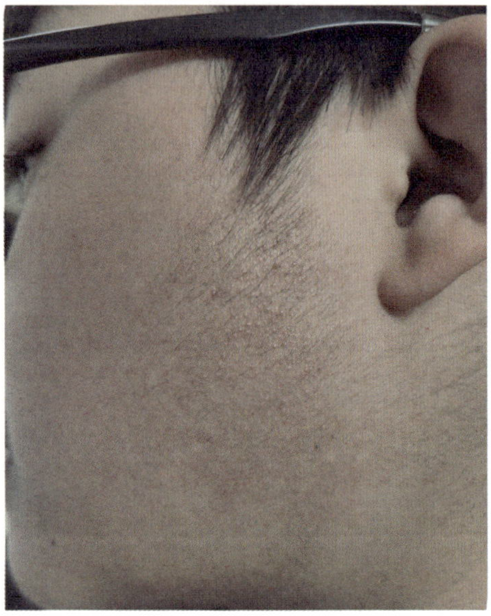

图 14－2　毛周角化症（面部）

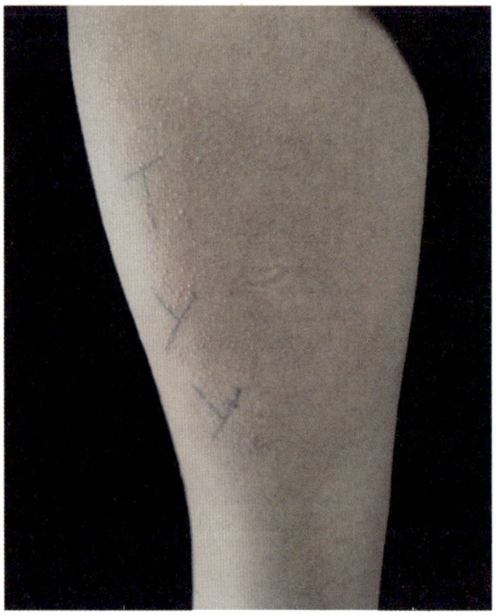

图 14－3　毛周角化症（上肢）

三、辅助检查

组织病理检查：表皮轻度萎缩，毛囊扩大伴角质栓，真皮内可见上皮囊肿，皮脂腺稀少、萎缩，真皮血管毛囊周围有单一核细胞浸润，胶原纤维嗜碱性变性。

四、诊断和鉴别诊断

根据四肢伸侧毛囊角化性丘疹，去除角栓后见杯状微小凹窝，露出卷曲毳毛，好发于青少年，一般诊断不难。本病需要与毛囊性鱼鳞病、小棘苔藓、毛发红糠疹和维生素 A 缺乏症鉴别诊断。

五、治疗

本病一般无须治疗。可口服维生素 A 和维生素 E 减轻症状，外用药可选择维 A 酸类药物，如维 A 酸乳膏、维胺酯乳膏等，亦可选择尿素乳膏、水杨酸乳膏和鱼肝油乳膏等改善症状。

任务三　掌跖角化症

掌跖角化病（palmoplantar keratoderma，PPK）是手掌和足跖出现过度角化性斑块为特征的常染色体显性遗传病。皮损为过度角化性斑块或豆状角化过度。可用角质剥脱剂及维 A 酸类制剂治疗。

一、病因和发病机制

本病为常染色体显性遗传病。发病机制还不清楚。

二、临床表现

1. 弥漫性掌跖角化病　婴儿期发病，轻者仅有掌跖皮肤粗糙，严重时掌跖部出现弥漫性、边缘清楚的角化增厚性斑块，表面光滑，黄色，酷似胼胝，或呈疣状增厚，足弓一般不受累，易发生皲裂，引起疼痛。角化过度损害可延伸至掌指（趾）侧缘或手足背，但一般不累及膝、肘。可伴有多汗、甲板增厚、浑浊等。

2. 点状掌跖角化病　通常于 20～30 岁发病，皮损为掌跖部对称、散在分布的多呈圆形或椭圆形的角化性丘疹，高出皮肤，数目较多，直径一般 0.2～0.3cm，大者可达 1cm。多呈灰黄色，质地坚硬，中心剥脱后形成火山形状的凹陷，可聚集成疣状角质损害。

3. 钱币状掌跖角化病　大多自幼发病，皮损为过度角化性斑块或豆状角化过度，慢性进行性发展。皮损的发生部位及严重程度与机械摩擦及其强度有关，多见于掌跖侧缘，甲下、甲周也可见角化过度。

4. 获得性掌跖角化病　均以掌跖部角化为特征性表现。其中四肢的淋巴水肿性角化病，掌跖部出现弥漫角化过度，其表现有疣状突起及皲裂；内脏器官癌变者皮损呈点状珍珠状丘疹，主要见于大鱼际和小鱼际。

知识链接

米来达病

米来达病是一种隐性遗传的罕见综合征，由于米来达岛上近亲结婚的较多，该病发病率高，故取此名。其病理变化与单纯胼胝不同，有明显的棘层肥厚和不规则角化过度，伴以轻度角化不全和不明显的血管周围淋巴细胞和组织细胞浸润。婴儿早期即有掌跖发红，很快脱屑并增厚，常呈弥漫性，有时呈岛状，波及手背时则呈手套状分布。红斑不太明显，常伴多汗与湿疹化。角化过度常局限于腕、前臂、膝部，有时在数年内逐步波及其他部位。指甲呈匙状或甲下有角化。

三、辅助检查

组织病理学检查：表皮上基底棘层和颗粒层的角质形成细胞的核周边形成空泡及细胞裂解，电镜下可见角蛋白纤维的异常聚集物。

四、诊断和鉴别诊断

根据临床表现、皮损特点及组织病理特征性即可诊断。但弥漫型掌跖角化病需与胼胝相鉴别；点状掌跖角化病应与汗孔角化病、掌跖疣相鉴别。

五、治疗

治疗原则为减少角质层增厚，润滑皮肤，预防皲裂，减少压力和摩擦。可局部外用10%～20%水杨酸软膏、0.1%维A酸霜或皮质类固醇软膏封包治疗，严重者可口服维A酸类药物。

任务四 皮肤淀粉样变

情境导入

情境：患者，男，52岁，背部褐色斑疹伴瘙痒半年。患者半年前背部皮肤出现多处大小不一的褐色斑疹，表面粗糙，质地坚硬，无压痛，部分斑块融合成片，边缘不规则，瘙痒剧烈，夜间尤甚。辅助检查：病理检查刚果红试验呈阳性。

思考：1. 患者应该诊断为什么疾病？诊断依据是什么？

2. 可采用的辅助检查有哪些？

皮肤淀粉样变病（amyloidosis）是指淀粉样蛋白在组织和器官的细胞外异常沉积，并引起组织和器官出现功能障碍的一组疾病。

一、病因和发病机制

淀粉样变的病因尚不明确，原发性系统性淀粉样变常有皮肤损害，继发性系统性淀粉样变可继发于慢性炎症和肿瘤，主要累及实质性器官，无皮肤损害，有些淀粉样变与遗传有关，故称遗传性淀粉样变病，可合并出现于某些综合征。

二、临床表现

1. 原发性皮肤淀粉样变

（1）淀粉样变苔藓　最常见，好发于中年人，皮肤损害呈对称性分布于四肢伸侧，典型的皮肤损害为半球形、多角形或圆锥形质硬丘疹，顶端有黑色角栓，皮损密集而不融合，小腿和上背部皮疹沿皮纹呈念珠状排列为其特征，剧烈瘙痒（图14－4）。

（2）斑状淀粉样变病　好发于中年以上女性，主要见于背部肩胛区域，也可发生在四肢，尤其是伸侧，偶尔累及胸部和臀部。皮疹为成群的1～3mm大的褐色或紫褐色斑疹，可融合成特征性的网状或波纹状外观，具有诊断价值。自觉轻度或中度瘙痒（图14－5）。

（3）异色性皮肤淀粉样变病　常于青春期前发病，皮疹特征是点状或网状色素过度沉着和散在的粟大至豆大色素减退斑，无红斑、丘疹、皮肤萎缩、毛细血管扩张和水疱等，不痒或偶有微痒，色素改变几乎累及全身皮肤，但面、颈和手部皮肤较非曝光部位的要轻，黏膜、掌和跖、毛发、甲以及牙齿不受累，部分患者有家族史。

（4）大疱性淀粉样变病　临床表现除有瘙痒性斑状色素沉着、丘疹、斑块外，还有水疱和大疱，无系统受累。

2. 原发性系统性淀粉样变　好发于中老年人，皮肤损害好发于皮肤褶皱处，最常见的皮肤损害是紫癜、瘀斑，眶周紫癜为其特征性的皮肤损害。其他典型表现有巨舌、肝大、水肿及腕管综合征等。

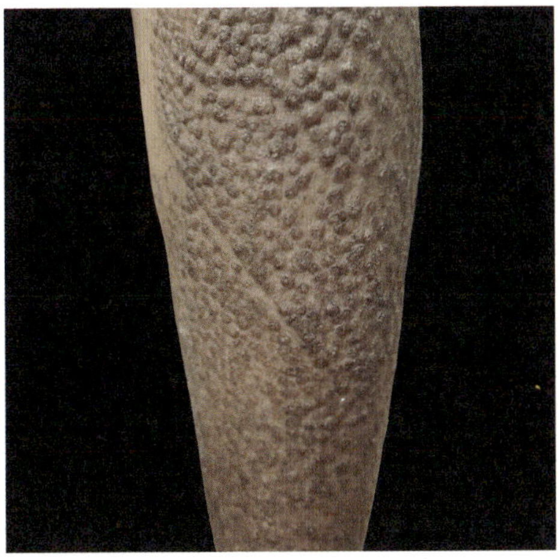

图 14－4　淀粉样变苔藓

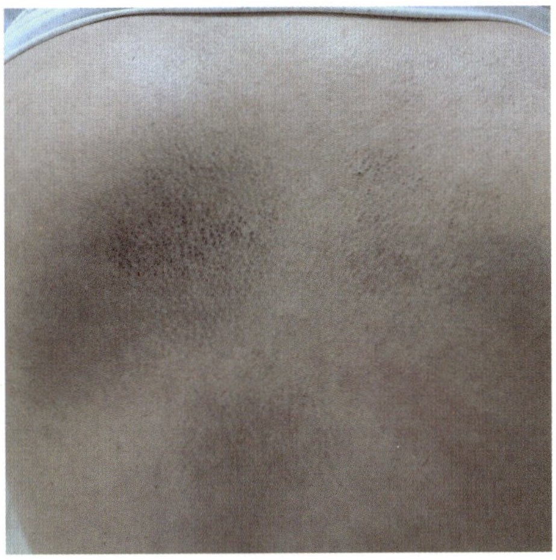

图 14－5　斑状皮肤淀粉样变

三、辅助检查

组织病理检查：斑状及苔藓样皮肤淀粉样变的淀粉样蛋白局限于真皮乳头；原发性系统性淀粉样变表现为真皮及皮下组织淀粉样蛋白沉积，并可累及外泌汗腺及血管壁。

四、诊断和鉴别诊断

通过体格检查、皮肤损害的特点，结合组织病理学检查所见淀粉样蛋白及其分布，可进行诊断。原发性皮肤淀粉样变需与慢性单纯性苔藓、肥厚性扁平苔藓等相鉴别。原发性系统性淀粉样变需与黏液水肿性苔藓、老年性紫癜等相鉴别。

五、治疗

治疗可口服抗组胺药、维 A 酸类药物（阿维 A）等。也可外用强效糖皮质激素制剂、光疗或卡泊三醇软膏治疗，但疗效有限。原发系统性淀粉样变尚无满意疗法。

任务五　黄瘤病

情境导入

情境：患者，男，45 岁，皮肤黄色斑块半年余。患者半年前无明显诱因出现皮肤黄色斑块，初为眼睑周围，后逐渐扩展至四肢。皮肤检查：见眼睑及四肢可见多处黄色斑块，质地柔软，表面光滑，边界清晰，斑块大小不一，最大者约 5cm × 6cm，最小者约 1cm × 2cm，实验室检查显示血脂升高。

思考：1. 患者应该诊断为什么疾病？诊断依据是什么？

2. 可采用的治疗方法有哪些？

黄瘤病（xanthomatosis）是指由真皮、皮下组织及肌腱中含脂质的组织细胞聚集而形成的一种棕黄色或橘黄色皮肤肿瘤样病变。它是脂质沉积在真皮、皮下组织和肌腱中的结果，患者多伴有高脂蛋白血症。

一、病因和发病机制

该病病因尚不明确。伴高脂蛋白血症患者血脂过度升高是其主要原因，过高的血浆脂质在组织中沉积并被组织细胞吞噬形成组织－泡沫细胞（即黄瘤细胞），此类细胞聚集则形成黄瘤。

二、临床表现

临床表现为黄色、棕黄色、橘黄色或黄红色丘疹、结节、斑块、斑疹，大小不一，数目不定，全身散发或局限于某处，但多对称分布，一般无不适（图 14－6）。

1. 睑黄瘤 是最常见的一种黄瘤，多见于中年女性，皮疹为橘黄色柔软的长方形或多角形丘疹和斑块，好发于两侧上眼睑和内睑周围，在严重的高胆固醇血症患者，皮疹可围绕眼周发生或发生在眼外侧（图 14－7），对称分布，皮疹持久，呈进行性和多发性，并可相互融合。

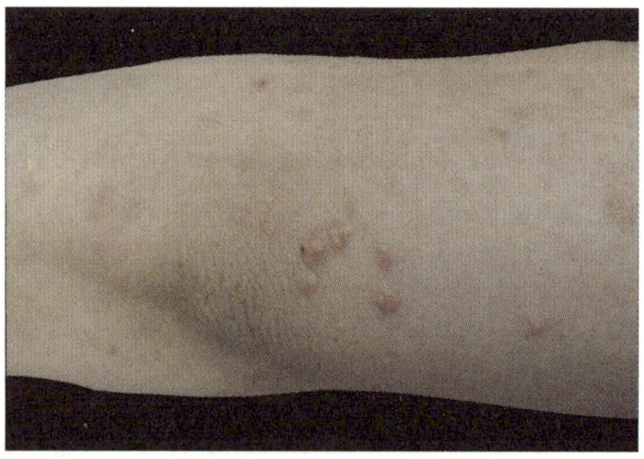

图 14－6 黄瘤病

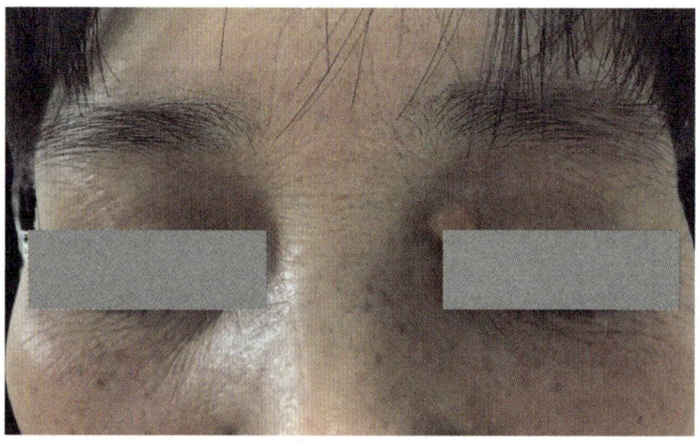

图 14－7 睑黄瘤

2. 腱黄瘤 皮肤损害好发于跟腱和手、足的伸肌腱，亦可发生在踝、胫骨粗隆和肘部等骨隆突处的骨膜上，不与皮肤粘连，其上皮肤正常。此病常见于家族性高胆固醇患者。

3. 结节性黄瘤 皮肤损害好发于关节伸面，以肘、膝关节为多，亦可累及踝关节、指（趾）关节、腋窝、腹股沟、面、臀和黏膜，早期为粟粒大丘疹，淡黄色或橘黄色结节，质软，可随纤维增生成为扁平或隆起的质地坚实的圆形结节，部分可融合成斑块，直径可达 5cm。患者常无自觉症状，可见于家族性高胆固醇血症及家族性异常 β 脂蛋白血症患者。

4. 发疹性黄瘤 皮肤损害好发于臀、肩、手及臂和膝的伸侧，为分批出现或突然发生的针头或更大的黄色或橘黄色丘疹，急性期炎症明显，周围有红晕，可伴瘙痒或压痛，可有同形反应，数周后可自行消退，留有色素性瘢痕或肥厚性瘢痕。多见于高甘油三酯血症、混合型高甘油三酯血症及血浆极低密度脂蛋白或乳糜微粒浓度升高的患者，亦可发生于继发性高脂蛋白血症及糖尿病患者。

三、辅助检查

组织病理学检查：真皮内大量泡沫状组织细胞浸润，集合呈结节状或弥漫分布，血管周围稀疏淋巴细胞浸润，表皮一般变薄。

四、诊断和鉴别诊断

根据患者有家族性高脂蛋白血症病史；体格检查见特征性黄色或橘黄色斑片、丘疹或结节样皮肤损害，即可诊断本病；组织病理学检查可有助于确诊。需与结节病、朗格汉斯细胞组织细胞增生症等相鉴别。

五、治疗

1. 饮食治疗　伴高脂血症的患者应低脂（低胆固醇和低饱和脂肪酸）、高蛋白饮食，常可获效。

2. 药物治疗　可选用降脂药如烟酸、丙丁酚、维生素E、洛伐他汀、脂必妥、非诺贝特、辛伐他汀等。

3. 局部治疗　睑黄瘤和较小的黄瘤可用电凝术、30%三氯乙酸、液氮冷冻、CO_2激光等，较大的黄瘤可行手术切除。

答案解析

目标检测

选择题

A型题

1. 鱼鳞病最常见的临床类型是（　）
   A. 板层状鱼鳞病
   B. 寻常型鱼鳞病
   C. 先天性大疱性鱼鳞病样红皮病
   D. 先天性非大疱性鱼鳞病样红皮病
   E. 迂回性线状鱼鳞病
2. 毛周角化症常见于哪个年龄段（　）
   A. 儿童　B. 青少年　C. 中年
   D. 老年　E. 婴幼儿
3. 掌跖角化症主要属于哪种类型皮肤病（　）
   A. 过敏性皮肤病　B. 感染性皮肤病　C. 遗传性角化性皮肤病
   D. 炎症性皮肤病　E. 物理性皮肤病
4. 皮肤淀粉样变最常见的皮损类型是（　）
   A. 丘疹　B. 水疱　C. 结节
   D. 斑块　E. 脓疱
5. 皮肤淀粉样变的主要病理特点是（　）
   A. 真皮内有淀粉样蛋白沉积
   B. 表皮角化过度
   C. 炎症细胞浸润
   D. 皮肤萎缩
   E. 皮肤水肿

6. 黄瘤病的好发部位是（ ）

A. 眼睑　　B. 手掌和足部　　C. 面部

D. 背部　　E. 四肢

书网融合……

重点小结　　习题

项目十五　物理性皮肤病

PPT

学习目标

知识目标：通过本项目的学习，掌握物理性皮肤病诊断与治疗；熟悉物理性皮肤病的病因；了解物理性皮肤病的预防。

技能目标：具备对常见的物理和皮肤病做出诊断和临床治疗的能力。

素质目标：培养独立思考、分析问题和解决问题的能力。

物理性皮肤病是指由物理因素如机械性、光线、电磁辐射、温度等因素引起的皮肤疾患。常见的物理性皮肤病包括日光性皮炎、夏季皮炎、冻疮、手足皲裂、鸡眼、胼胝等。这些皮肤病通常涉及皮肤瘙痒、疼痛、红肿、水疱、溃疡等症状及体征，严重时可影响患者的生活质量。

根据不同的物理因素伤害后的临床表现，可将物理性皮肤病分为5类。

1. 热性皮肤病　轻者表现为皮肤红斑、丘疹、丘疱疹、水疱等；重者可出现不同程度的全身症状，如食欲减退、乏力、头痛、嗜睡、眩晕等，甚至可累及其他脏器，导致多器官功能障碍。常见的热性皮肤病包括痱子、夏季皮炎、热激红斑、烧伤等。

2. 冷性皮肤病　多由寒冷、潮湿等综合因素导致。表现为皮肤苍白、水肿，后转为暗红色，自觉症状有瘙痒、刺痛、麻木等感觉异常。常见的寒冷性损伤包括冻疮、冷红斑等。

3. 光线性皮肤病　日光中的紫外线和可见光照射人体后，可引起皮肤急、慢性炎症变化，表现为皮肤暴露部位的红斑、丘疹、水疱、糜烂及抓痕、结痂；严重者甚至激发皮肤的癌前期病变及诱发皮肤癌。常见的光线性皮肤病包括日晒伤、植物－日光性皮炎等。

4. 放射性皮肤病　常见疾病为放射性皮炎。X线、β线或γ线照射人体后，可引起皮肤急、慢性炎症变化。急性放射性皮炎为急性皮肤和黏膜的炎症性损害，表现为红斑、水肿、水疱、糜烂、溃疡等及局部毛发脱落，严重者有头痛、食欲减退等全身症状；慢性放射性皮炎为慢性增生性、变性皮肤病变，表现为皮肤干燥、粗糙、瘙痒等。

5. 机械性皮肤病　皮肤长期受到机械性摩擦、压迫导致血液循环障碍，表现为局部皮肤过度角化、皲裂，甚至坏死。常见疾病包括鸡眼、压疮。

任务一　日光性皮炎

情境导入

情境：患者，男，60岁，皮肤红斑伴渗液3天。患者夏季外出旅游后面部及上肢皮肤出现红斑及丘疹，瘙痒不适，抓痕累累，破溃后有黄色渗液，干燥后结痂，以暴露皮肤为主。

思考：1. 患者应该诊断为什么疾病？诊断依据是什么？

2. 可采用的治疗方法有哪些？

日光性皮炎（solar dermatitis）又称日晒伤、晒斑，是皮肤接受强烈光线照射引起的一种急性损伤性皮肤反应，患处皮肤表现为红斑、水肿、水疱、灼热、疼痛，甚至出现色素沉着、脱屑等症状。本病以春末夏初多见，好发于儿童、妇女、滑雪者及水面作业者，其反应的强度与光线强弱、照射时间、个体皮肤、体质、种族等有关。

一、病因和发病机制

本病的作用光谱主要是中波紫外线（UVB），其引起的红斑呈鲜红色。长波紫外线（UVA）引起深红色红斑。短波紫外线（UVC）引起的皮肤红斑呈粉红色。

实验研究证明，发生即时性红斑（第一相）的机制是紫外线辐射使真皮内多种细胞释放组胺、5－羟色胺、激肽等炎症介质，使真皮内血管扩张、渗透性增加。延迟性红斑（第二相）的发病机制更为复杂，是由体液因素和神经血管调节因素共同作用造成的。

知识链接

植物日光性皮炎

植物日光性皮炎是由于植物中所含的光敏性物质（主要是呋喃香豆素）通过空气媒介、直接接触以及口服吸收后到达皮肤，经过日光照射后引起的以光毒性反应为主要表现的光敏性皮肤病。好发于夏季中后期，皮疹以面部和手背等暴露部位为主。目前该病发病机制尚未明确，其发生与体质、所食光敏性物质和日晒三者共同作用有关。引起该病的主要植物，国外已报道有柠檬、芹菜、灰菜等，我国已报道常见的为灰菜、苋菜、荠菜、扫帚苗、菠菜、野菜、苦菜等。

二、临床表现

本病好发于皮肤类型为Ⅰ～Ⅲ型的人群，春夏季节日晒数小时至十余小时后，在曝光处出现境界清楚的红斑，鲜红色，严重者可出现水疱、破裂、糜烂；随后红斑颜色逐渐变暗、脱屑，留有色素沉着或减退。自觉烧灼感或刺痛感，常影响睡眠。症状轻者2～3天痊愈，严重者需一周左右才能恢复。个别患者可伴发眼结膜充血、眼睑水肿。日晒面积广时，可引起全身症状，如发热、畏寒、头痛、乏力、恶心和全身不适等，甚至心悸、谵妄或休克。

部分患者在日晒后仅出现皮肤色素的变化，呈即刻性或迟发性色素沉着晒斑。前者是由UVA和可见光引起皮肤黑素前驱物质出现一时性可逆性氧化所致，通常日晒后15～30分钟即可出现，数小时后消退；后者由UVB引起表皮黑素合成增加，在日晒后10小时出现，4～10天达到高峰，可持续数月。

日晒伤有时可激发多形性日光疹、日光性荨麻疹、迟发型皮肤卟啉病、红斑狼疮、单纯疱疹、白癜风等疾病的皮疹。

三、辅助检查

1. 斑贴试验 将配制好的检测液用合适的方法贴在皮肤上，一定时间后观察是否有超敏反应发生，常用于临床检测超敏反应和接触性皮炎。有助于医生判断是否是过敏反应，排除可能的病因，便于进一步开展治疗。

2. 光试验 用自然阳光照射患者的小片皮肤，根据临床反应的表现进行鉴别诊断，有助于医生判断，排除可能的病因，便于进一步开展治疗。

四、诊断和鉴别诊断

根据日晒后局部皮肤出现红斑、水肿或水疱，愈后留有色素沉着斑，自觉烧灼、疼痛感，一般诊断不难。但需要与下列疾病进行鉴别。

1. 刺激性接触性皮炎　可发生于任何季节，与日晒无关，起病前有接触刺激物史，皮疹仅局限于接触部位，自觉瘙痒。

2. 烟酸缺乏症　皮疹不仅局限于曝光部位，还可累及非曝光部位。除皮疹外，常伴发消化系统、神经精神系统的症状。

五、治疗

1. 系统治疗　轻者可选择抗组胺药，重者或疗效欠佳者可口服小剂量糖皮质激素、阿司匹林或吲哚美辛。有学者提出，联合口服维生素 C 和维生素 E，可显著增加患者紫外线最小红斑量的值，降低对日晒伤的反应。

2. 局部治疗　轻者选用炉甘石洗剂，稍重者选用冷敷、糖皮质激素霜剂，或用吲哚美辛溶液外拭，可明显减轻症状。

任务二　夏季皮炎

情境导入

情境：患者，女，22 岁，颈部、四肢及躯干红斑、丘疹伴瘙痒 1 周。患者每于炎夏之际，颈部、四肢伸侧和躯干出现密集的小丘疹及丘疱疹，瘙痒剧烈，抓痕颇多，局部红肿，且呈对称性。辅助检查：组织病理学检查显示表皮肥厚，真皮浅层毛细血管轻度扩张，血管周围有以淋巴细胞为主的炎症细胞浸润。

思考：1. 患者应考虑为什么疾病？诊断依据是什么？

2. 本病应与哪些疾病进行鉴别？

3. 应如何治疗？

夏季皮炎（dermatitis aestivalis）是由于气候炎热引起的一种季节性的炎症性皮肤病，常在 6 ~ 8 月份发病。成人多见。皮损对称发生于躯干、四肢，尤以小腿伸侧为甚。表现为大片鲜红色斑，在红斑基础上有针头至粟粒大小的丘疹、丘疱疹。伴有剧痒，搔抓后可出现抓痕、血痂，久之皮肤粗糙增厚。

一、病因和发病机制

主要由于气候炎热、温度高、湿度大，加上灰尘等刺激皮肤引起发病。

二、临床表现

本病成人多见。皮损对称发生于躯干、四肢，尤以小腿伸侧为甚。表现为大片鲜红色斑，在红斑的基础上有针头至粟粒大小的丘疹、丘疱疹，伴有剧烈瘙痒，搔抓后可出现抓痕、血痂，久之皮肤粗糙增厚。天气转凉后可自然减轻或消退。本病可每于该季节时反复发生。

三、辅助检查

组织病理检查：皮肤组织病理显示表皮肥厚，真皮浅层毛细血管轻度增生扩张，血管周围有以淋巴细胞为主的炎症细胞浸润。

四、诊断和鉴别诊断

根据本病有明显的季节性，皮疹为大片红斑基础上的丘疹、丘疱疹，有剧痒，天气转凉后可自然减轻或消退的特点，容易诊断。需要与下列疾病相鉴别。

1. 痱子 皮损多见于头、面、躯干和褶皱部位，为密集的针头大小的丘疹、丘疱疹或者小脓疱。主要见于儿童。

2. 夏季瘙痒症 无原发性皮损，仅见因搔抓而致的抓痕及苔藓样改变。

五、治疗

保持室内通风和散热，使室内温度不宜过高；同时穿着衣裤应宽松、吸汗，保持皮肤干燥、清洁；宜用温水沐浴后擦干并外用粉剂。

治疗可外用酚炉甘石洗剂、薄荷炉甘石洗剂、薄荷酒精或糖皮质激素外用制剂，效果满意。

任务三　冻　疮

情境导入

情境：患者，男，45 岁，双手足红肿、瘙痒 1 周。建筑工人，长期在室外作业，尤其冬季需长时间暴露于寒冷环境，近期出现双手背及双足根部出现红肿、瘙痒，并伴有疼痛。辅助检查：组织病理学检查示表皮、真皮乳头明显水肿，表皮内可出现角化不良细胞和坏死的角质形成细胞；真皮血管收缩，周围有单一核细胞浸润。

思考：1. 患者的初步诊断是什么？

2. 可采用的治疗方法有哪些？

冻疮（chilblains）常发生在冬季，是由于气候寒冷引起的局部皮肤反复红斑、肿胀性损害，严重者可出现水疱、溃疡，病程缓慢，天气转暖后自愈，易复发。

一、病因和发病机制

寒冷是冻疮发病的主要原因，潮湿和冷风的刺激可使病情加重。其发病机制是冻疮患者的皮肤在遇到寒冷潮湿或寒暖急变时小动脉发生收缩，长期受寒冷作用后动脉血管麻痹而扩张，造成静脉淤血，局部血液循环不良而发病。患者自身的皮肤湿度、末梢微血管畸形、自主神经功能紊乱、营养不良、内分泌障碍等因素也可能参与发病。缺乏运动、手足多汗、鞋袜过紧及长期在户外工作等因素均可助长冻疮的发生。

二、临床表现

冻疮好发于初冬、早春季节，以儿童、妇女和末梢血管循环不良者多见，这些患者常伴有肢体末端皮肤发凉、肢端发绀、多汗等表现。

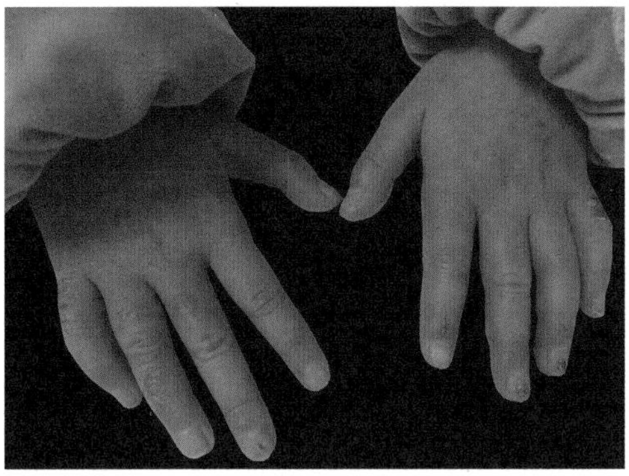

图 15－1　冻疮

皮损好发于四肢末端、面部和耳郭等处，两侧分布。皮损持续 3 周左右而缓解，严重者可持续整个冬季。典型的皮损为局限性紫红色隆起的水肿性红斑，境界不清，边缘鲜红，表面紧张。触之较柔软，压之可褪色，压力去除后颜色逐渐恢复。如果受冻时间较长，局部组织缺氧及细胞损伤较剧，可出现水疱、破溃、糜烂溃疡，愈后留有色素沉着、色素脱失和萎缩性瘢痕。自觉瘙痒，受热后加重（图 15－1）。

有一种特殊类型的冻疮多见于女性的股部。临床上有特征性呈蓝红色浸润性的斑，对称分布在过度肥胖的股外侧面，偶可有继发性溃疡和常合并毛囊性角栓。这些损害完全与冷暴露有关，且在温暖环境中消退。

三、辅助检查

组织病理学检查：表皮、真皮乳头明显水肿，表皮内可出现角化不良细胞和坏死的角质形成细胞；真皮血管收缩，周围有单一核细胞浸润，另有特殊的脉管壁呈“蓬松状”水肿等改变。

四、诊断和鉴别诊断

根据病史和皮损的特点，不难诊断。需要与多形红斑、肢端发绀症、冷球蛋白血症相鉴别。

五、治疗

1. 系统治疗　口服烟酰胺、硝苯地平等血管扩张剂；丹参或脉络宁加入低分子右旋糖酐静脉滴注，有扩张血管、改善微循环、增加血流量和溶血栓等作用。盐酸山莨菪碱、维生素 E、维生素 C 和己酮可可碱均有一定的疗效。

2. 局部治疗　未破溃者可外用复方肝素软膏、多磺酸黏多糖乳膏、辣椒酊、维生素 E 软膏、复方山莨菪碱软膏等。亦可用桂附煎药液浸泡患部。已破溃者外用硼酸软膏、鱼石脂软膏或红霉素软膏等。

3. 物理治疗　红外线（包括频谱）、氦氖激光等局部照射，或做激光穴位照射（足三里、复溜、血海）后，对冻疮局部行散焦普遍照射。

知识链接

贴敷治疗冻疮

冻疮是在寒冷、潮湿的环境下皮肤受损的结果，也是冬季最常见、易反复的皮肤疾病之一。中医学认为，本病由寒湿侵袭、气血凝滞而成，故治疗当以温经通络、活血散瘀为主。贴敷方药可取桂枝 20g、丁香 20g、延胡索 20g、艾叶 10g、细辛 10g、肉桂 10g、红花 10g、川芎 20g，进行打粉，以酒制备贴敷药膏或药糊。取适量药膏或药糊，选择关元穴、神阙穴、中极穴、腰阳关穴等，隔日 1 次进行贴敷，以激发机体阳气，祛散伏寒，行气活血，改善血液循环，使“正气存内，邪不可干”，从而减少冻疮的发病。

任务四　手足皲裂

情境导入

情境：患者，男，50岁，农民，双手足皲裂伴疼痛1个月。患者自述双手和双足皮肤出现干燥、粗糙，伴有明显的皲裂，尤其在冬季加重，皲裂处疼痛，严重影响日常生活和工作。

思考：1. 患者初步诊断为什么疾病？依据是什么？

2. 可采用的治疗方法有哪些？

手足皲裂（rhagadia manus and pedalis）是指由各种原因引起的手足部皮肤干燥和裂纹，伴有疼痛，严重者可影响日常生活和工作。

一、病因和发病机制

（一）内因

手足皮肤尤以掌跖皮肤有以下解剖生理特点，它们对发生皲裂有一定关系。

1. 角质层较厚　尤其在掌跖和足跟等部位明显增厚，因此易发生皲裂。

2. 掌跖部位无毛囊和皮脂腺　当冬季气温低和湿度较小时，缺乏皮脂保护的皮肤更容易发生皲裂。

3. 皮肤干燥　干燥的皮肤易发生皲裂。

（二）外因

1. 物理性　如干燥、摩擦、外伤等可促使发病。

2. 化学性　酸、碱、有机溶剂等将皮脂溶解、皮肤失去润滑保护。

3. 生物性　如真菌等感染后使皮肤角化过度，失去原有的保护能力。

知识链接

手足干裂的其他病理因素

1. 皮肤真菌感染　当足部真菌感染，引发角化过度型足癣，也会出现足跟皮肤的干裂脱屑，多伴有皮肤瘙痒等表现。由于本病具有传染性，除了及时治疗外，建议不要与他人共用擦脚布、洗脚盆，以免出现交叉感染。

2. 糖尿病　约50%的糖尿病患者会出现下肢皮肤干燥症。血糖长期处于较高状态时，自主神经会发生病变，足部出汗减少，加上周围血管病变，易出现足跟皮肤干裂。

3. 维生素A缺乏　维生素A缺乏主要表现为皮肤干燥，四肢伸面有非炎性的棘刺状毛囊丘疹，伴以眼部症状，如眼干燥、角膜软化或夜盲。

4. 寻常鱼鳞病　该病属于染色体显性遗传性病，主要表现为皮肤干燥，伴有棱形或多角形的鳞屑，外观如鱼鳞状。

二、临床表现

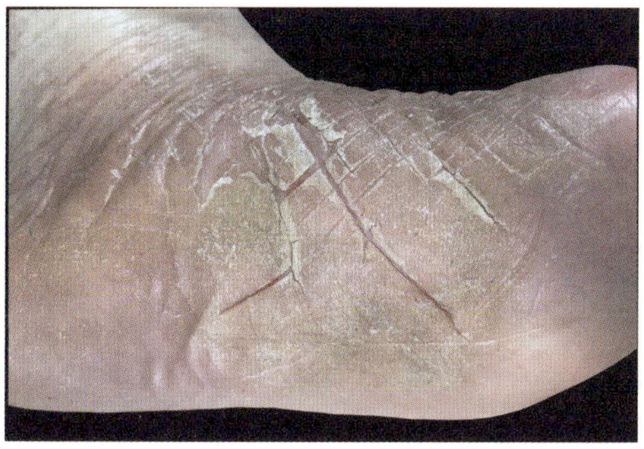

图 15－2　足皲裂

本病好发于秋冬季节。皮疹分布于指屈侧、手掌、足跟、足跖外侧等角质层增厚或经常摩擦的部位，表现为沿皮纹发展的深浅、长短不一的裂隙，自觉症状可以从几乎无任何感觉到轻度刺痛或中度触痛乃至灼痛，主要取决于皲裂的深度和范围。根据皲裂的深度和范围将之分为三度。①Ⅰ度：皮肤干燥有龟裂，但仅限于表皮，无出血、疼痛等症状；②Ⅱ度：皮肤干燥，裂隙深入真皮而有轻度刺痛，但无出血。③Ⅲ度：皮肤明显干燥，裂隙深达真皮和皮下组织，常有出血、触痛或灼痛等自觉症状（图 15－2）。

三、辅助检查

必要时进行真菌学检查、细菌培养和斑贴试验。

四、诊断和鉴别诊断

根据本病的临床表现，诊断并不困难。有时需要与下列手足疾病相鉴别。

1. 手足湿疹　有时手足湿疹可因瘙痒搔抓而致裂隙疼痛，但湿疹如为急性或亚急性时，有原发损害的红斑、丘疹、水疱等，多伴痒感。如为慢性，则常位于掌跖并累及手足背部，且多伴皮肤增厚及痒感，故二者可鉴别。手足皲裂可与手足湿疹并存，并存率约 1.4%。

2. 掌跖角化症　本病系一种先天性疾病，因角化过度易造成皲裂。但不一定在秋冬季形成皲裂，有时可常年发病。两病的伴发率为 2.4%。

3. 手足癣　手足癣不仅局限于足跟，还可累及掌、跖、指（趾）间；皮疹表现为丘疹、水疱，伴有瘙痒，疼痛不明显；有时常年发生皲裂，不一定冬重夏轻或夏季痊愈，有时夏季更趋严重；常可合并趾、指甲癣；皮损处真菌镜检阳性。两者并存率为 30%～85%，可互为因果。

五、治疗

预防是治疗本病的主要原则，如果在冬季保护得当，本病可痊愈，因此对本病的治疗应防治结合，防重于治，否则一旦皲裂形成，就不易治愈。防治措施包括：①保持手足部皮肤的干净、干燥，冬季外出时使用油脂保护，并加强保暖；②如合并有足癣、湿疹、鱼鳞病等，应同时进行治疗；③外用尿囊素乳膏，可去除角质、刺激上皮增生，减轻或解除疼痛；④外用愈裂贴膏、甘油搽剂、尿素软膏等药。Ⅰ、Ⅱ度可皲裂直接外用上述药膏，Ⅲ度皲裂最好能用热水先将患处泡软，使皮肤滋润，用刀片将角质层过厚处削薄，然后再外用上述药物，疗效较好。

任务五　鸡眼、胼胝

情境导入

情境：患者，女，45 岁，右足底硬结伴压痛 3 个月。近 3 个月以来，右足底部出现一圆形硬结，逐渐增大，伴有明显压痛，行走时疼痛加剧，临床检查患者右脚底部可见一黄豆大小圆形硬结，表面光滑，边缘清晰，中央凹陷，呈淡黄色，周围皮肤红肿，压痛明显。

思考：1. 患者初步诊断为什么疾病？依据是什么？

2. 可采用的治疗方法有哪些？

一、鸡眼

鸡眼（clavus）是由于足部皮肤长期受到挤压或摩擦而发生的局限性、圆锥状、角质增生性损害。

（一）病因和发病机制

局部摩擦和受压是重要的诱因，如穿鞋过紧、脚长期受到刺激和摩擦等，因此往往双足同时并发。

（二）临床表现

损害为境界清楚、嵌入皮内的针头至蚕豆大小、淡黄或深黄色、局限性角质增生物，呈圆形或椭圆形，表面光滑，与皮面相平或稍隆起，呈楔状向下增生至真皮部，其下有一层灰白色的薄膜，即鸡眼滑囊。若用刀削去表面的角质物，中央可见一坚硬的角质栓，周围有一透明的淡黄色环，形如鸡眼。因角质栓尖端刺激真皮乳头部的神经末梢，站立或行走时引起疼痛。好发于男青年的双足，偶见于手部，以足跖前中部、小趾外侧、趾背及足跟等突出或易受摩擦部位多见（图 15－3）。

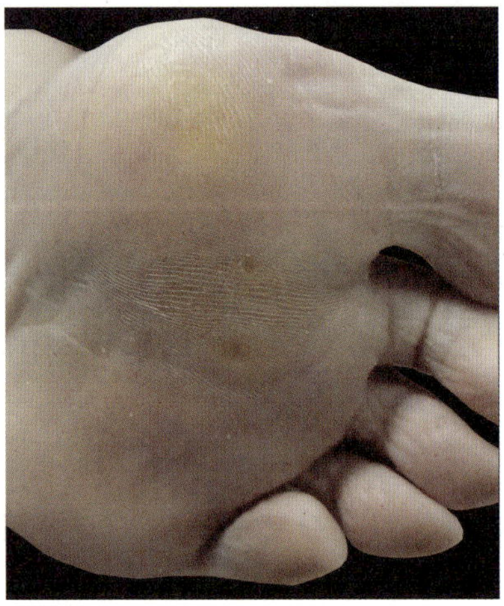

图 15－3 鸡眼

（三）辅助检查

组织病理学检查：全部病变组织为增厚的角质层，中心部角层更厚，呈“V”形凹入，钉突增生尤甚，其下方的真皮层因受压力乳头变平，有少量细胞浸润。

（四）诊断和鉴别诊断

根据本病的好发部位、圆锥状增生、行走时疼痛明显，诊断并不困难。本病需与胼胝、跖疣、点状掌跖角皮症等进行鉴别。

1. 胼胝 见于跖部压迫处，不整形角化斑片或条状，表面光滑，边缘不清，行走或摩擦不引起疼痛。

2. 跖疣 为局限性的中央略凹的增生物，皮纹中断见点状黑色斑点，挤痛明显，鸡眼压痛明显。

3. 点状掌跖角皮症 皮损分布于掌跖，为高出正常平面的圆形或椭圆形角质丘疹，色泽暗黄，质地坚硬，除掌跖部位外，尚可累及手足背、肘、膝等其他部位。

（五）治疗

鸡眼治疗方法甚多，可选用：①鸡眼膏外贴；②鸡眼软膏外敷；③物理治疗，如电烙、二氧化碳激光烧灼、接触 X 线照射；④手术切除。

知识链接

鸦胆子治疗鸡眼

鸦胆子是《中华人民共和国药典》收录的一味中药，功能与主治是清热解毒，截疟，止痢，腐蚀赘疣；用于痢疾、疟疾，外治赘疣、鸡眼；0.5～2g，用龙眼肉包裹或装入胶囊吞服，外用适量。《医学衷中参西录》中记载："鸦胆子去皮，取白仁之成实者，杵为末，以烧酒和涂少许，小作疮即愈。"可见鸦胆子在祖国传统医药中用于治疗鸡眼，但外用剂量、用法无明确要求。鸦胆子有一定毒性，孕妇、儿童、老人及出血性疾病患者均慎用。

二、胼胝

胼胝（callus）是由于手足皮肤长期受压和摩擦而引起的局限性、扁平状、角质增生性损害。

（一）病因和发病机制

本病主要由长期机械刺激引起，好发于足跖，尤其是骨突起等易受压迫、摩擦的部位，形成局限性角质增生。本病还与患者的身体素质、足畸形或职业有关。

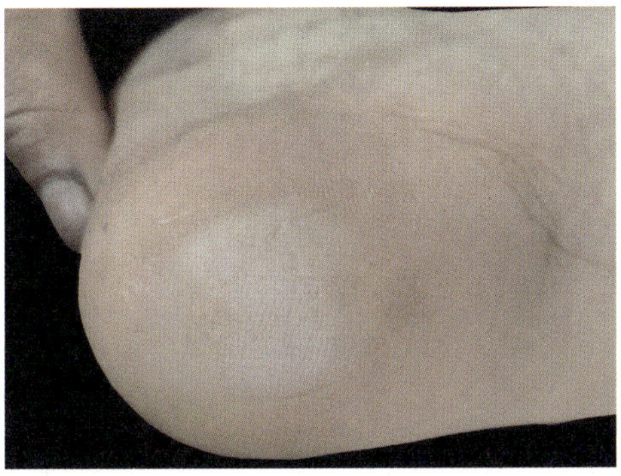

图 15－4　胼胝

（二）临床表现

皮疹为一局限性的角质板，呈蜡黄色，中央较厚，边缘较薄，境界不清，触之较硬。表面皮纹清晰可见，局部汗液分泌减少，感觉迟钝。本病常对称发生于手足，发病较缓，多无自觉症状，严重时有压痛（图 15－4）。

（三）辅助检查

组织病理学检查：病变为增厚的角质层，紧密呈板状排列，形成角质栓，呈楔形嵌入真皮。角质栓内常有排列成柱状的角化不全细胞，角质栓尖端正下方粒层消失，棘层萎缩。病变周围表皮正常或轻度肥厚。受压处真皮乳头变平，有少许淋巴细胞浸润。

（四）诊断和鉴别诊断

根据好发部位、皮疹形态可诊断本病。应与鸡眼、跖疣、先天性掌跖肥厚症相鉴别。

（五）治疗

尽量减少手足过度受压和摩擦，当机械性刺激去除后，胼胝可自行消失。可采用外用药物如高浓度的尿素霜、水杨酸、维 A 酸霜或其他的角质剥脱剂治疗。也可采用手术治疗、液氮冷冻治疗。皮疹较厚者可先用热水将其浸软后，用刀削去表面角质层，但不要损伤正常皮肤，以免引起感染。

答案解析

目标检测

选择题

A 型题

1. 下列不属于日光性皮炎临床特点的是（　）
   A. 多见于春夏季节
   B. 日晒伤部位皮肤出现境界清楚的红斑、水肿
   C. 有强烈的日光暴晒史
   D. 好发于中青年女性
   E. 多发生在暴晒日光后 2～12 小时

2. 下列不属于夏季皮炎临床特点的是（　）

A. 儿童多见　　B. 剧烈瘙痒　　C. 反复发作

D 天气转凉后自然减轻　　E. 皮损对称分布

3. 冻疮发病的主要机体因素为（　）

A. 手足多汗　　B. 末梢循环较差　　C. 鞋袜过紧

D. 缺乏运动　　E. 寒冷

4. 关于冻疮，以下说法正确的是（　）

A. 好发于冬末初春　　B. 愈后无色素沉着　　C. 易反复发作

D. 按压不褪色　　E. 皮损境界清楚

5. 下列哪一项不是手足皲裂的病因（　）

A. 角质层较厚　　B. 皮肤干燥　　C. 掌跖部位毛囊和皮脂腺丰富

D. 干燥、摩擦　　E. 真菌感染后

6. 下列关于胼胝临床表现，不正确的是（　）

A. 皮疹为局限性的角质板

B. 呈蜡黄色

C. 中央较薄

D. 边界不清

E. 对称发生于手足

书网融合……

重点小结　　习题

项目十六 皮肤附属器疾病

PPT

学习目标

知识目标：通过本项目的学习，掌握皮肤附属器疾病痤疮的临床表现；熟悉皮肤附属器疾病的诊断及治疗；了解常见皮肤附属器疾病的病因与发病机制。

技能目标：具备认识诊断和治疗皮肤附属器疾病的能力。

素质目标：养成认真细致的学习态度和良好的医德医风，建立尊重患者人格、保护患者隐私的职业素养，体现人文关怀精神。

皮肤附属器疾病（diseases of skin appendages）是指一组病因相对明确、发病机制较为复杂的皮肤病，包括与毛囊皮脂腺单位相关的痤疮、脂溢性皮炎，与颜面神经血管调节失调相关的玫瑰痤疮，与毛囊毛发相关的斑秃、雄激素性脱发，以及与汗腺或指甲有关的疾病等。

任务一 痤 疮

情境导入

情境：在座的学生中，自我发现患有痤疮的同学，描述痤疮的皮疹，统计患病同学所占的比例。

思考：1. 痤疮的发病机制是什么？

2. 痤疮的临床表现有哪些？

3. 痤疮应与哪些皮肤病进行鉴别诊断？

痤疮（acne）现称寻常痤疮（acne vulgaris），是一种毛囊皮脂腺单位的慢性炎症性疾病，其特征为粉刺、丘疹、脓疱、结节、瘢痕等，临床表现从轻度的粉刺型到暴发型伴有系统症状的痤疮（图16－1）。所有年龄均可发病，但主要好发于青春期，男性略多于女性，女性发病年龄早于男性。经常对患者造成心理上和经济上的影响。

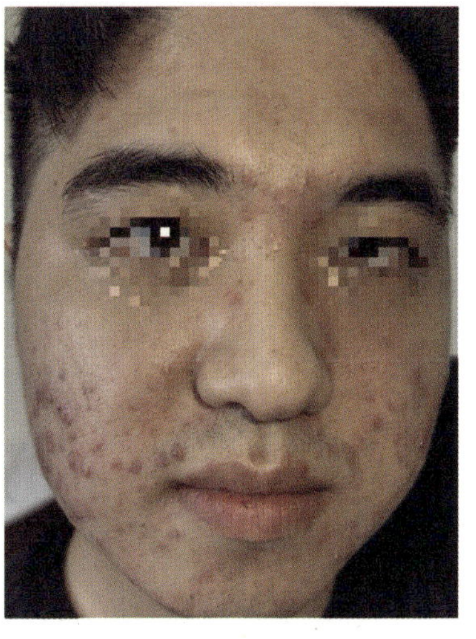

图16－1 痤疮

一、病因

痤疮是一种多因素疾病，其发病主要与性激素诱导的皮脂大量分泌、毛囊皮脂腺导管角化、痤疮丙酸杆菌繁殖、免疫炎症反应等因素有关。部分还受免疫、内分泌、情绪及饮食等因素影响。

1. 皮脂腺分泌过多 皮脂腺主要受控于激素刺激，痤疮发生的基本病理基础是皮脂腺的快速发育和皮脂腺的过量分泌，雄性激素在痤疮的发病中起到重要的作用。进入青春期后，体内雄激素水平增高或雄、雌激素水平失衡，可使皮脂腺增大及皮脂分泌增加。

2. 毛囊皮脂腺导管角化异常 毛囊皮脂腺导管角化过度，使导管口径变小而狭窄或阻塞，影响毛囊壁脱落的上皮细胞和皮脂的正常排出，则形成粉刺。

3. 微生物感染 包括痤疮丙酸杆菌、卵圆形糠秕孢子菌、表皮葡萄球菌等。这些微生物产生的一些低分子多肽不仅可趋化中性粒细胞产生水解酶，还可通过激活角质形成细胞和皮脂腺细胞 TOLL 样受体，使 TLR2、TLR4 表达增加，调节 IL-1 及 TNF-α 等促炎症因子产生，引起下游一系列级联反应。

4. 免疫学因素 部分患者血清中 IgG 水平增高，此外，痤疮丙酸杆菌在体内产生循环抗体至局部参与早期炎症反应，还能启动补体，导致毛囊皮脂腺导管的炎症。

5. 其他因素 遗传因素可影响临床类型、皮损分布和病程长短。饮食因素如糖类、脂肪等可增加皮脂的产生。血糖及乳品可提高雄激素活性。刺激性食物（辣椒、酒、油炸食品）、过度劳累、情绪紧张、机械系摩擦等因素均可加重病情。

二、临床表现

本病多发于 15～30 岁青年男女，皮损好发于面颊、额部，其次是胸部、背部及肩部，多为对称性分布，常伴有毛孔粗大和皮脂溢出。各型皮损包括毛囊口处的粉刺、炎性丘疹、脓疱、结节、囊肿及瘢痕等。

皮损初起多为与毛囊一致的圆锥形丘疹。白头粉刺（闭合性粉刺）典型的皮损是 1mm 大小的肤色丘疹，无明显毛囊开口及红斑（图 16-2）。黑头粉刺（开放性粉刺）是圆顶状丘疹板明显扩张的毛囊开口，开口被脱落的角蛋白填充，因黑素沉积和脂质氧化呈现黑色（图 16-3）。皮损加重后可形成炎症丘疹，顶端可有小脓疱，继续发展可形成大小不等的结节或囊肿，挤压时有波动感，甚至形成脓肿，破溃后形成窦道和瘢痕。一般自觉症状轻微，炎症明显时可有疼痛。病程慢性，时轻时重，多数患者病情至中年期缓解，部分遗留红色印记和色素沉着、肥厚性或萎缩性瘢痕。

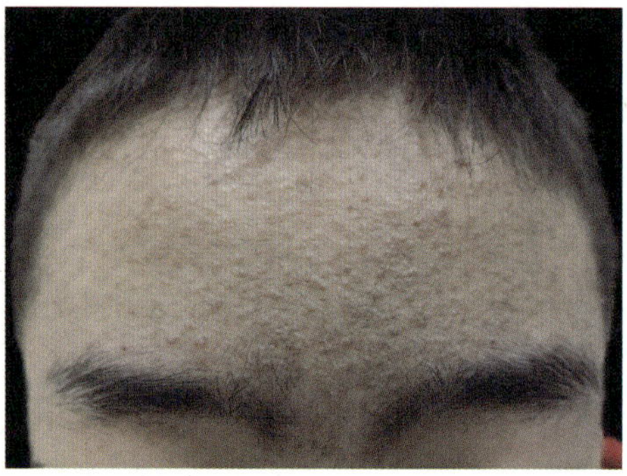

图 16-2 白头粉刺（闭合性粉刺）

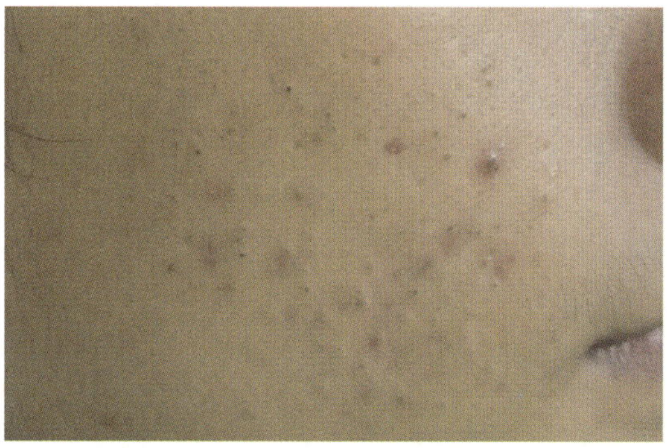

图 16-3 黑头粉刺（开放性粉刺）

根据中国痤疮治疗指南，按照痤疮皮损性质及严重程度将痤疮分为三度、四级。①Ⅰ级（轻度）：仅有粉刺（图 16-4）。②Ⅱ级（中度）：除粉刺外还有炎性丘疹（图 16-5）。③Ⅲ级（中度）：除有粉刺、炎性丘外还有脓疱（图 16-6）。④Ⅳ级（重度）：除有粉刺、炎性丘疹及脓外还有结节、肿或瘢痕（图 16-7）。

痤疮除上述Ⅰ～Ⅳ级表现外，尚有许多特殊类型。聚合性疮（acneconglobata）属较严重类型，表现为严重结节、囊肿、窦道及瘢痕，好发于男性青年。暴发性痤疮（acne fulminant）指少数患者病情突然加重，并出现发热、关节痛、贫血等全身症状。化学诱导性痤疮包括药物、非药物因素。药物性痤疮（drug-induced aene）的相关药物包括皮质类固醇、精神类药物、卤素药物、分子靶向药物等，以炎性皮损为主要表现；非药物因素包括矿物油类、卤素化合物、化妆品、香烟等，以粉刺多见。

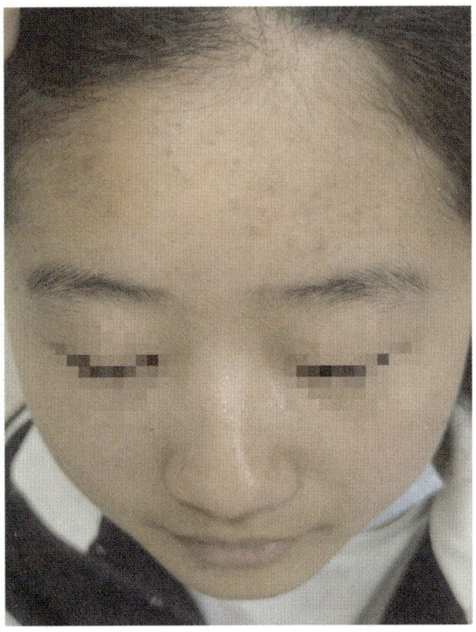

图 16－4　Ⅰ级（轻度）痤疮

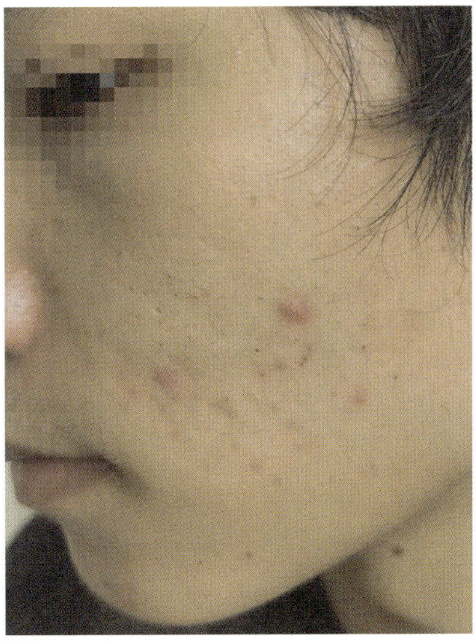

图 16－5　Ⅱ级（中度）痤疮

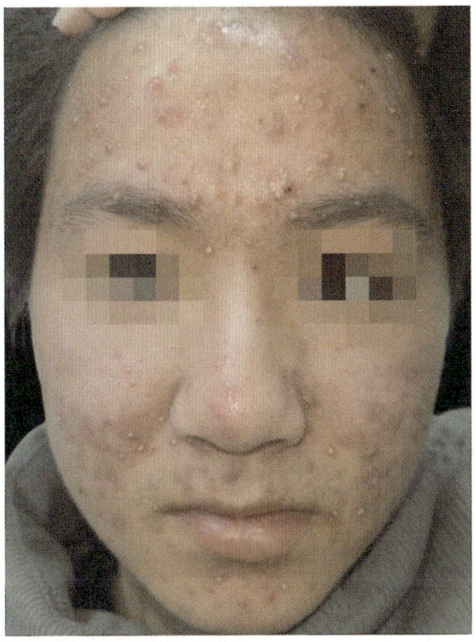

图 16－6　Ⅲ级（中度）痤疮

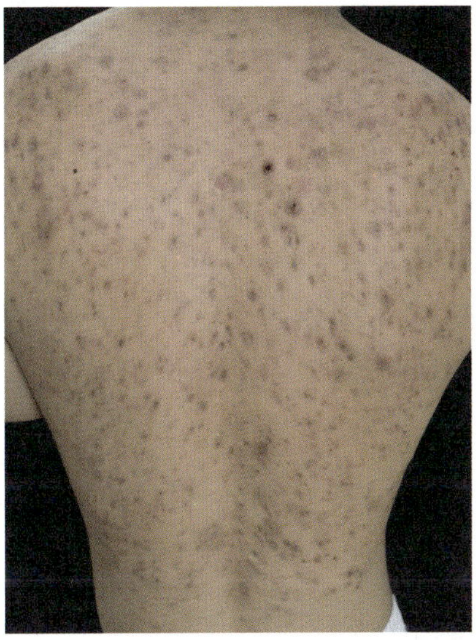

图 16－7　Ⅳ级（重度）痤疮

三、诊断和鉴别诊断

根据青年男女，发生在颜面、前胸和背部，临床表现为粉刺、丘疹、脓疱、结节及囊肿，对称分布等特点，可以诊断本病。本病应注意与玫瑰痤疮、颜面播散性粟粒性狼、皮脂腺瘤等进行鉴别。

四、治疗

治疗原则主要为去脂、溶解角质、杀菌、抗炎及调节激素水平。

1. 一般治疗　多吃蔬菜，控制摄入甜食、动物脂肪类食品、油炸类食品、辛辣食品及烈性酒。根据皮肤类型选择适合的面部清洁剂和化妆品，去除皮肤表面多余油脂、皮屑和细菌混合物，但不能过分清洗，注意控油保湿，外用温和滋润乳。忌用手挤压、搔抓皮损。保持大便通畅，避免熬夜。

2. 局部治疗　轻度痤疮一般局部治疗，根据情况可以选择阿达帕林、维 A 酸、过氧化苯甲酰、夫西地酸乳膏、壬二酸、二硫化硒洗剂、5% ~10% 硫黄洗剂和 5% ~10% 的水杨酸乳膏等，外用药物应注意局部刺激反应。

3. 系统治疗 中重度痤疮可口服抗生素或维 A 酸类药物。

（1）抗生素 首选四环素类，如多西环素、米诺环素等。不能使用时选择大环内酯类，如红霉素、阿奇霉素、克拉霉素等。

（2）异维 A 酸 可抑制皮脂腺脂质分泌、调节毛囊皮脂腺导管角化、改善毛囊厌氧环境、抗炎和预防瘢痕形成等，适用于结节囊肿型痤疮、伴皮脂溢出过多、其他方法疗效不佳的痤疮以及暴发性痤疮和聚合性痤疮。常用剂量为 0.25 ~ 0.5mg/(kg · d)。本药可致口唇发干、脱屑、血脂升高等，另有致畸作用，育龄期男女服药期间应避孕，停药三个月后方可怀孕。有抑郁病史或家族史的患者应慎用。

（3）抗雄激素药物 适用于伴高雄激素的女性患者。常用药物包括避孕药及螺内酯。

（4）糖皮质激素 聚合性痤疮和暴发性痤疮可适量使用泼尼松，对严重的结节或囊肿性痤疮可辅助选用皮损内类固醇激素注射。

（5）其他 有文献报道，中药丹参酮具有抗炎、抑制皮脂腺活性、减少皮脂腺分泌、抗痤疮丙酸杆菌及轻微抗雄激素活性作用。

4. 物理治疗 对传统治疗无效或不能耐受者可悬着物理治疗。使用 IED 蓝光或红光治疗轻、中度皮损。光动力疗法（PDT）外用 5 - 氨基酮戊酸（ALA）富集于毛囊皮脂腺单位；加照红光适用于重度痤疮。强脉冲光和脉冲染料激光用于消退痤疮红色印痕。非剥脱和剥脱性点阵激光可治疗痤疮瘢痕。

5. 化学剥脱疗法 果酸的作用机制是通过干扰细胞表面的结合力来降低角质形成细胞的黏着性，加速表皮细胞脱落与更新，同时刺激真皮胶原合成，增强保湿功能。常见的化学剥脱剂包括果酸、水杨酸、羟基乙酸、间苯二酚和三氯乙酸等。

6. 其他治疗 可用粉刺挤压器将粉刺内容物挤出。较大结节或囊肿可给予皮损内注射糖皮质激素。大的囊肿则需要切开引流，避免瘢痕形成。

任务二 玫瑰痤疮

情境导入

情境：请观察右侧图片（图 16 - 8）。

思考：1. 请分析图中有什么皮疹？

2. 分别在什么部位？

3. 该图中疾病是不是痤疮。

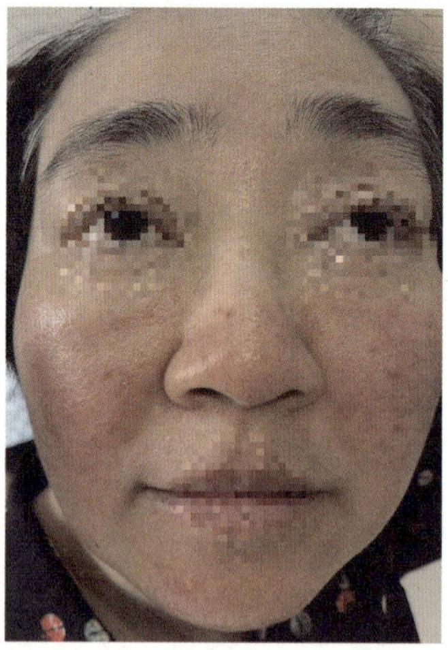

图 16 - 8 案例图

玫瑰痤疮（rosacea）原称酒渣鼻，是一种好发于面中部，主要累及面部血管、神经及毛囊皮脂腺单位的慢性复发性炎症性疾病。临床基本类型包括红斑毛细血管扩张型、丘脓疱型、鼻赘型和眼型等。

一、病因和发病机制

本病病因尚不清楚。通常认为，玫瑰痤疮可能是在一定遗传背景基础上，由多种因素诱导的以天然免疫和神经血管调节功能异常为主导的慢性炎症性疾病。

1. 遗传因素 部分玫瑰痤疮患者存在家族聚集性。

2. 神经血管调节功能异常 神经血管功能调节异常被认为在玫瑰痤疮发病中起重要作用。外界各种物理或化学因素可直接刺激感觉神经元，促进其释放神经肽引起神经源性炎症，还可诱发脉管舒缩调节紊乱，从而引起潮红、红斑等症状。精神因素如抑郁、焦虑及A型性格在一定程度上参与玫瑰痤疮的发生发展，与神经源性炎症的机制关系密切。

3. 天然免疫功能异常　玫瑰痤疮皮损中，多种天然免疫相关分子表达增加，多种细胞如肥大细胞、巨噬细胞以及中性粒细胞等数量显著增加。各种外界因素如紫外线、病原生物定植或感染等，可促进抗菌肽的表达，加重炎症反应和诱导血管生成，是导致玫瑰痤疮炎症反应发生发展的重要机制。

4. 皮肤屏障功能异常　有研究表明，玫瑰痤疮患者面颊部皮损处角质层含水量下降，多数患者皮脂含量减少，经皮水分丢失增加；皮损处乳酸刺激反应的阳性率显著高于正常人，提示皮肤敏感性增高。

5. 微生物紊乱　大量毛囊蠕形螨可通过天然或获得性免疫加重炎症过程，特别是在丘疹、脓疱及肉芽肿为主要表现的玫瑰痤疮发病过程中起重要作用。

6. 其他　获得性免疫功能异常、温度变化等也可能在一定程度上参与了玫瑰痤疮的发生发展。

二、临床表现

玫瑰痤疮好发于面中部隆突部位，如颧部、颊部、眉间、颏部及鼻部等，部分可累及眼和眼周，少数可发于面部以外部位。既往将玫瑰痤疮分为红斑毛细血管扩张型、丘疹脓疱型、增生肥大型和眼型4种亚型，但不同型别之间也可合并存在或相互转换，因此建议根据不同皮损表现对疾病进行评判。

1. 红斑毛细血管扩张型（血管型）　本型特征是面中部特别是鼻部、两颊、前额、下颌等部位对称发生红斑，对不同的刺激如环境温度变化、热饮、酒精、辛辣食物、运动或沐浴等，均可出现持久不退的潮红反应，常伴有皮肤干燥，灼热或刺痛感。反复发作后，皮肤红斑灼热和表浅树枝状毛细血管扩张持续存在。本型的另一个临床表现是水肿，患者可以感觉到面颊部的发胀感（图16－9）。

2. 丘疹脓疱型（炎症型）　病情继续发展时，在红斑基础上出现针尖至绿豆大小的丘疹、脓疱，毛细血管扩张更明显，纵横交错，毛囊口扩大明显。除了没有粉刺以外，本型炎症反应同寻常痤疮相似。面颊部最易受累。皮损时轻时重，持续数年或更久（图16－10）。

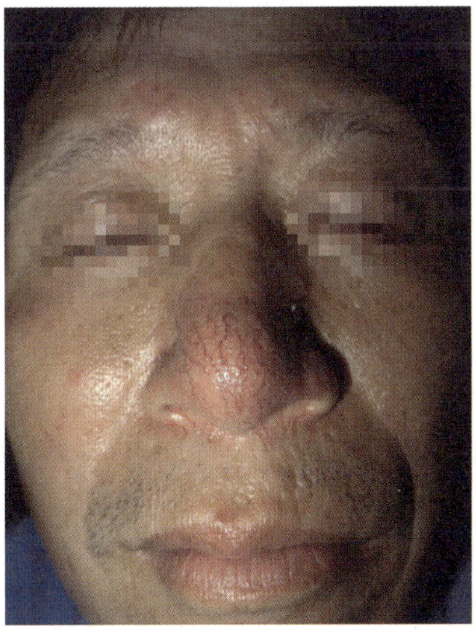

图16－9　红斑毛细血管扩张型（血管型）

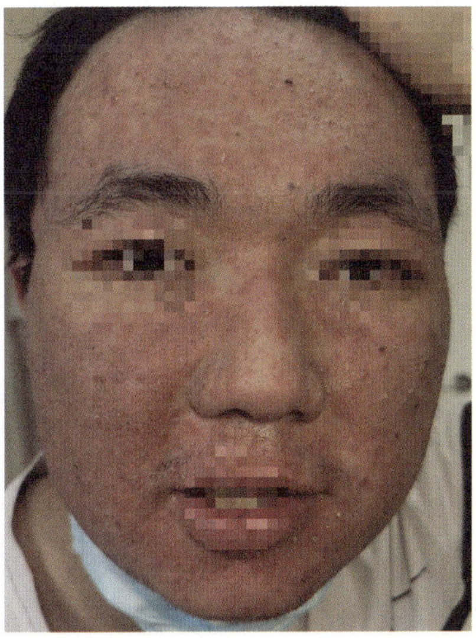

图16－10　丘疹脓疱型（炎症型）

3. 鼻赘型（肥大型）　由于长期充血、反复感染，鼻部结缔组织增殖、皮脂腺异常肥大，形成大小不等的隆起性结节，导致鼻尖部外观肥大、畸形如赘生物。鼻赘表面可见明显扩大的皮脂腺开口，挤压时有白色黏稠皮脂溢出。也可累及口周、面颊、前额、下颏等（图16－11）。

4. 眼型病变 多累及眼睑、睫毛毛囊及眼睑相关腺体，包括睑板腺、皮脂腺和汗腺等。提示玫瑰痤疮的眼部表现包括：眼周丘疹脓疱，睑缘丘疹、脓疱、毛细血管扩张，眼睑结膜充血，局部角膜基质浸润或溃疡，巩膜炎和角膜巩膜炎。另外，还可表现为眼睛异物感、光敏、视物模糊以及灼热、刺痛、干燥、瘙痒等自觉不适症状。常与其他3型合并存在，并与面部皮损的严重程度无明显平行关系，此外还有一些特殊亚型，如肉芽肿型、暴发型、皮质激素诱导型、口周皮炎型等（图16－12）。

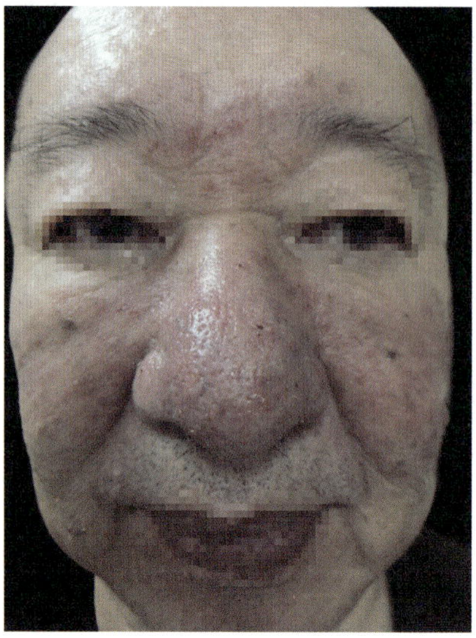

图16－11 鼻赘型（肥大型）

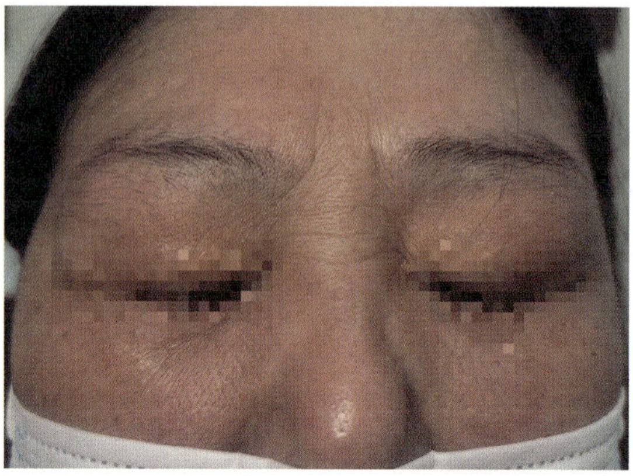

图16－12 眼型

三、诊断和鉴别诊断

面中部周期性加重的持续性红斑及增生肥大改变为玫瑰痤疮的2个诊断性特征，符合1条及以上，就可以诊断玫瑰痤疮；阵发性潮红、丘疹和（或）脓疱、毛细血管扩张和部分眼部表现（睑缘毛细血管扩张、睑缘炎、角膜炎、结膜炎和角膜巩膜炎等）为玫瑰痤疮的主要特征，2条及以上的主要特征可提示玫瑰痤疮诊断。

诊断过程中需要排除其他诱因引起的阵发性潮红或持续性红斑，包括外用药物（糖皮质激素、维A酸类等）、系统药物（烟酸、异维A酸等）、局部化学治疗或光电治疗、月经期或围绝经期症状和系统疾病（类癌综合征、系统性肥大细胞增生症、一些腺体的髓样癌等）。

四、辅助检查

1. 皮肤镜 红色或者紫红色背景上的多角形血管是皮肤镜下玫瑰痤疮的诊断线索。丘疹脓疱在皮肤镜下可以表现为毛囊为中心的脓疱，毛囊周围红晕。肉芽肿型玫瑰痤疮可以出现橘色无结构区域。皮肤镜检查结合临床表现，有助于玫瑰痤疮的快速诊断。

2. 反射式共聚焦显微镜 可表现为表皮萎缩变平及程度不一的海绵水肿，沿着毛囊皮脂腺单位向下的指状棘层增生及毛囊皮脂腺单位直径增大，大量扩张卷曲的血管（多为水平方向的血管扩张）。部分患者可出现毛囊皮脂腺单位内定植的蠕形螨虫的镜下表现。

3. 组织病理检查 玫瑰痤疮不同皮损具有各自不同的组织病理特点。红斑、毛细血管扩张通常可以见到真皮浅层扩张的血管淋巴管，管周有轻度至中度淋巴细胞浸润，可见到少量浆细胞，是诊断玫瑰痤疮的一个重要线索。丘疹、脓疱具有更加显著的浅层、中层血管周围及毛囊周围炎症细胞浸润，包括淋巴细胞、少数中性粒细胞及浆细胞。增生肥大表现的玫瑰痤疮则可见到皮脂腺增生肥大及不同程度纤维化。

4. 计算机辅助成像系统　可以从整体上观察面部血管的分布情况，动态评估玫瑰痤疮患者面部红斑的严重程度及治疗前后的改善情况等，具有操作简单、评估直观等特点，但对于玫瑰痤疮的诊断需结合临床判断。

5. 其他　皮肤超声、光学相干断层扫描（optical coherence tomograph）和红外成像等多种新型皮肤检测设备，均有助于玫瑰痤疮的诊断。

五、预防和治疗

治疗目的是缓解或消除临床症状，减少或减轻复发，提高患者生活质量。

1. 一般治疗　避免过热、过冷及精神紧张因素的不良刺激，忌饮酒，忌进食辛辣食物，局部可适当冷敷。保持良好的心态和生活规律。有胃肠道疾患者应及时治疗，保持大便通畅。防止内分泌失调。避免过度清洁而损伤皮肤屏障，加强保湿润肤及物理防晒。本病多需长期维持或重复与间断性治疗。

2. 局部治疗　皮损处根据情况可使用甲硝唑、克林霉素、壬二酸、过氧化苯甲酰、0.5%酒石酸溴莫尼定凝胶、水杨酸、5%～10%硫黄洗剂及甲硝唑等外用制剂。合并眼部症状者可使用抗生素眼膏/滴眼液；并发干眼时，需给予人工泪液治疗。

3. 系统治疗　抗微生物制剂是丘疹脓疱型玫瑰痤疮的一线治疗，常用多西环素或米诺环素等。异维A酸可作为增生肥大型患者的首选系统治疗，常用10～20mg/d，疗程一般为12～16周。本品尽量不与四环素类药合用。羟氯喹可抗炎、抗免疫及抗紫外线损伤，可视病情酌情延长疗程。β肾上腺素能受体抑制剂主要用于难治性阵发性潮红和持续性红斑明显的患者，如卡维地洛兼有α_1受体阻断和非选择性β受体阻断作用，可作用于心肌β_1肾上腺素受体而减慢心率，减缓患者的紧张情绪。抗焦虑类药物适用于长期精神紧张、焦虑过度的患者。

4. 其他疗法　光电治疗如LED光（红光、黄光）、强脉冲光、染料激光、Nd：YAG激光对红斑以及毛细血管扩张有治疗效果，CO_2激光或Er激光适合早中期增生型皮损。单纯以毛细血管扩张或赘生物损害为主的玫瑰痤疮，需酌情选用手术疗法。A型肉毒毒素是一种神经毒性蛋白，可通过抑制神经末梢释放乙酰胆碱、神经肽，减轻玫瑰痤疮的红斑、阵发性潮红等症状。

任务三　脂溢性皮炎

情境导入

情境：大家互相探讨头面部皮肤类型。

思考：1. 头皮油腻和面部痤疮是一样的吗？

2. 头皮会有什么皮疹？

3. 面部会有什么皮疹？

脂溢性皮炎（sebortheie dermatitis）是一种常见于头面胸背等皮脂溢出部位的慢性、复发性、炎症性皮肤病（图16－13）。

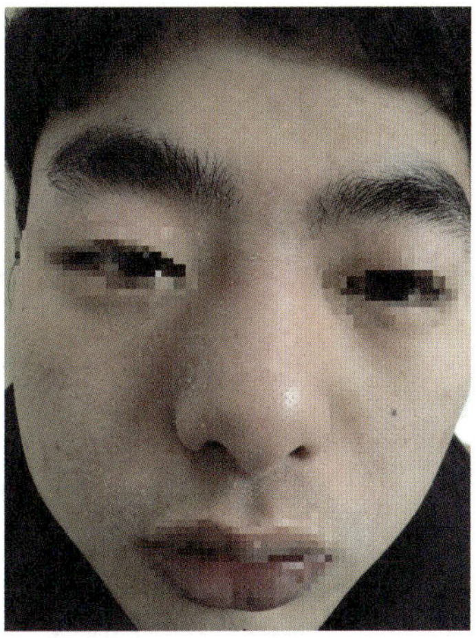

图16－13　脂溢性皮炎

一、病因和发病机制

本病病因复杂。与马拉色菌定植、脂质增多、皮肤屏障功能受损，免疫反应及个体易感性相关。在遗传性皮脂溢出素质基础上，马拉色菌等微生物的寄生与繁殖可水解皮脂中的甘油三酯，产生的游离脂肪酸刺激皮肤产生炎症反应。精神紧张、B 族维生素缺乏、饮食、嗜酒等因素均可影响本病的发生和发展。

二、临床表现

好发于皮脂溢出部位，以头、面、胸及背部等处多见。伴有不同程度瘙痒。本病慢性经过，可反复发作。

颜面部好发于眉弓、鼻唇沟及胡须区域，常扩展至发际边及耳后，呈红斑及油腻性脱屑。根据头皮损害，本病主要有两种类型。①鳞屑型：常呈红斑并有小片糠秕状脱屑，头发稀疏或脱落（图 16－14）。②结痂型：多见于肥胖者，头皮厚积片状、黏着油腻性痂，痂下炎症明显，可有糜烂、渗出（图 16－15）。

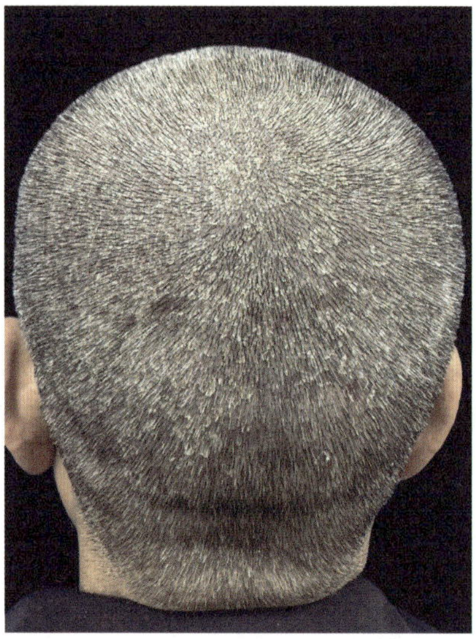

图 16－14　鳞屑型脂溢性皮炎

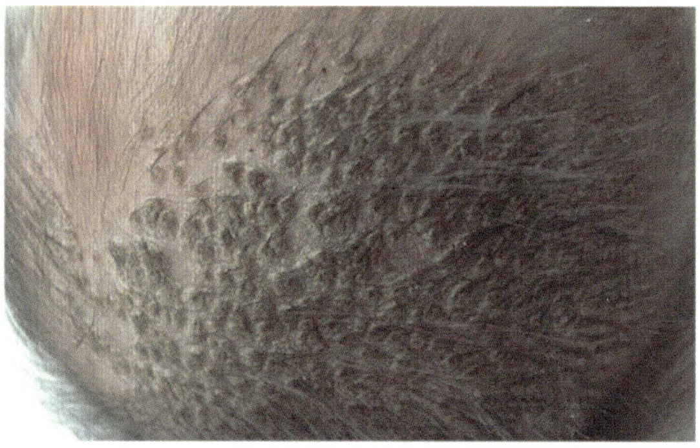

图 16－15　结痂型脂溢性皮炎

躯干部皮损散发，毗邻者融合形成多环形或地图状等，覆有油腻性鳞屑，有时轻度渗出，搔抓可继发感染，甚至发展成红皮病。如出现泛发及严重的脂溢性皮炎，应排查人类免疫缺陷病毒（HIV）感染的可能。

三、诊断和鉴别诊断

脂溢性皮炎是常见的皮肤病，其特征为红斑基底部的鳞屑。鳞屑常表现为黄色油腻性，可伴有瘙痒。根据典型临床特点，本病不难诊断。本病需与头皮银屑病、湿疹及体癣等相鉴别。

四、治疗

治疗原则为去脂、抗炎、杀菌、止痒。

1. 一般治疗　保持皮肤清洁干燥，避免使用刺激性强的洗发水和化妆品；饮食宜清淡，避免过多摄入油腻和辛辣食物；保持良好的生活习惯和心情，以及过度劳累和紧张。避免过度清洁和摩擦，使用温和润肤乳，加强控油与保湿。

2. 局部治疗 硫磺、水杨酸具有抑菌、角质剥脱、抗炎作用。钙调磷酸酶抑制剂适用于中至重度或弱效糖皮质激素治疗无效者。中效糖皮质激素可短期用于炎症较重皮损。少量渗出、糜烂部位可用1%雷凡诺尔锌氧油。抗真菌制剂可推荐应用，头部皮损可用含酮康唑的香波洗头。

3. 系统治疗 瘙痒剧烈时可予以止痒镇静剂。可补充B族维生素或锌剂。真菌感染或泛发性损害可用伊曲康唑、特比奈芬。细菌感染时可用四环素或红霉素。范围较大、炎症明显，甚至有红皮病倾向且无禁忌证时，可短期使用中小剂量糖皮质激素。

任务四 斑 秃

情境导入

情境：试想一下如果没有头发的自己是什么样子。

思考：1. 为什么会脱发。

2. 脱发的类型有哪些？

3. 引起脱发的疾病有哪些？

斑秃（alopecia areata）是临床上常见的一种T细胞介导的炎症性自身免疫性非瘢痕性脱发（图16-16）。主要表现为突然发生的局限性脱发，局部皮肤正常，无自觉症状。

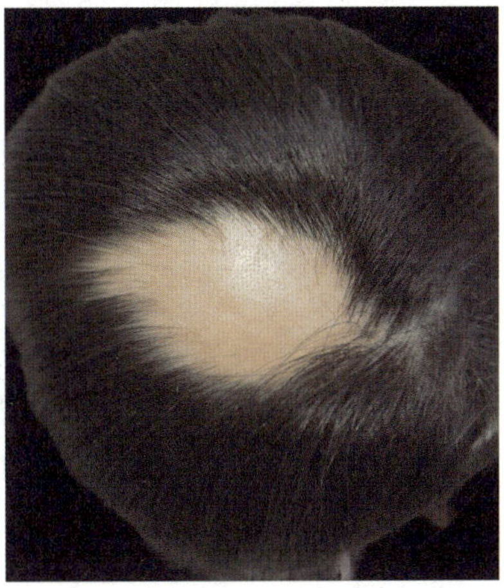

图16-16 斑秃

一、病因和发病机制

本病病因尚不完全清楚。目前认为可能与遗传、精神与情绪应激、内分泌失调、免疫炎症、环境等多因素有关，可能属于多基因疾病范畴。遗传易感性是斑秃发病的一个重要因素，约25%患者有家族史，此外，神经精神因素被认为是重要的诱发因素。

二、临床表现

本病发生于任何年龄，以青壮年多见。典型表现为突然出现的圆形或椭圆形、直径1～10cm、数目不等、边界清楚的脱发区，患处皮肤光滑，无炎症、鳞屑和瘢痕。

1. 按病期分类 可分为活动期、静止期及恢复期。活动期脱发区数量继续增加或面积仍在扩大，脱发区边缘头发松动，很易拔出（拉发试验阳性），拔出头发显微镜下观察，可见毛干近端萎缩，呈上粗下细的惊叹号样。静止期脱发基本停止，脱发区边缘头发不再松动，大多数患者在脱发静止3～4个月后进入恢复期。恢复期有新毛发长出，最初出现细软色浅的毳毛，逐渐增粗，颜色变深，最后完全恢复正常。

2. 根据其形态及预后分类 可分为单灶性、多灶性、网状、匍匐性、马蹄形、弥漫性、全秃、普秃八型（图16-17至图16-22）。

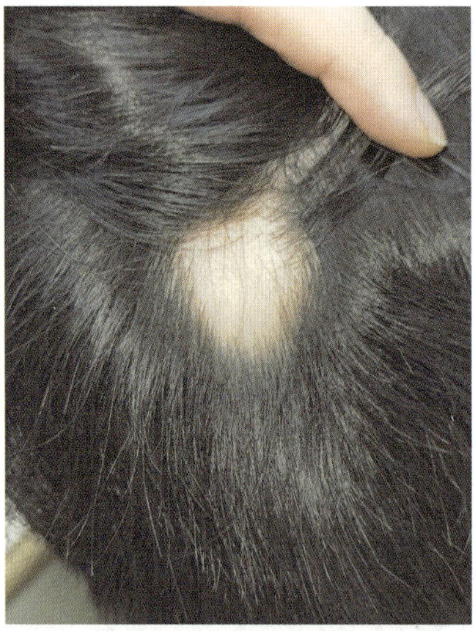

图 16－17 单灶性

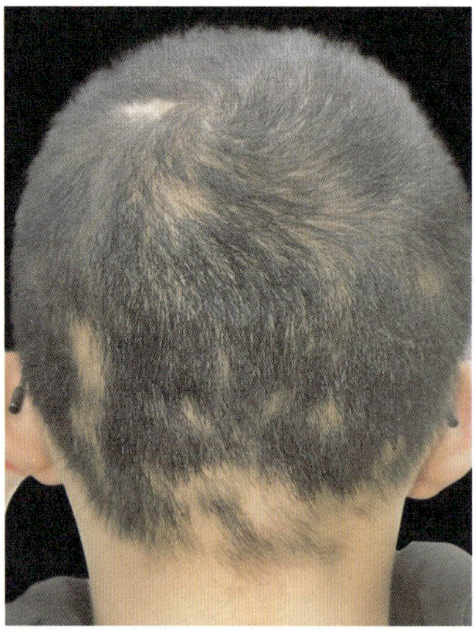

图 16－18 多灶性

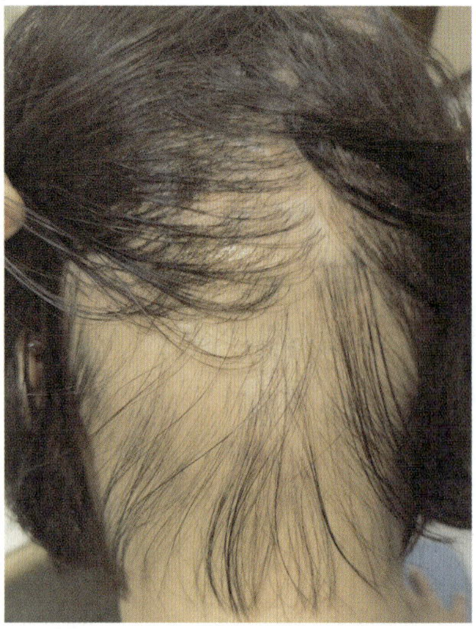

图 16－19 匍匐性

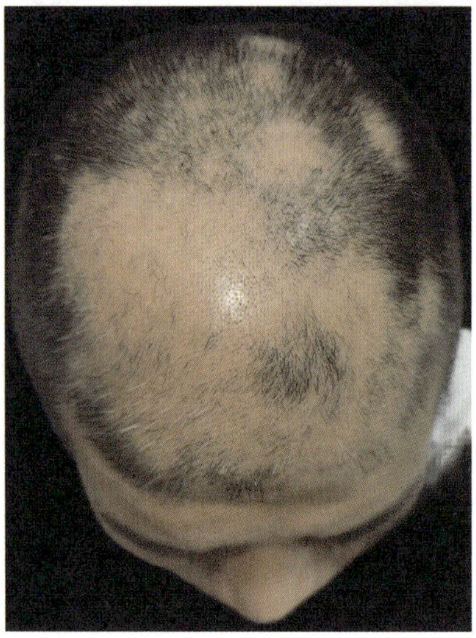

图 16－20 弥漫性

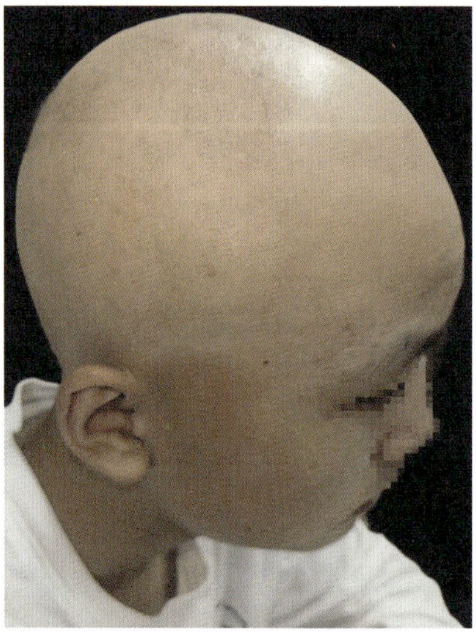

图 16－21 全秃

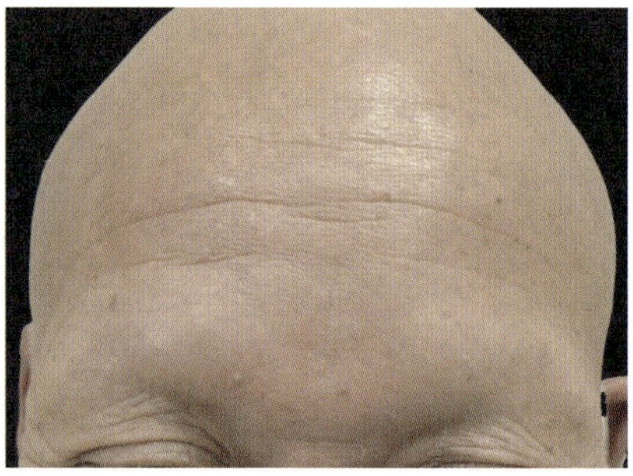

图 16－22 普秃

三、诊断和鉴别诊断

斑秃相关检查主要有拉发试验、皮肤镜检查、实验室检查、皮损组织病理检查等多种方式。大多数指南/共识均认同斑秃的诊断应基于临床表现和皮肤镜检查，不需要进行特殊检查，且需要与拔毛癖、头癣、瘢痕性秃发、梅毒性脱发、生长期脱发、女性型雄激素性秃发、休止期脱发、先天性秃发等脱发性疾病进行鉴别。

四、治疗

斑秃治疗的主要目的是控制病情进展，诱导毛发再生，预防或减少复发，改善患者生活质量。

1. 一般治疗 祛除可能诱发因素，注意劳逸结合。绝大多数斑秃可在 6～12 个月内自然痊愈对秃发范围广或全秃、普秃患者，宜戴假发以减轻心理负担。建议患者避免紧张，缓解精神压力，保证充足的睡眠和良好作息，适当锻炼，减少或减轻合并症。

2. 局部治疗

（1）局部使用糖皮质激素 外用糖皮质激素是斑秃的一线疗法。包括卤米松、糠酸莫米松及丙酸氯倍他索等强效或超强效外用糖皮质激素。皮损内注射糖皮质激素可减轻毛囊周围炎症，可用泼尼松龙混悬液或复方倍他米松注射液行皮内注射，一般3～4次后可见效。

（2）外用米诺地尔 可促使头发再生，常需与其他治疗联合应用，避免单用于进展期斑秃。

（3）其余局部治疗 可使用二苯基环丙烯酮、钙调磷酸酶抑制剂，睫毛脱落可外用前列腺素类似物。

3. 系统治疗 对于急性进展期和脱发面积较大的中、重度成人患者（脱发面积>25%、全秃和普秃），可口服泼尼松，毛发长出后逐渐减药停用。病情严重且常规疗法难以控制时可使用环孢素、甲氨蝶呤等免疫抑制剂；小分子靶向药JAK抑制剂，如托法替尼、鲁索替尼、巴瑞克替尼，治疗中重度斑秃有良好疗效；亦可以选择度普利尤单抗、阿达木单抗等生物制剂治疗。

4. 其他治疗 光电治疗，如PUVA疗法、长波和窄谱中波紫外线、光动力疗法、308nm准分子激光及点阵二氧化碳激光等，均对斑秃具有一定治疗效果。干细胞治疗为难治性斑秃提供了治疗新途径。

任务五 雄激素性脱发

情境导入

情境：目前很多青年男性已经出现雄激素性脱发。

思考：1. 本病有什么临床表现？

2. 本病是什么原因引起的？

3. 本病应如何治疗？

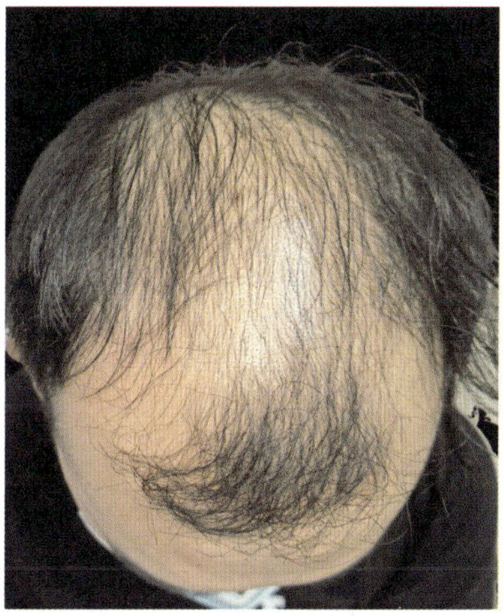

图16－23 雄激素性脱发

雄激素性脱发（androgenetic aopecia，AGA）是一种以头顶部毛发进行性减少为特征的疾病，在男性称为男性型秃发（male pattern alopecia），在女性称为女性型秃发（female pattern alopecia），既往也称为脂溢性秃发或早秃（图16－23）。AGA一般于青春期出现，并随年龄而逐渐加重。主要表现为毛囊微小化和毛发进行性减少。

一、病因和发病机制

本病的病因主要为遗传因素，但致病基因尚不明确，雄激素在AGA的发病中起重要作用。正常人头皮约90%的头发处于生长期，1%处于退行期，8%处于静止期。雄激素性脱发的关键不是脱发，而是雄激素易感毛囊逐渐地、进行性地从终毛毛囊转变为毳毛样毛囊。毛发的生长期缩短，休止期的毛囊数量增加，导致AGA的头发密度和头发直径呈进行性下降，从而形成临床上的秃发。

二、临床表现

1. 男性AGA 常在青春期开始发病。脱发大多从前额两侧鬓角开始，呈M形逐渐向头顶延伸，额颞部发际线逐渐向后退缩。也有前额鬓角和头顶部脱发同时进行，日久头顶部的头发可完全脱落，或遗留少量毛发。部分患者耳后发际毛发也逐渐脱落。男性AGA严重度分级：目前多采用Hamilton-

Norwood 分类法。该分类法共分为 7 级 12 个类型，包括 8 个经典类型及 4 个变异型。

2. 女性 AGA 症状较轻，表现为头顶部头发变为稀疏，呈弥漫性脱发，特点是前额部的发际线并不后移，颞部头发很少脱落。女性 AGA 严重度分级：Ludwig 将女性 AGA 分为 3 级，称之为 Ludwig 分类法。

三、诊断和鉴别诊断

主要依据病史和典型临床表现，阳性家族史是诊断的重要参考指标，以下辅助检查有助于诊断。①拉发试验：脱发区生长期毛发比例下降，< 80%，出现中间发。在进行该检查之前至少 24 小时内不洗发。②组织病理学检查：可见毛囊微小化，终毛/毳毛比例下降，退行期和休止期毛囊比例增加。在毛囊上 1/3 部周围有时可见稀疏淋巴细胞浸润 。③本病主要与弥漫性非瘢痕性脱发相鉴别，包括休止期脱发、生长期脱发、斑秃和拔毛癖等。女性患者如出现皮脂溢出、严重痤疮、妇女多毛症、男性型脱发的表现、月经不规律、发胖等症状时，需排除高雄激素血症或胰岛素抵抗的相关疾病，应进行血清性激素水平和血糖的检测，以及腹部和盆腔的 B 型超声波检查。必要时进行甲状腺激素、血红蛋白、抗核抗体等检测，排除甲状腺功能异常、贫血或自身免疫病等导致的休止期脱发。

四、治疗

雄激素性秃发目前无法彻底治愈，如果不治疗，AGA 患者头发量将逐渐递减。由于雄激素性秃发是一个进行性加重的过程，因此强调早期治疗，治疗越早疗效越好。治疗目的是防止微型化毛囊继续发展或将微型化的毛囊逆转。治疗方法主要包括内服药物、外用药物、物理治疗和毛发移植等，推荐联合疗法。

1. 内服药物 通过合理的药物治疗可在 3 ~ 6 个月内使脱发症状得到明显缓解，治疗持续 6 ~ 12 个月后可有新生头发。

（1）非那雄胺 用法：1mg/d，口服，推荐至少治疗 1 年，1 年后若无明显疗效，则建议停药。个别患者可出现性欲减退、阳痿及射精减少，多数在服药过程中逐渐消失，如中止治疗，则上述副作用可在几天或几星期后消退。

（2）螺内酯 主要用于女性患者。用法：40 ~ 200mg/d。主要不良反应有性欲降低、乳房胀痛，排尿次数增加。该药不适于治疗男性 AGA。治疗中需注意血钾浓度。建议疗程至少 1 年。

（3）环丙氯地孕酮 用于合并痤疮、多毛的女性脱发患者，每日 1 片，于月经周期第 5 ~ 24 天服用。肝肾功能不全者及未成年人禁用。主要不良反应为性欲降低、体重增加等。

（4）氟他胺 用法：250mg，口服，每日 3 次，连服 5 个月以上。该药不良反应为乳房胀痛、阳痿、性欲降低等，男性患者不推荐使用。

（5）辅助性治疗药物 西米替丁 300mg，口服，每日 3 ~ 5 次，连服 5 个月以上。不良反应为乳房胀痛、阳痿、性欲降低等，男性患者不推荐使用。另外还可以口服锌制剂、半胱氨酸、生物素和叶酸等。

2. 外用药物 米诺地尔是有效的外用促毛发生长药物，一般男性推荐 5% 浓度，女性推荐 2% 浓度，常见不良反应为接触性皮炎和多毛。外用非那雄胺凝胶、环孢菌素对部分 AGA 有效。

3. 物理治疗 655nm 激光照射秃发区头皮可明显促进男性 AGA 毛发的生长。

4. 毛发移植 是将先天性雄激素不敏感部位的毛囊（一般为枕部）分离出来，移植到秃发部位的过程。毛囊单位毛发移植技术（follicular unit transplantation，FUT）是常用方法之一。移植后的毛囊可以保持长久的存活。近年来随着毛发移植技术的不断改进，以毛囊单位分离毛胚的毛发移植技术日趋成熟。一般移植后2～3个月后毛发开始重新生长，移植后脱发只是暂时的。

5. 其他　近几年，口服度他雄胺，外用非那雄胺、前列腺素类似物以及Wnt通路调节剂，自体富血小板血浆（platelet-rich plasma，PRP），局部注射A型肉毒素（botulinum toxin type A，BTA）等疗法也进入大众视野。药物或手术无效的重度AGA患者可用发片、假发等进行遮盖。

答案解析

目标检测

选择题

A型题

1. 酒渣鼻患者鼻部呈紫红色结节状突起，皮肤凹凸不平，鼻尖、鼻翼肥大，属于（　）
   A. 充血期　B. 红斑期　C. 丘疹脓疱期
   D. 鼻赘期　E. 肿瘤期
2. 影响皮脂腺分泌功能的因素主要有（　）
   A. 内分泌　B. 外界温度　C. 皮表湿度
   D. 年龄　E. 饮食　F. 排泄
3. 关于寻常痤疮的治疗的方法，错误的是（　）
   A. 避免饮酒及刺激性食物　B. B族维生素或维生素A　C. 使用抗生素
   D. 锌制剂　E. 外用皮质类固醇激素
4. 目前认为，痤疮的发病与哪种细菌有关（　）
   A. 痤疮丙酸杆菌　B. 金黄色葡萄球菌　C. 白色葡萄球菌
   D. 白色念珠菌　E. 链球菌
5. 关于斑秃的治疗，下列哪种方法是错误的（　）
   A. 避免精神紧张，纠正功能失调
   B. 口服半胱氨酸及维生素类药物
   C. 常规使用皮质类固醇激素
   D. 局部用生姜汁外涂
   E. 局部可用紫外线照射

书网融合……

重点小结　习题

项目十七　色素性皮肤病

PPT

学习目标

知识目标：通过本项目的学习，掌握白癜风的病因、发病机制、临床表现、诊断及治疗；熟悉无色素痣、黄褐斑、雀斑、黑变病、褐青色痣临床表现；了解文身的治疗。

技能目标：具备诊断和鉴别白癜风的能力。

素质目标：树立正确的审美，提高对损容性疾病患者的沟通技巧。

人体肤色随人种不同有白、黄、棕、黑色。同一人种也会有个体差异。一般而言，女性肤色较男性浅，青年肤色较老年浅，阴囊、阴唇、乳晕、乳头、肛周和腹部着色较深，掌跖较浅。正常皮肤的颜色主要由两个因素决定：①皮肤内各种色素的含量，即皮肤内黑素（melanin）、类黑素（melanoid）、胡萝卜素（carolene）以及皮肤血液中氧合血红蛋白及还原血红蛋白的含量。上述色素含量越多，皮肤颜色越深。②皮肤解剖学差异，主要是皮肤的厚薄，特别是角质层和颗粒层。薄的表皮易显示出真皮乳头血管内血压的颜色，厚的表皮透光性差，皮肤颜色发黄，如掌跖部位。黑素是决定皮肤颜色的主要色素，本章介绍黑素细胞、黑素生成异常所造成的皮肤病。根据临床表现，一般将色素性皮肤病分为色素增加和色素减退两大类。

任务一　白癜风

情境导入

情境：请观察图 17－1。

思考：1. 这是白癜风吗？

2. 白癜风是怎么引起的？

3. 应如何诊治？

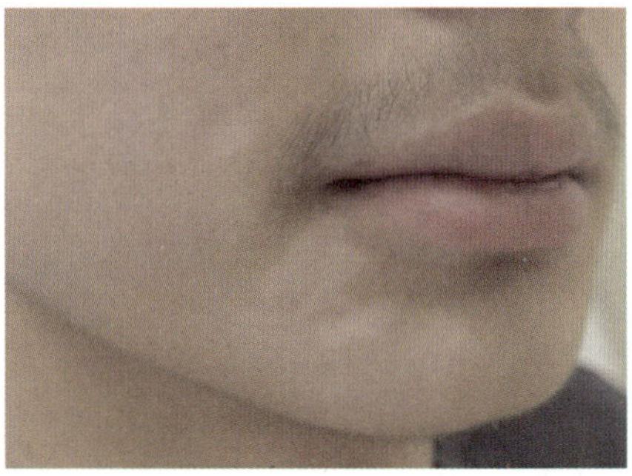

图 17－1　案例图

白癜风（viliigo）是一种获得性、特发性疾病，以局限性脱色斑为特征，可累及毛囊，临床表现为白斑或（和）白发。各种族均可患病，男女患病率大致相当，肤色深的人群比肤色浅的发病率高，任何年龄均可发病，平均发病年龄为 20 岁。世界范围内发病率为 0.5% ~2%，我国人群患病率为 0.1% ~2.87%，其中 9.8% 的患者有家族史。

一、病因和发病机制

通常认为发病与外伤、日晒、精神创伤、疾病、怀孕等因素有关。皮损中具有功能的黑素细胞缺失，发病机制尚不明确。

1. 遗传因素　白癜风伴有高度阳性的家族史及家族聚集现象。其遗传模式未定，与人类白细胞抗原相关。

2. 神经精神因素　神经因素通过免疫系统影响黑素，精神创伤或生活压力等紧张性精神事件是白癜风发病或病情加剧的重要因素之一。

3. 黑素细胞自毁　表皮黑素细胞功能亢进，促使其消耗而早衰，并可能在黑素合成过程中产生一系列中间产物（如酚化合物等），导致黑素细胞自身保护机制障碍，使黑素细胞损伤、破坏、死亡而发生白癜风。

4. 免疫发病学说　自身免疫学说认为，体液免疫和细胞免疫的改变导致黑素细胞破坏。白癜风常伴发自身免疫性内分泌疾病，如甲状腺功能亢进症、甲状腺功能减退症、贫血、肾上腺皮质功能不全和多腺体功能减退（包括甲状旁腺功能减退）等。

5. 细胞因子因素　角质形成细胞与黑素细胞在结构和功能上有密切关系。角质形成细胞对黑素细胞的增殖、数量、树突形成、游走及黑素合成有重要的调控作用。

6. 自由基因素　白癜风患者白斑皮损内存在自由基生成过多及清除障碍。

7. 表皮氧化应激因素　表皮内过氧化氢增加，对黑素细胞及黑素代谢有直接或间接的作用，降低参与黑素代谢的相关酶活性，从而抑制黑素合成。

8. 微量元素的因素　白癜风患者体内及皮肤内铜、锌的含量低下。在缺铜的情况下，酪氨酸酶活性降低，黑素合成减少或不能，容易发生白癜风。

二、临床表现

白癜风最常见的皮损是无色素的斑点或斑片，数毫米到数厘米不等，周围皮肤正常。颜色是均一的牛奶白或粉笔白。白斑单发散发或泛发，孤立或对称分布，也可完全或部分沿某一皮肤节段单侧发病。皮损大小不等，圆形、椭圆形、不规则形或线状，边界清楚，无萎缩、硬化及肥厚等改变。常无自觉症状，进展期可有短时瘙痒。

任何部位均可受累。好发于暴露、摩擦及褶皱部，如颜面、颈部、手部、腕部、前臂伸侧、腹部及腰骶处等，口唇、阴部及肛门黏膜亦可发病，头面部毛发部位白发常见（图 17－2，图 17－3）。

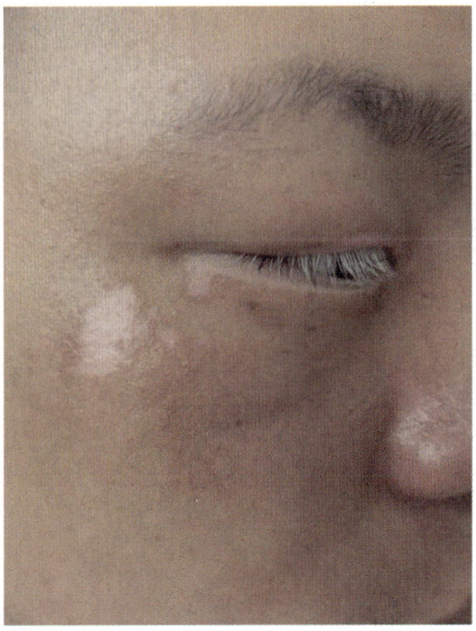

图 17－2　面部白癜风睫毛变白

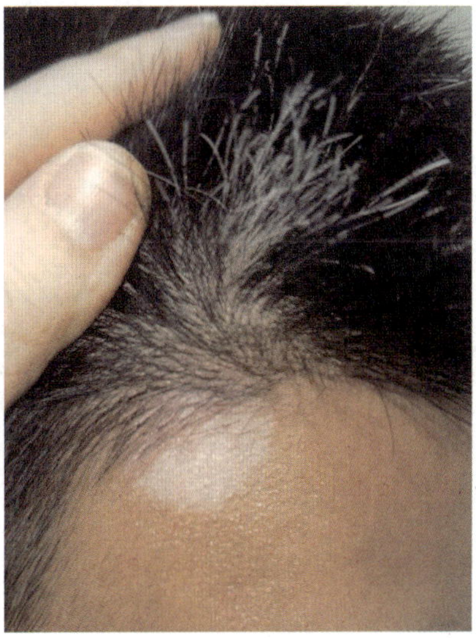

图 17－3　面部白癜风头发变白

本病病程慢性迁延，长短不定，大部分患者在春末夏初、暴晒、疲劳及精神压力下加重，少数稳定或自行好转。病情分为进展期和稳定期。进展期可出现皮损边缘模糊、炎性白癜风（包括瘙痒、红斑等）、三色白癜风、纸屑样白斑或色素减退斑等，且有同形反应。同形反应即皮肤损伤部位 1 年内出现白斑，损伤可以是物理性（创伤、切割伤、抓伤、机械摩擦、持久压迫、热灼伤、冷冻伤）、化学性、过敏性（变应性接触性皮炎）或其他炎症性皮肤病、刺激性反应（接种疫苗、文身等）、治疗（放射治疗、光疗）等。Wood 灯显示皮损颜色呈灰 白色，边界欠清，Wood 灯下皮损面积 > 目测面积。稳定期白斑停止发展，呈乳白色或瓷白色，边界清楚，可见色素岛或边缘色素加深。无同形反应（≥1 年）；Wood 灯下皮损颜色呈白色，边界清晰，Wood 灯下皮损面积≤目测面积。

白癜风严重程度评级（VIDA）：手掌面积约为体表面积 1%。1 级为轻度，白斑 < 1% 体表面积；2 级为中度，白斑占 1% ~5% 体表面积；3 级为中重度，白斑占 6% ~50% 体表面积；4 级为重度，白斑 > 50% 体表面积。

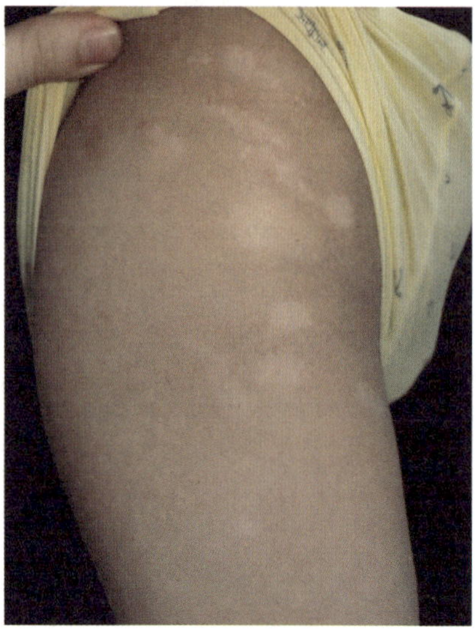
图 17 －4　节段型白癜风

根据皮损范围和分布将本病分为节段型、寻常型、混合型及未定类型。

1. 节段型白癜风（segmental vitiligo）　通常指沿某一皮神经节段分布（完全或部分匹配皮肤节段）的单侧不对称白癜风。少数可双侧多节段分布（图 17 －4）。

2. 非节段（寻常）型白癜风（non－segmental vitiligo，vitiligo vulgaris）　包括散发型、泛发型、面颈型、肢端型和黏膜型。散发型指白斑≥2 片，面积 1 ~3 级；泛发型指白斑面积 4 级（ >50%）；面颈型、肢端型、黏膜型均有发展为泛发型的可能（图17 －5）。

3. 混合型白癜风　节段型与非节段型并存（图 17 －6）。

4. 未定类型白癜风（原局限型）　指单片皮损，面积为 1 级，就诊时尚不能确定为节段或非节段型（图 17 －7）。

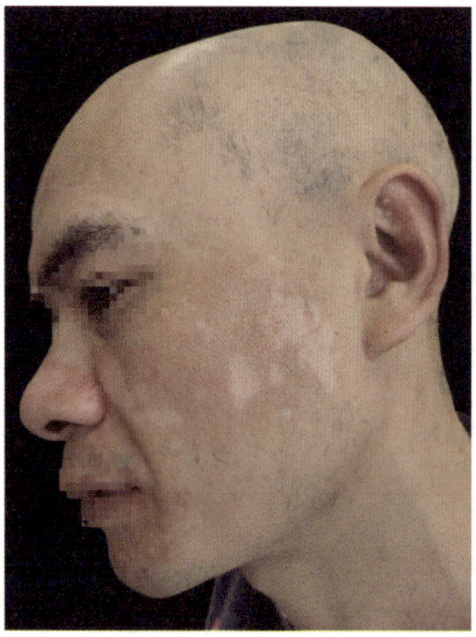
图 17 －5　非节段（寻常）型白癜风

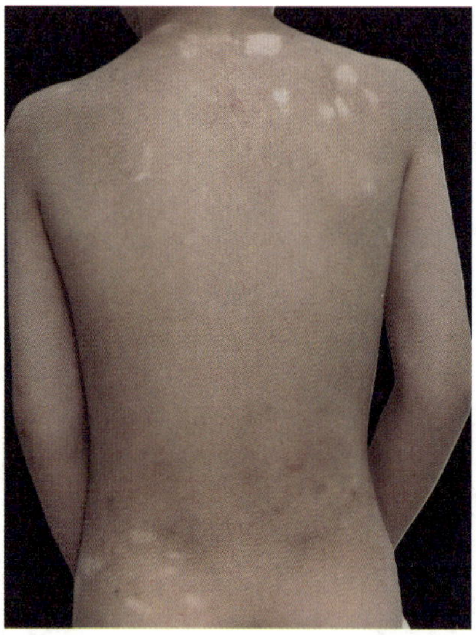
图 17 －6　混合型白癜风

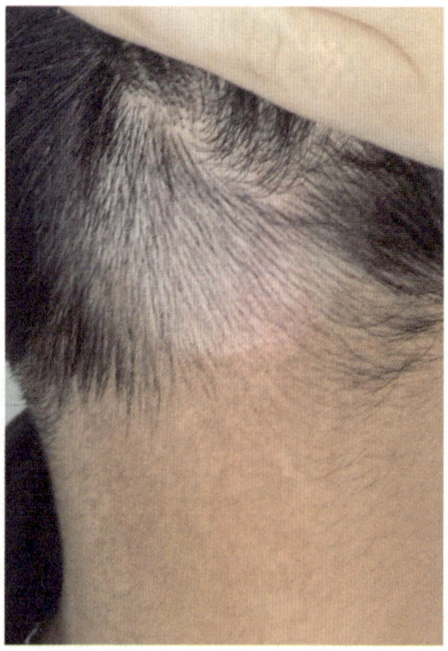
图 17 －7　未定类型白癜风（原局限型）

三、辅助检查

1. Wood 灯检查　进展期皮损呈灰白色荧光，边界不清；稳定期呈高亮的蓝白色荧光，边界清楚，可见色素岛或边缘色素沉着。

2. 皮肤影像学检查　RCM 检查进展期皮损表皮 - 真皮交界处色素环失去完整性，与周边正常皮肤边界不清，周围可见高折光性细胞；稳定期表皮 - 真皮交界处色素环完全缺失，边界清楚，无炎症细胞浸润。

3. 组织病理学　对临床不典型白癜风可借助皮损组织病理学检查明确诊断。典型白斑处表皮黑素细胞与色素颗粒完全缺失，DOPA 或 Melan - A 染色阴性；进展期皮损边缘真皮可见淋巴细胞浸润。

4. 实验室检查　临床诊断为白癜风的患者可进一步检测抗甲状腺球蛋白抗体（TGAb）等相关抗体，对提示有自身免疫性疾病或综合征的患者，应进行相应的自身抗体检测。

四、诊断和鉴别诊断

典型的白癜风易于诊断。对于早期脱色不完全、边缘模糊的损害需与以下疾病相鉴别。

1. 贫血痣　这是一种先天性色素减退斑，一般出生即有，位置及形态终身不变。摩擦患部时，周围皮肤充血而白斑处没有变化。

2. 无色素痣　出生时或出生后不久发病，损害往往沿神经节段分布，表现为局限性或泛发性色素减退斑，境界模糊，边缘多呈锯齿状，周围无色素增殖晕，有时其内混有淡褐色雀斑样斑点，感觉正常，终身不变。

3. 获得性色素减退症　有原发疾病史，如皮炎、银屑病等，色素减退局限在原发疾病皮损部位，一般为暂时性，部分能自行恢复。

4. 单纯糠疹　常见于儿童，为面部局限性色素减退斑，而非脱失斑，皮损边缘境界不清，表面常有细碎鳞屑。

5. 花斑糠疹　夏季发病，损害常见于颈、躯干等，婴儿多见于前额，为圆形或卵圆形浅色斑，表面多有鳞屑，真菌镜检阳性。

6. 盘状红斑狼疮　面颊及唇部的盘状红斑狼疮，治愈后常遗留境界清楚的脱色斑，但有萎缩及毛细血管扩张，或有黏着性鳞屑及其下扩大的毛囊口与角质栓。

7. 黏膜白斑　多呈网状、条纹状或片状，为白色角化性损害，常剧烈瘙痒。

五、预防和治疗

白癜风为难治性疾病，治疗周期长，疗效因人而异。治疗目的是刺激黑素细胞形成，促进黑素细胞发育及再生，阻止疾病机转的进行，使皮损周围色区变浅，边缘模糊不易分辨。治疗前应首先明确白癜风的型别和分期，进而选择治疗方法和药物。

1. 激素治疗

（1）局部外用激素　适用于白斑累及面积 < 3% 体表面积的进展期皮损，选择（超）强效激素。面部、皱褶及细嫩部位皮肤用 1 个月后更换为钙调神经磷酸酶抑制剂，肢端可持续使用。激素避免用于眼周。如果连续外用激素治疗 3 ~ 4 个月无复色，则表明疗效差，需更换或者联合其他局部治疗方法。

（2）系统用激素　对于 VIDA >3 分的白癜风患者，尽早使用激素可以使进展期白癜风趋于稳定。成人进展期白癜风，可小剂量口服泼尼松 0.3mg/(kg · d)，连服 1 ~ 3 个月，无效中止；见效后每 2 ~ 4 周递减 5mg，至隔日 5mg，维持 3 个月。或复方倍他米松注射液 1ml 肌内注射，每 20 ~ 30 天 1 次，可用 1 ~ 4 次或根据病情酌情使用。或者每周 5 天间歇疗法：如上述常规系统使用激素仍不能控制白斑进展，可以口服地塞米松（2.5mg/d）、甲泼龙（$0.5mg \cdot kg^{-1} \cdot d^{-1}$），每周连服 2 天停用 5 天，疗程 3 ~ 6 个月。对于系统应用激素禁忌证患者，可考虑酌情使用其他免疫抑制剂。

2. 光疗

（1）局部光疗　NB-UVB 每周治疗 2 ~ 3 次。308nm 准分子光、308nm 准分子激光：每周治疗 2 ~ 3 次。

（2）全身 NB-UVB 治疗　适用于皮损散发或泛发全身的非节段型或混合型白癜风的治疗。每周治疗 2～3 次。平台期指光疗持续照射超过 20 次后，连续照射色素恢复不再增加，应停止治疗，休息 3～6 个月。治疗 3 个月无效者，应考虑停止治疗同时诱导复色。

（3）光疗的联合治疗　疗联合疗法效果优于单一疗法。光疗联合治疗方案主要包括：联合口服或外用激素、外用钙调神经磷酸酶抑制剂、口服中药制剂、外用维生素 D_3 衍生物、外用光敏剂、移植治疗、口服抗氧化剂、点阵激光治疗、皮肤磨削术、点阵激光导入激素治疗等。

3. 钙调磷酸酶抑制剂　外用钙调神经磷酸酶抑制剂包括他克莫司软膏及吡美莫司乳膏。治疗时间为 3～6 个月，间歇应用可更长。面部和颈部复色效果最好。特殊部位如眶周应首选应用，口唇黏膜和生殖器部位也可以使用。此类药物无激素引起的一些不良反应，但仍可引起或加重局部感染，如毛囊炎、痤疮、单纯疱疹等。

4. 维生素 D_3 衍生物　外用卡泊三醇软膏及他卡西醇软膏可用于治疗白癜风，每日 2 次外涂。维生素 D_3 衍生物可与 NB-UVB、308nm 准分子激光等联合治疗。也可与外用激素和钙调神经磷酸酶抑制剂联合治疗。局部外用卡泊三醇软膏或他卡西醇软膏可增强 NB-UVB 治疗白癜风的疗效。

5. JAK 抑制剂　托法替布、芦可替尼、巴瑞替尼已开始应用于临床。芦可替尼乳膏为局部外用 JAK 抑制剂，用于 12 岁及以上非节段型白癜风患者的局部治疗。

6. 中医中药　辨病结合辨证：分为进展期和稳定期 2 个阶段，形成与之相对应的 4 个主要证型（风湿郁热证、肝郁气滞证、肝肾不足证、瘀血阻络证）。进展期表现为风湿郁热证、肝郁气滞证，稳定期表现为肝肾不足证、瘀血阻络证。儿童常表现为脾胃虚弱。治疗上进展期以驱邪为主，疏风清热利湿，疏肝解郁；稳定期以滋补肝肾、活血化瘀为主，根据部位选择相应引经药。如白癜风丸、白灵片口服，适用于各型白癜风。

7. 脱色治疗　脱色剂如 20% 莫诺苯腙、20% 4-甲氧基苯酚乳膏、脱色后需严格防晒，以避免日光损伤及复色。激光治疗可选 Q755nm、Q694nm、Q532nm。

8. 遮盖疗法　用于暴露部位皮损，采用含染料的物理或者化学遮盖剂涂搽白斑，使颜色接近周围正常肤色。

9. 移植治疗　对于不适合药物治疗或光疗的稳定期白癜风（1 年以上），可以考虑手术治疗。常用的移植方法包括自体表皮片移植、微小皮片移植、刃厚皮片移植、自体非培养表皮细胞悬液移植、自体培养黑素细胞移植、单株毛囊移植以及组织工程表皮片移植等。移植治疗与光疗联合治疗可提高临床疗效。进展期白癜风及瘢痕体质患者禁用移植治疗。

10. 辅助治疗　重视健康教育，避免不良的心理应激，避免疲劳熬夜，避免局部压迫和摩擦，避免日光暴晒，避免接触酚类化合物，可以食用富含维生素 C 的蔬菜水果，保持饮食和营养均衡，不能忌口，特别是在进展期。补充 B 族维生素、维生素 E、叶酸、钙剂、硒及抗氧化剂等可能有一定帮助。

任务二　无色素痣

无色素痣（achromic nevus）是一种少见的、先天性、局限性白斑，又称脱色素痣（nevus depigmentosus）。

一、病因和发病机制

本病病因不明。本病先天发病，无家族史，损害局限于躯体一侧，可能是一种发生学上的畸形，是黑素小体的合成和转运异常所致。

二、临床表现

任何种族、男女都可发病。在出生时或出生不久发病，白斑不断扩大，持续终生不变。好发于躯干、下腹部、四肢近端，面颈部也可受累，往往沿神经节段分布，于四肢多呈条带状，分布于躯干可呈方形（图 17－8）。脱色斑可散在分布于体表的多个区域，有时彼此相隔很远。皮损为大小不一的苍白色局限性色素减退斑，为一致性的不完全脱色，境界模糊而不规则，有时边缘呈锯齿状，周围几乎无色素增殖晕，有时其内混有淡褐色雀斑样斑点，无色素过度沉着现象，脱色区内毛发色素可减退，皮损面积可随身体发育增长而扩大。脱色区内色素不会再生，故不会消退。感觉正常。皮损若分布于三叉神经支配区，可伴发神经精神症状及癫痫。

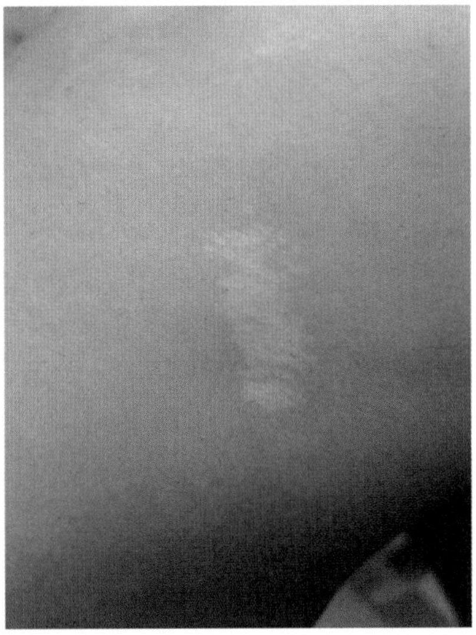

图 17－8　无色素痣

无色素痣分为三型。①孤立型：局限性长方形或痣样脱色斑，好发于躯干。②皮节或类皮节型：按皮节分布，累及单个或多个皮节，沿着 Blaschko 线分布。③漩涡状型：累及整个单侧肢体的白斑，白斑形态不规则或奇形怪状，或类似人工溅泼的白漆状或漩涡状。

三、诊断和鉴别诊断

根据本病出生时即有或出生后不久发生的一侧性、局限性或系统分化的脱色性皮损，持续终身不退，一般不难诊断。需要与以下疾病进行鉴别。

1. 局限性或节段性白癜风　白斑脱色完全，边界清楚，在白斑边缘或中央可见色素再生现象，后天发病。

2. 斑驳病　白斑出生时即有，大小不变，终身持续，有家族史，往往双侧分布，伴有额部白斑。

四、治疗

目前尚无有效药物治疗。若有美容需求，对暴露部位小面积皮损可自体表皮移植、308 准分子紫外光照射治疗或遮盖纹饰等。

任务三　黄褐斑

情境导入

情境：黄褐斑的患病人群非常多，对美观的影响很大，但治疗效果又不佳（图 17－9）。

思考：1. 黄褐斑是什么原因引起的？

2. 目前有哪些新的治疗办法？

黄褐斑（melasma）为面部对称性黄褐色色素沉着斑，中青年女性多见。肝病患者多有该病，又称肝斑。多对称分布于面颊部，形如蝴蝶，又称蝴蝶斑。也可见于孕妇，也称妊娠斑。中医称为“黧黑斑”。

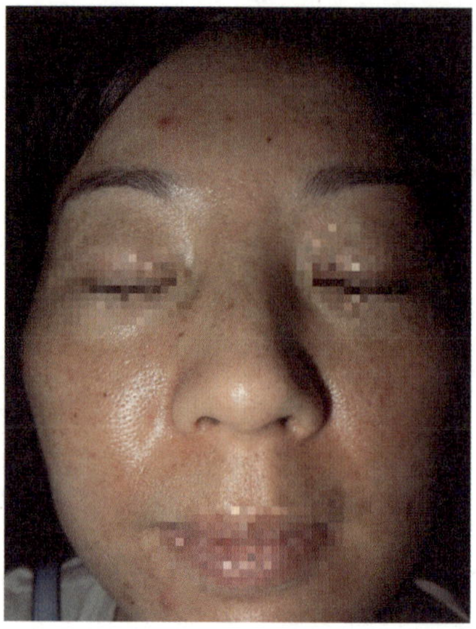

图 17－9　黄褐斑

一、病因和发病机制

本病病因尚不清楚。遗传易感性、日光照射、性激素水平变化是黄褐斑三大主要发病因素，黑素合成增加、皮损处血管增生、炎症反应及皮肤屏障受损均参与了黄褐斑的发生。此外，睡眠障碍、使用汞和铅含量超标等劣质化妆品、烹饪等热辐射接触、甲状腺疾病、女性生殖系统疾病和肝脏疾病等也可诱发或加重黄褐斑。

1. 遗传易感性　多见于 Fitzpatrick 分型Ⅲ～Ⅴ型深肤色人种，约 40% 患者有家族史，容易出现治疗抵抗，迁延不愈。

2. 日光照射　日光中长波紫外线（UVA）、中波紫外线（UVB）、蓝光直接刺激黑素细胞合成色素；紫外线导致基底膜带损伤，使黑素进入真皮，弹性纤维变性，引起皮肤光老化，并诱导成纤维细胞、肥大细胞、皮脂腺细胞等分泌促黑素生成因子，如肝细胞生长因子、干细胞因子等，可激活酪氨酸酶活性，增强黑素细胞功能，促进黑素合成。

3. 性激素　妊娠、口服避孕药及激素替代治疗可诱发和加重育龄期女性黄褐斑。

4. 黑素合成增加　多种因素直接或间接作用于黑素细胞中小眼畸形相关转录因子，通过上调下游的酪氨酸酶、酪氨酸酶相关蛋白酶 1（tyrosinase-related protein-1，TRP-1）及多巴色素异构酶，活化黑素细胞功能，促进黑素合成。

5. 血管因素　黄褐斑皮损中真皮小血管数量及管径较正常皮肤显著增加，血管内皮细胞生长因子和内皮素 1 表达明显升高。

6. 炎症反应　皮损区 Toll 样受体（Toll-like receptor，TLR）-2、TLR-4 表达上调，促进前列腺素 E_2、干细胞因子释放，增加黑素合成；此外，IL-1β、IL-17、干细胞因子受体 c-kit、环氧合酶 2（COX2）等炎症因子增多，激活酪氨酸酶及小眼畸形相关转录因子，促进黑素生成。

7. 皮肤屏障受损　黄褐斑皮损处角蛋白、角化套膜蛋白及酸性神经酰胺酶表达异常，通过 p53/阿黑皮素原（pro-opiomelanocortin，POMC）/TRP－1 信号通路促进紫外线诱导色素增加，促进皮肤色素沉着。

二、临床表现

黄褐斑以棕褐色斑片为特征，典型皮疹位于颧骨的突出部和前额（图 17－10）。前臂也可受累。好发于中青年女性，男性也可患病。斑点特征呈对称分布，常见于鼻翼、颊部、前额等部位。皮损大小不等，边缘清晰或模糊，颜色介于黄色和褐色之间，日晒后色素加深。常在春夏季加重，秋冬季减轻，无自觉症状。病程不定，可持续数个月或数年。

1. 分期　黄褐斑临床分期分为活动期和稳定期。①活动期：近期有皮损面积扩大，颜色加深，皮损泛红，搔抓后皮损发红，玻片压诊大部分褪色（图 17－11）。②稳定期：近期皮损面积无扩大，颜色无加深，皮损无泛红，搔抓后皮损不发红，玻片压诊大部分不褪色。

2. 分型

（1）根据血管参与情况分 2 型　①单纯色素型（melanized type，M 型）：玻片压诊皮损不褪色，Wood 灯下皮损区与非皮损区颜色对比度增加；②色素合并血管型（melanized with vascularized type，M + V 型）：玻片压诊皮损部分褪色，Wood 灯下皮损区与非皮损区颜色对比度增加不明显。该分型对治疗药物及方法的选择有指导意义。

（2）根据色素所在位置分 2 型　表皮型（表皮色素增多）和混合型（表皮色素增多 + 真皮浅层噬黑素细胞）。该分型对治疗效果判定有指导意义。

（3）根据皮损发生部位分 3 型　面中部型、颊型及下颌型，该分型对中医治疗有指导意义。

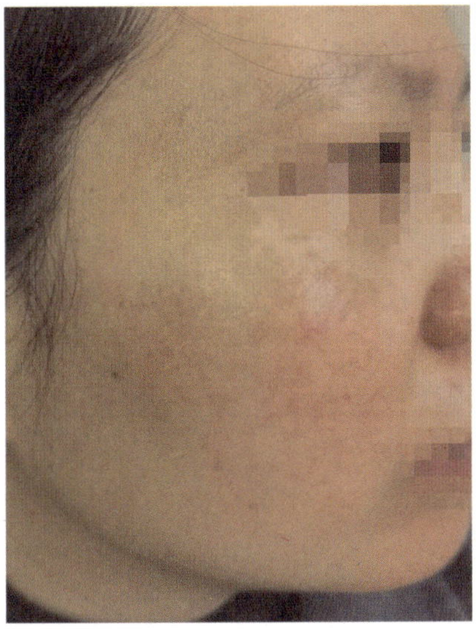

图 17－10　黄褐斑典型皮疹

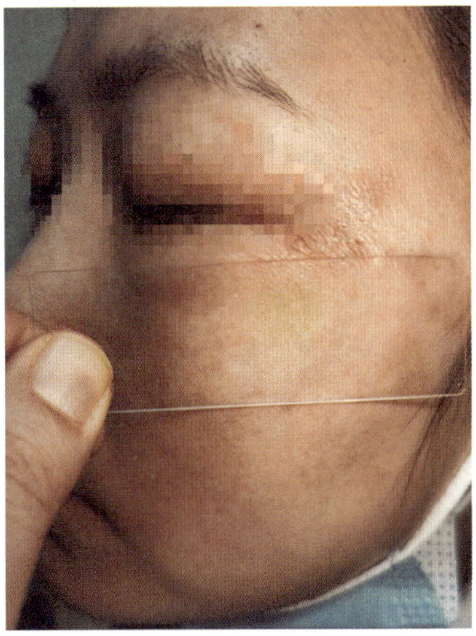

图 17－11　黄褐斑活动期玻片压诊大部分褪色

三、诊断和鉴别诊断

本病根据患者的病史、典型的临床表现可诊断。联合玻片压诊、Wood 灯等无创检测技术可进一步分期、分型。需与以下疾病进行鉴别。

1. 炎症后色素沉着　继发于急性或慢性炎症性皮肤病的淡褐色、紫褐色或深褐色的色素沉着斑，局限于皮肤炎症部位，界限清楚。根据既往有炎症性皮肤病史及随后出现的色素沉着可鉴别。

2. 褐青色痣　好发于 20 ~ 30 岁青年女性，临床多表现为对称分布于双侧颧部及颞部的圆形、散在不融合灰青色斑点。

3. 太田痣　常于出生时或出生不久发生，临床多表现为单侧分布于颧部、颞部、眼结膜的深青色融合性斑片。

4. 黑变病　可有长期焦油、劣质化妆品等接触史或炎症性皮肤病史，早期临床表现为红斑、脱屑等皮炎样改变，久之出现网状或弥漫性色素沉着，常呈灰色，伴毛细血管扩张，皮疹常累及面颈部，也可泛发。

四、预防和治疗

治疗原则为减少黑素生成、抗炎、抑制血管增生、修复皮肤屏障、抗光老化。避免诱发因素，注重防晒，配合使用修复皮肤屏障的功效性护肤品、美白类护肤品，结合临床分期与分型，联合系统及外用药物、化学剥脱、激光和中医药治疗。治疗目标是色斑变淡或恢复正常，面积缩小或消失，减少复发。

1. 系统治疗

（1）氨甲环酸　竞争性抑制酪氨酸酶，减少黑素合成，同时抑制血管增生，减轻红斑。用法：250～500mg/次，口服，每日1～2次，用药1～2个月起效，建议连用3～6个月。常见不良反应包括胃肠道反应、月经量减少等，既往有血栓、心绞痛、卒中病史者禁用。

（2）甘草酸苷　抑制肥大细胞脱颗粒，减少白三烯等炎症因子产生，起抗炎作用；可静脉滴注，40～80mg/次，2次/周；不良反应包括低钾血症、高血压和极少见的横纹肌溶解。

（3）维生素C和维生素E　维生素C能阻止多巴氧化，抑制黑素合成；维生素E具有较强的抗氧化作用，两者联用可增强疗效。推荐维生素C 0.2g/次，3次/d；维生素E 0.1g/次，1次/d。

（4）谷胱甘肽　谷胱甘肽分子中巯基可通过与酪氨酸酶中铜离子结合抑制其活性，减少黑素生成，可口服或静脉滴注，常与维生素C联用。

2. 局部治疗

（1）氢醌及其衍生物　为黄褐斑的一线外用治疗药物，常用浓度2%～5%，浓度越高脱色效果越强，但皮肤刺激性也越大。通常每晚使用1次，治疗4～6周可有明显效果，6～10周效果最佳，好转率可达38%～72%。主要不良反应：刺激性接触性皮炎、永久性色素脱失等。氢醌、维A酸及糖皮质激素局部联合使用可提高疗效（又被称作Kligman三联配方），每晚1次，连续5～7周。熊果苷和脱氧熊果苷是氢醌的葡萄糖苷衍生物，局部使用刺激性比氢醌小，主要适用于单纯色素型。

（2）维A酸类　临床上常用0.05%～0.1%维A酸类软膏或凝胶，每晚1次，疗程约6个月；可出现皮肤干燥、红斑及瘙痒、烧灼等不良反应；主要适用于单纯色素型。

（3）壬二酸　临床上常用15%～20%乳膏，每日2次，疗程约6个月。1%～5%患者可出现瘙痒、烧灼、针刺和麻木感，<1%患者可出现红斑、干燥、脱屑，可引起接触性皮炎。主要适用于单纯色素型。

（4）氨甲环酸　临床上常用2%～5%乳膏，每日2次，疗程约4周。局部使用刺激性比氢醌小，不良反应包括红斑、干燥、脱屑等。适用于单纯色素型和色素合并血管型。大部分外用药物对皮肤有不同程度的刺激性，需配合使用具有修复皮肤屏障功能的功效性护肤品。

3. 化学剥脱术　常见的化学剥脱剂包括果酸、水杨酸、复合酸等，其中果酸焕肤是治疗单纯色素型黄褐斑的有效辅助方法，通过促进角质形成细胞更替，加速黑素颗粒从基底层到角质层的转运及排出，减轻色素沉着。

4. 光电治疗　主要包括Q开关激光、皮秒激光、非剥脱点阵激光、射频及强脉冲光等。

5. 中医中药治疗　中医对本病病因病机的认识目前比较一致，即肝郁气滞，气滞血瘀，脾胃虚弱，肝肾不足。治疗常以疏肝健脾补肾，理气活血化瘀贯穿始终，治疗疗程较长，一般3～6个月。

任务四　雀　斑

情境导入

情境：雀斑的名字耳熟能详，可以观察自己有没有雀斑。

思考：1. 雀斑是出生就有吗？

2. 雀斑夏季明显吗？

3. 应如何治疗？

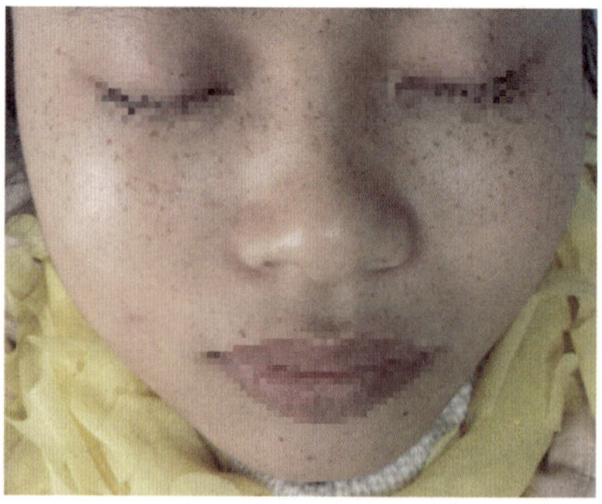

图17－12　雀斑

雀斑（freckle）是一种常见于面部的褐色点状色素斑。通常是由于皮肤中的黑色素细胞过度活跃导致的（图17－12）。

一、病因和发病机制

本病可能与常染色体显性遗传有关，致病基因定位于4q32－q34。接受日光、X线、紫外线照射后，表皮中黑素体迅速变成氧化型而使皮疹颜色加深、形态变大、数目增多，形成雀斑。日光的曝晒对本病皮疹的发生必要的因素之一，日光照射导致皮损处黑色素细胞产生较多成熟的黑素小体，并输送至角质形成细胞。

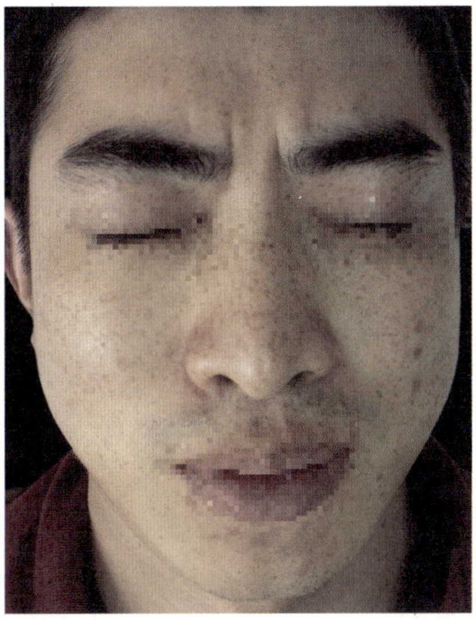

图17－13　雀斑典型皮疹

二、临床表现

雀斑在5岁左右发病，女性多见。好发于曝光部位，主要包括面颊、手臂伸侧、上胸背部，颈与肩部也可发生，而非曝光部位和黏膜无皮疹。典型皮损为淡褐色至褐色、针尖至米粒大小斑点，圆形、卵圆形或略呈不规则形，散在分布，互不融合，数目多少不一（图17－13）。受紫外线照射影响，常于春夏季加重，秋冬季减轻。遮盖和黏膜部位不受累及。无自觉症状。

三、辅助检查

组织病理检查：表皮结构正常，但角质形成细胞内黑素消退增加，特别是在基底细胞层。皮损处黑素细胞数量较邻近正常皮肤无明显变化，但色素细胞体积增大，树突增多，多巴胺染色增强，提示黑素细胞功能增强。偶尔真皮乳头层可见噬色素细胞。

四、诊断和鉴别诊断

雀斑诊断相对容易。主要需与单纯性黑子、日光性黑子、咖啡斑和交界痣相鉴别。通常雀斑颜色较黑子浅，分布于曝光部位，伴随日晒强度变化。单纯性黑子可以发生在任何部位，并持续存在。咖啡斑常常单发，皮损较雀斑大。

五、治疗

避免日晒和应用适合的防晒剂很重要。外出时使用遮光剂，同时选用温和的护肤品，保持皮肤水分和营养。避免使用刺激性化妆品，加重皮肤负担，减少熬夜、压力等诱发内分泌失调的因素。

3%过氧化氢溶液、氢醌霜、苯二酚、维A酸类药物可暂时有效，但很难达到满意的临床疗效。冷冻治疗对于表浅的雀斑有效。目前常用的治疗方法包括染料激光（波长510nm）、Q开关波长694nm红宝石激光、波长755nm翠绿宝石激光或IPL治疗，有较好疗效，术后应注意避光。但激光治疗不能防止复发。

任务五　黑变病

情境导入

情境：一些特殊职业的工人，如长期从事煤焦油工作的人员，可能发生面部黑色素沉着。

思考：1. 这是什么病。
2. 本病和煤焦油是否有关？
3. 有无其他原因？

皮肤黑变病（melanosis）是一组以好发于颜面等暴露部位的弥漫性色素沉着为特征的皮肤病。包括瑞尔黑变病、摩擦黑变病、焦油黑变病、女子颜面黑变病、恶液质性黑变病、神经皮肤黑变病、进行性肢端黑变病、泛发性获得性黑变病等。

一、病因和发病机制

本病病因尚未完全确定。长期接触焦油、沥青、石油及其衍生物，由于其中的蒽、菲、萘等化合物具有显著的光敏作用，可导致日光暴露部位的炎症，出现皮肤色素改变。明确由焦油类化合物引起的黑变病又称焦油黑变病。有的化妆品中含有矿物油及烃类化合物、香料、防腐剂、表面活性剂等，它们有的具有光感作用，长期接触可导致黑变病的发生。有的患者则找不到明确的发病诱因。

二、临床表现

1. 瑞尔黑变病（Riehl's melanosis） 是一种光敏性炎症反应。此病由 Riehl 于 1917 年首次报道。本病任何年龄均可发生，以中年女性多见，皮损以面、颈，特别是额、颞、颧部、耳后、颈的两侧和其他暴露部位最明显，口周与下颏部常不被侵犯，不累及黏膜。皮损最初为局限在毛孔周围的淡褐色至紫褐色斑，排列呈网点状，以后逐渐融合呈大小不一的斑片，上覆微细的粉状鳞屑，呈特征性粉尘样外观，可伴有毛囊性角化过度（图 17－14）。数年后皮损逐渐消退而被轻微凹陷的皮肤萎缩取代。起病时可有局部潮红，伴有瘙痒或灼热感。

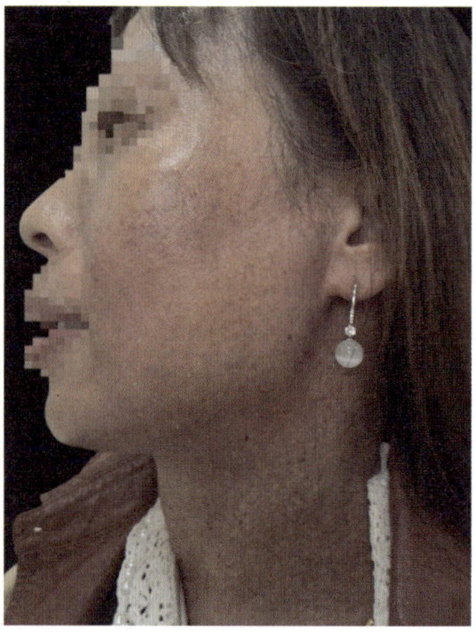

图 17－14 瑞尔黑变病

2. 摩擦黑变病（friction melanosis） 是由于长期反复机械性刺激所致的局部色素都很深。本病好发于体型消瘦的女性，未见于肥胖者。色素沉着局限于锁骨、肋弓、肩胛、脊柱、肘、膝及胫前等易受摩擦部的骨隆起处。弥漫分布的网状、淡褐色至暗褐色斑，境界清楚，呈带状或斑片状。轻微瘙痒或不痒。

3. 焦油黑变病（tar melanosis） 是一种职业性皮肤病，是指长期暴露于焦油及其衍生物所致的接触性皮炎和随后出现的皮肤色素沉着。本病多呈渐进性发展，初期为暴露部位，如颈部、眶周、颧颞部以及手和前臂，皮损为炎症性红斑、水肿，偶见水疱，伴灼热瘙痒，之后发展为弥漫性或网状的青灰色至暗褐色色素沉着斑。长期可伴毛细血管扩张、毛囊角化、苔藓样丘疹等改变。常伴有头晕、乏力、食欲减退与消瘦等症状。

4. 女子颜面黑变病（melanosis faciei faminae） 又称色素性化妆品皮炎，是由化妆品成分所引起的女性面部色素沉着反应，黄种人居多。化妆品中的香料、防腐剂和乳化剂是引起皮肤过敏的主要变应原。主要分布于面颊部，重者扩大至整个颜面。皮损初为浅褐色斑，逐渐加深至深褐色、蓝黑色或黑色斑，呈弥漫性或斑片状，色素斑中央可见网状结构，多数患者因病程中反复致敏而出现红斑、丘疹等，伴有不同程度的瘙痒。

三、诊断和鉴别诊断

皮肤黑变病是以暴露部位皮肤色素沉着为主的一组皮肤色素代谢性疾病。皮肤黑变病的分类尚无世界统一的标准，一般凡是职业性接触而发病者，称为职业性黑变病，以区别于非职业性黑变病。

四、治疗

首先，应仔细寻找病因，脱离与焦油类等化合物的接触。对从事接触沥青、焦油的工人，应注意劳动防护，避免在强烈日光下工作。外搽化妆品后如果出现日光过敏性皮炎，即应停止使用。必要时以可疑的致敏物做光斑贴试验。如果能找到发病原因，则应脱离接触，病变部位的颜色可逐渐变淡，直至恢复正常皮色。

其次，加强个人防护，穿戴工作服、工作帽、口罩及手套，在暴露部位的皮肤上涂擦避光的防护剂。在使用和生产上述物质的过程中，改进操作方法，尽量减少接触机会。安装通风、排气、吸尘设备，降低车间中烟尘、粉尘浓度。搬运沥青时，采取必需的防护措施，以夜间及阴天进行为佳。

黑变病尚无有效的治疗药物，患者可内服复方维生素 B、氨甲环酸、还原性谷胱甘肽，静脉注射维生素 C、复方甘草酸苷，局部外用 3% 氢醌霜等。还可以配合光电治疗，如 Q 开关激光、波长 755nm 翠绿宝石激光等。另外，果酸等化学剥脱术、中医中药也有一定疗效。

任务六　褐青色痣

情境导入

情境：是否曾遇见双侧脸颊或者一侧脸颊褐青色斑片的人。

思考：1. 这是胎记吗？

2. 怎么引起的？

3. 应如何去除？

太田痣（nevus of Ota）又称眼上颚部褐青色痣（nevus fuscocenuleus ophthalmomaxillaris），是一种临床较常见的色素性疾病，表现为眼、上颌三叉神经分布区域的蓝灰色或灰褐色斑片，有时可累及巩膜。好发于有色人种，如东方人或者黑人。日本患病率较高，我国部分地区为 0.16%，女性多见。发病年龄在婴儿期及青春期有两个峰段，1 岁以内发病率为 61.35%。

一、病因和发病机制

本病可能与遗传有关，属常染色体显性遗传。在胚胎发育期间，黑素细胞由神经嵴向表皮移行时发生障碍而滞留在真皮内。也有认为，本病是一种与蓝痣类似的错构瘤或痣样损害，并非黑素细胞残留部分。患者的真皮黑素细胞中存在雌激素、孕激素、雄激素受体，与青春期太田痣的发生和加重有关。

二、临床表现

约 2/3 患者出生时即发病并伴有眼部损害，其他损害可在 10 多年后才出现。眼结膜和三叉神经第一、二分支支配的皮肤、巩膜、眼肌、球后脂肪、骨膜、颊黏膜均可受累（图 17－15）。皮损好发于眼周、颞部、颧部、前额及鼻部，偶见鼻、口腔和颅内色素斑。皮损为棕色、蓝灰色或蓝黑色斑片，缓慢增大，颜色缓慢变深（图 17－16）。本病终身存在，80% 发生于女性，5% 为双侧发病。偶可伴发青光眼或同侧感觉神经听觉减退。极少数人可发生恶性黑素瘤。皮损恶变较常发生于白种人。最常见的恶变部位是脉络膜，也可累及虹膜、眶部或脑部。

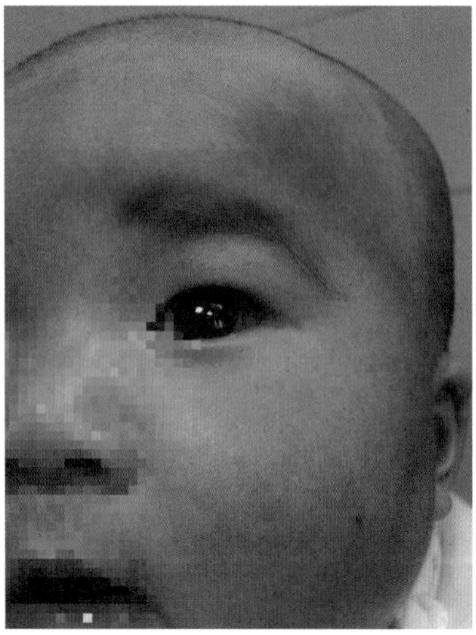

图 17－15　太田痣巩膜受累

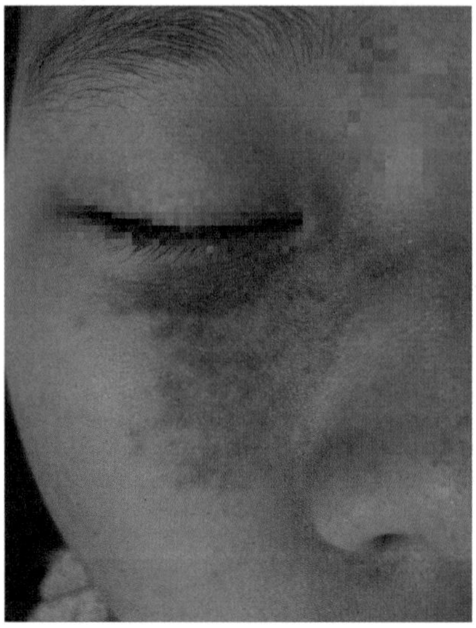

图 17－16　太田痣典型皮疹

三、辅助检查

1. 组织病理检查　真皮乳头和网状层上部可见梭形或树突状黑素细胞聚集含大量色素颗粒。依据黑素细胞的分布，可分为浅在型（色素细胞位于真皮浅层）、深在型（色素细胞位于真皮深层）和弥漫型（色素细胞位于真皮全层）。

2. 皮肤影像学　RCM 检查可示表皮、真表皮交界处无色素颗粒增加，部分患者真皮浅、中层有散在条索状或团块状色素颗粒沉积。

四、诊断和鉴别诊断

根据色素斑的发生部位及典型颜色即可诊断。有时需与颧部褐青色痣、黄褐斑、咖啡斑、蒙古斑、蓝痣等相鉴别。蒙古斑出生即有，随年龄增长而消退。蓝痣为蓝色的丘疹或小结节，好发于手足背和面部，组织病理提示黑素细胞聚集成团。颧部褐青色痣为颧部对称分布的黑灰色斑点状色素沉着，曾认为是太田痣的一个变种，其发病机制可能与太田痣相同，但发病年龄多在 25～45 岁。

五、治疗

太田痣严重影响患者容貌及心理健康，应积极给予治疗。色淡而范围小者，可选用液氮冷冻、化学剥脱与皮肤磨削术等。色深或范围较大者，可选用染料脉冲激光，如 Q 开关波长为 694nm 的红宝石激光、波长 755nm 的翠绿宝石激光及波长 1064nm 的 Nd：YAG 激光，可达到较好的美容治疗效果，副作用少见。

任务七　文　身

情境导入

情境： 文身是一种个人爱好。但目前征兵拒绝文身的要求。

思考： 文身怎么去除？

文身（tattoos）（图 17－17）又称墨绒法（刺青、刺花），是人为地把不溶性色素注入真皮，从而在皮肤上做出永不消退的字画，当成身体的一种装饰或标记。

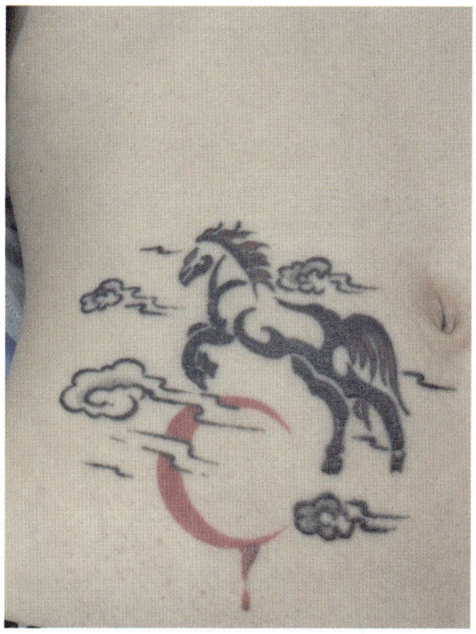

图 17－17　文身

文身法是先在人体上标记出所需要的字画图案与颜色，然后选用一些不溶性颜料，借助刀尖或尖刺等方法将其刺入真皮内，使其成为永久性色素斑的一种方法。常用的颜料有能使皮肤呈蓝色的靛蓝，呈红色的朱砂，呈绿色的铬绿，呈黑色的炭末，而青黑色的黑墨或墨汁则更为常用。由于组织细胞不能吞噬移除这些不溶性的固体微粒，而使其永远留驻在真皮内并产生异物反应，使皮肤显出永不消退的有色字画。

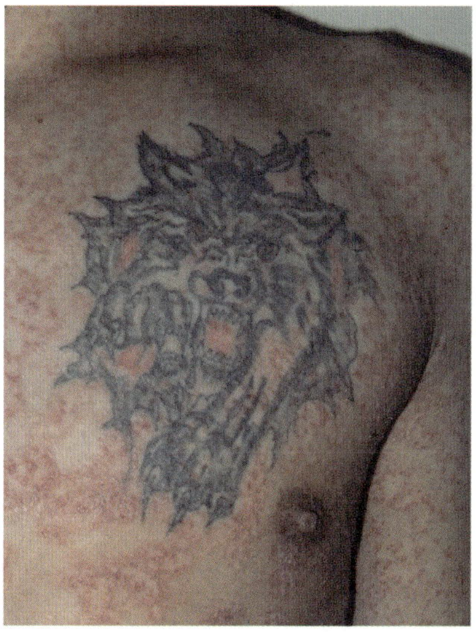

图 17－18　文身皮炎

文身一般是用于装饰性的，也有作为某一团体成员或从事某一特殊职业人员或特定的人物如精神病患者和犯罪的标记，亦有用于掩盖皮肤缺陷而施行的治疗性文身。

文身后除皮肤出现颜色变化外，一般是无症状的。仅少数病例或因挑刺工具未经消毒而发生感染性皮肤病，如脓皮病、结核、麻风、梅毒等；或因文身刺激而产生同形反应，如扁平苔藓、银屑病、角棘皮瘤等；或因特异体质而发生瘢痕疙瘩；或对文身色素过敏，最常见于汞、铬及钴的化合物，发生皮炎及文身肉芽肿（图 17－18）。

文身多为装饰性而不需要处理。去除文身的效果多不满意。可根据其形状及范围选用电解法、电凝固术、化学腐蚀法、磨削法，亦可用皮刀修削皮肤浅层，再予植皮或施行整形手术。目前使用染料激光治疗可以取得比较好的效果。

目标检测

答案解析

选择题

A 型题

1. 白癜风在我国人群的发病率为（　）

   A. 0.05%～0.1%

   B. 0.1%～2%

C. 2% ~3%

D. 3% ~5%

2. 白癜风的典型组织病理学表现为（　）

A. 表皮黑素颗粒增加

B. 多巴染色阳性

C. 真皮黑素颗粒缺乏

D. 活动期基底层黑素细胞减少，后期脱色皮损内无黑素细胞

3. 关于白癜风的描述，错误的是（　）

A. 可见于儿童

B. 好发于暴露部位

C. 皮损表面皮纹不正常

D. 自觉瘙痒

4. 决定皮肤颜色的主要因素是（　）

A. 氧化血红蛋白

B. 还原血红蛋白

C. 黑素

D. 胡萝卜素

5. 以下关于雀斑的描述，错误的是（　）

A. 临床表现随年龄增长而加重

B. 多见于女性

C. 常发生于面部，皮损呈多发性、对称性

D. 日晒后表现加重

书网融合……

重点小结　　习题

项目十八　皮肤良性肿瘤

PPT1　PPT2

学习目标

知识目标：通过本项目的学习，掌握常见皮肤良性肿瘤的临床表现；熟悉皮肤良性肿瘤的治疗原则及方式；了解常见皮肤良性肿瘤的病因和发病机制。

技能目标：具备识记常见皮肤良性肿瘤皮损及初步的诊断能力，能够正确处理皮肤良性肿瘤。

素质目标：培养关爱患者、尊重患者的人文素质。

任务一　色素痣

情境导入

情境：患者，男，43岁，因“左足底黑色斑疹2年”就诊。2年前，患者无明显诱因发现左足底一个黑色斑疹，无明显瘙痒及疼痛不适，未重视。既往体健，无类似疾病家族史。查体：左足底可见一个黑色斑疹，直径约3mm，界限清楚。

思考：1. 该患者考虑何诊断？

2. 应如何治疗？

一、病因和发病机制

色素痣是指胚胎发育过程中，来源于神经嵴的黑素细胞发生异常聚积和增生而形成。又名黑素细胞痣（melanocytic nevus）、细胞痣（cellular nevus）、痣细胞痣（nevocellullar nevus，nevocytic nevus）、痣（mole），是最常见的皮肤良性肿瘤。

二、临床表现

一般为直径<6mm的斑疹、丘疹、结节，表现为疣状或者乳头瘤样，边缘规则，界限清楚，色泽均匀（图18-1）。可单个或数个，部分损害处有黑毛。因为痣细胞的色素含量差异，可呈现棕色、褐色、蓝黑色、黑色，亦有正常肤色、淡黄色或者暗红色。

根据痣细胞的分布部位，主要分为三类，交界痣、混合痣、皮内痣。交界痣出生即有，表现为淡褐色至深褐色斑疹，掌跖和外阴易好发（图18-2）。混合痣表现为黑褐色圆形丘疹，多见于儿童和少年。皮内痣表现为淡褐色或皮色的半球状、乳头状或带蒂的隆起丘疹或结节，成年人多见，好发于头面部及躯干。

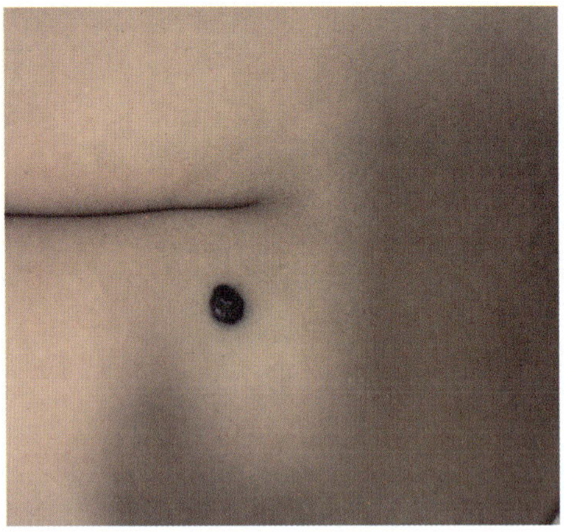

图 18－1　色素痣

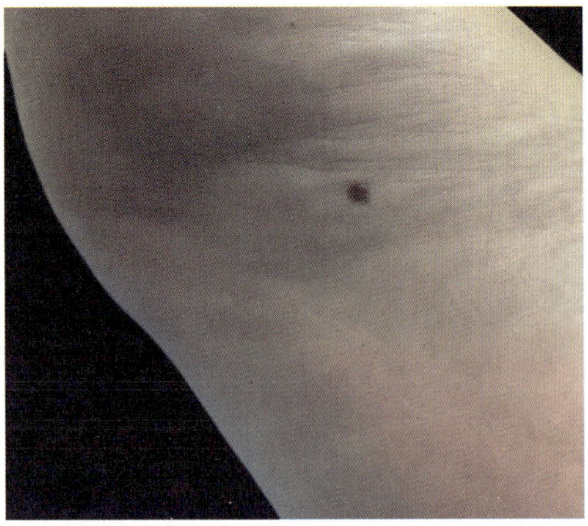

图 18－2　色素痣（交界痣）

三、辅助检查

主要辅助检查有皮肤镜和组织病理检查。黑素细胞痣在皮肤镜下的表现主要取决于色素团在皮肤不同层次的分布情况，位于角质层和真－表皮交界处则分别呈黑色和棕色，位于真皮的浅层呈灰色，而黑素在真皮的深层出现蓝色。组织病理上，交界痣：在表皮和真皮交界处可见痣细胞巢，但仍与表皮连接，成为“滴落”现象；皮内痣：表皮内没有痣细胞，也没有侵犯表皮的基底层，痣细胞在真皮里大量出现；混合痣：不仅表皮有痣细胞，真皮的浅层和深层也能看到大量的痣细胞，即皮内痣＋交界痣组成。

四、诊断和鉴别诊断

典型黑素细胞痣的诊断一般无明显难度，但有时需与脂溢性角化病、色素性基底细胞癌、皮肤纤维瘤、神经纤维瘤等皮肤肿瘤相鉴别。如有形态不对称、边界不清晰、边缘不光滑、颜色不均匀、皮损发展迅速、易破溃出血等症状，需高度警惕恶性黑素瘤的可能。

五、治疗

本病一般无须治疗。发生于掌跖、腰部、腋窝、腹股沟等易摩擦部位应该密切观察，如体积突然变大，颜色变黑，表面出现糜烂、破溃、出血等，周围出现卫星灶且自觉痒痛等不适，应立即手术切除。或应患者美容要求时，皮损较小、浅表时可采取二氧化碳激光治疗，皮损较大可直接手术切除。

任务二　脂溢性角化病

情境导入

情境：患者，男，70 岁，因“面部黑褐色扁平丘疹 8 年”就诊。8 年前，无明显诱因，患者右面部出现黑褐色斑疹，无明显痒痛不适，未重视。后该皮疹逐渐增厚。查体：右面部可见黑褐色扁平丘疹，直径 5mm，界限清楚，未见破溃。

思考：1. 该患者考虑何诊断？

2. 需要做哪些检查以确诊？

3. 应如何治疗？

一、病因和发病机制

脂溢性角化（seborrheic keratosis，SK）是临床常见的表皮良性增生，又称老年疣（verruca senilis）、基底细胞乳头瘤（basal cell papilloma），是因角质形成细胞成熟迟缓所致的一种良性表皮内肿瘤。

二、临床表现

好发于老年人，亦可见于青年人，一般发生于30～40岁及以后，男性多见。表现为淡褐色、棕色或黑色斑疹或扁平丘疹，表面光滑或略呈乳头瘤状（图18－3）。毛囊角栓是重要的特征。可出现在任何部位，以头面、躯干及上肢最常见，不累及掌跖。皮损内可单发，通常多发，无自觉症状，偶感瘙痒，极少发生癌变。

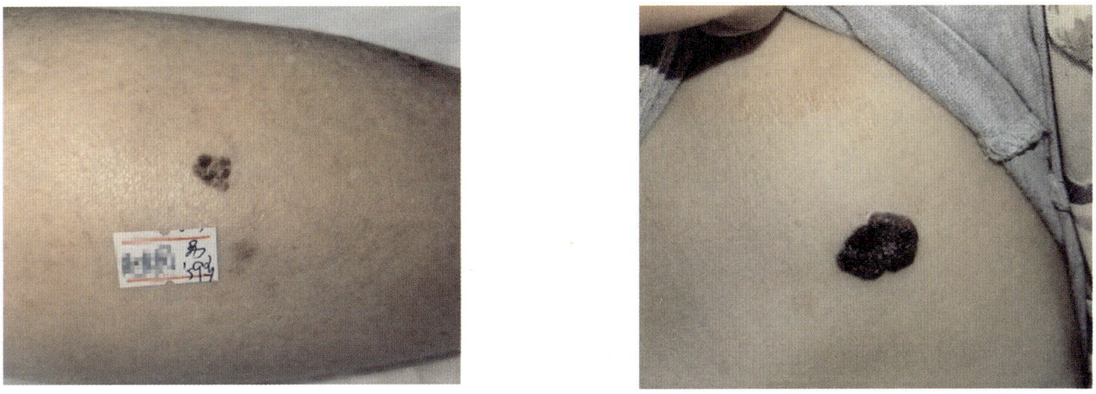

（a）（b）

图18－3 脂溢性角化病

三、辅助检查

皮肤镜下的表现主要包括边界清楚、网格模式、胖手指结构、脑回样结构、粉刺状开口、粟粒样囊肿、发夹样血管等。组织病理检查示肿瘤向外生长，一般而言，其基底与正常表皮基底平齐，角化过度，棘层肥厚，呈乳头瘤样增生，可见假性角囊肿。

四、诊断和鉴别诊断

本病需要与扁平疣、获得性痣细胞痣、日光性角化病色素型基底细胞癌、汗管瘤等相鉴别。若发生炎症或刺激，可类似于基底细胞癌或鳞状细胞癌以及恶性黑素瘤。典型病例临床表现即可区分上述疾病，若鉴别困难，可以做皮肤活检。

五、治疗

本病一般无须治疗。出现瘙痒、炎症或诊断不明确时，可手术切除。此外，可采用液氮冷冻、电干燥、脉冲激光；也可以外用维A酸软膏、5%氟尿嘧啶软膏等。若诊断尚未明确，建议先做活检以免误诊。

任务三　表皮囊肿

情境导入

情境：患者，女，55岁，因“左肩结节1年余”就诊。1年余前，无明显诱因，患者发现左肩结节，无明显痒痛不适，未重视。既往体健，无类似疾病家族史。查体：左肩可见蚕豆大小结节，中央为黑色角质，触之光滑，可移动。

思考：1. 该患者考虑何诊断？

2. 需要做哪些检查以确诊？

3. 应如何治疗？

一、病因和发病机制

表皮囊肿（epidermal cyst）又名角质囊肿，是最常见的皮肤囊肿之一。表皮囊肿是一种真皮内含有角质的囊肿，其囊壁由复层鳞状上皮构成。该病好发于青年、儿童，老年少见。无自觉症状。

二、临床表现

表皮囊肿可发生于任何部位，通常见于头皮、面部、颈部、躯干及臀部（图18－4）。生长缓慢，呈圆形、隆起性结节，肤色正常或呈淡褐色，数毫米至数厘米大，表面光滑，可有中央孔，提示囊肿起源于毛囊，是表皮囊肿的特征性表现。

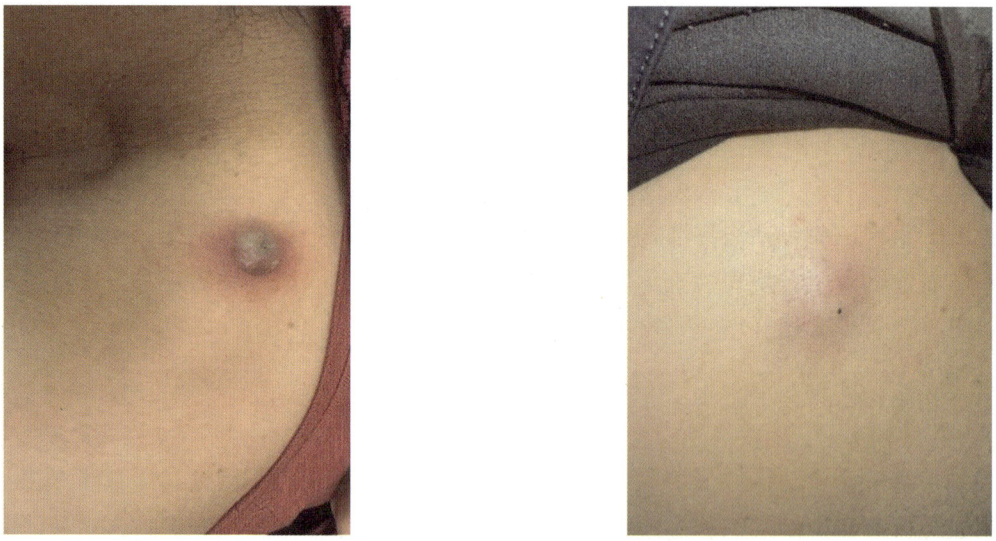

(a)　　(b)

图18－4　表皮囊肿

临床上，如因外伤而将表皮或附属器上皮植入真皮所引起的表皮囊肿，称为外伤性表皮囊肿，多发于掌跖。

三、辅助检查

主要辅助检查有皮肤镜、皮肤超声及组织病理检查。毛细孔征是表皮囊肿较特异的皮肤镜表现，此外还可见到象牙白色背景和斑。超声下表现为真皮内圆形无回声结构，囊壁与毛囊漏斗部上皮相连，在超声下可表现为无回声或低回声条带，亦称“刺点”（punctum）。囊肿内含角质物质，超声下可呈现较亮回声。组织病理检查示真皮内囊肿形成，囊壁由复层鳞状上皮组成，囊内充满角质，呈环层状排列。

四、诊断和鉴别诊断

本病需与皮肤纤维瘤、毛母质瘤、皮脂腺囊瘤、神经纤维瘤及外毛根鞘囊肿等易误诊为表皮囊肿的疾病相鉴别。

五、治疗

主要为手术切除。

任务四　粟丘疹

情境导入

情境：患者，女，29岁，因“双眼睑、颊部粟粒大小白色丘疹3年”就诊。3年前，无明显诱因，患者双上下眼睑出现多发粟粒大小白色丘疹，不伴痒痛不适，后皮疹数量逐渐增多至双面颊。既往体健，无家族及遗传性病史。查体：双上下眼睑、面颊部位，多发直径1～2mm白色丘疹，针挑可见白色角化物排出。

思考：1. 该患者考虑何诊断？

2. 需要做哪些检查以确诊？

3. 应如何治疗？

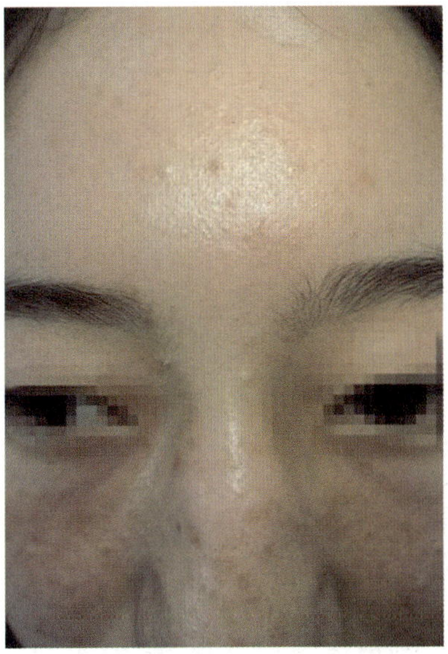

图18－5　粟丘疹

一、病因和发病机制

本病是起源于表皮或其附属器的良性肿物或是潴留性囊肿。

二、临床表现

可发生于任何年龄、性别，常见于面部，尤其是眼睑、颊及额部（图18－5）。在成年人中也可发生于生殖器。表现为1～2mm大小的白色或黄白色皮内小囊肿，表面光滑，常多发；无明显自觉症状。针挑可见皮脂样物排出。

临床主要分为原发性与继发性两型。原发性为自行发生，无明确原因，毛孔堵塞、皮脂腺分泌异常是比较常见的原因；也可能与遗传相关。继发性多继发于大疱性疾病，外伤后也可引发粟丘疹，好发于搔抓部位、擦伤和面部炎症性发疹或是皮肤磨削术后。

三、辅助检查

主要辅助检查为组织病理检查，表现为真皮浅层小的表皮囊肿。

四、诊断及鉴别诊断

本病需要与表皮囊肿、汗管瘤、毛囊炎等相鉴别。

五、治疗

可用针头挑除囊肿或激光治疗。

任务五　汗管瘤

情境导入

情境：小王是一位20岁的学生。最近发现自己面部和颈部出现了一些散在的小丘疹，这些丘疹大小不一，颜色与肤色相近，无痛痒不适，但逐渐增多。小王对此感到困扰，因为它们开始影响他的社交活动和工作表现。

思考：1. 小王所患的是什么皮肤病呢？

2. 本病的病因是什么？

3. 本病的诊断方法和临床表现是什么？

汗管瘤向末端汗管或真皮小汗腺导管分化的一种错构瘤，为良性附属器肿瘤，好发于正常无大汗腺的解剖部位。

一、病因和发病机制

1. 孕激素、内分泌 多数患者为油性皮肤，长期接触化妆品。有研究发现，患者血清 E_2 水平增高，推测发病与孕激素相关。因本病好发于女性，且青春期加重，妊娠期、月经期前或使用女性激素时皮疹增大肿胀，故考虑与内分泌相关。

2. 遗传、心理、环境因素 部分患者在日晒、精神紧张、劳累等情况下，汗管瘤可增多、增大。

二、临床表现

汗管瘤可发生于任何地方，多发生于面颈部，少数可发生于躯干及四肢。皮损为单发或多发的半球形或扁平丘疹，直径在数毫米至1cm不等，皮损可逐渐增大至一定程度，很少自行消退，可持续数十年之久。呈正常肤色、红色、棕褐色，表面有蜡样光泽，有些表现为粟丘疹样。分为三型：①眼睑型，最常见，好发于青年女性，尤多见于下眼睑（图18－6）。

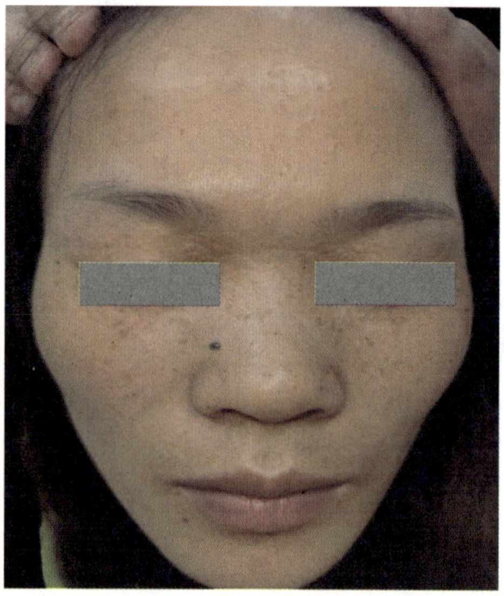

图18－6　汗管瘤

②发疹型，男性青年多见，多位于躯干前面及上臂屈侧。③局限型，位于外阴、阴蒂者，称为生殖器汗管瘤；位于手指伸侧者称肢端汗管瘤。也有学者将其分为局限型、发疹型、家族型、唐氏综合征相关型。

皮疹通常无自觉症状，发生于外阴者可有痒感。皮损在夏季多汗时稍增大，冬季变平。人群发病率为0.6%，女性为男性的2倍。相当一部分患者有家族史。

三、辅助检查

各类型病理表现大致相同：通常缺乏角化，境界清楚，局限于真皮浅层，可见多数嗜碱性上皮细胞聚集成小团块，细胞团呈圆形、卵圆形或管状、条索状排列，团块最大直径不超过10个细胞长度。条索状排列者，多数中央有一管腔，表现为发育不良的汗管，导管内充满耐淀粉酶PAS的嗜伊红无定形物质，或淡蓝色变性物质。特征性表现：一端呈导管状，一端呈实体条索，如“逗号”“蝌蚪”状。如导管细胞含有糖原，呈透明状，则称为透明细胞汗管瘤。

四、诊断和鉴别诊断

根据临床表现与病理检查可诊断本病。眼睑型需与粟丘疹、扁平疣、睑黄瘤等相鉴别。发疹型需与多发性脂囊瘤、毛囊角化病等相鉴别。而发生于外阴的，需与Fox-Fordyce、表皮囊肿、慢性单纯性苔藓等相鉴别。

病理需与以下疾病鉴别：微囊肿附属器癌（表面角化、边界不清，延伸至真皮网状层深部）；结缔组织增生性毛发上皮瘤（可见基底样细胞索、局灶性浅表角化、局灶性钙化）；毛发腺瘤（仅有角化性囊肿，缺乏导管分化）。

五、治疗

良性肿瘤，可不予以治疗，如数目少，影响美观或有不适感，可予以切除、冷冻、激光、电干燥术、化学剥脱术治疗等。

任务六　皮脂腺痣

情境导入

情境：在一个温馨的家庭里，一婴儿出生后，父母发现他的头皮上有一块肤色的小丘疹。起初，他们以为这只是普通的皮肤瑕疵，但随着时间的推移，丘疹并没有消失。担忧的父母带小明去看皮肤科医生，经过仔细检查，医生诊断这是一种良性的皮肤病变，称为皮脂腺痣。医生解释说，这是一种常见的状况，通常无须治疗，只需定期观察。

思考：1. 皮脂腺痣的来源是什么？

2. 皮脂腺的临床表现及诊断方法有哪些？

3. 皮脂腺痣的治疗原则是什么？

皮脂腺痣（nevus sebaceous）又称器官样痣、先天性皮脂腺增生或皮脂腺错构瘤等，是一种伴有毛囊-皮脂腺-顶泌汗腺发育异常的良性皮肤错构瘤，其特征表现为增生的表皮和不成熟的毛囊以及正常或增生的皮脂腺，其中毛囊的发育停滞于早期的毛胚芽样结构。

一、病因及发病机制

本病机制不明，可能与 *PTCH* 基因缺陷有关，部分患者有 HRAS、KRAS 合子后体细胞突变，有研究发现，*linc355* 基因在皮脂腺痣中表达下调。

二、临床表现

本病多于出生时或出生不久后出现，新生儿中的发病率为0.3%，可随患儿年龄增长迅速增大。皮损好发于头皮、面部，呈单个圆形或卵圆形淡黄色斑块，有蜡样光泽，境界清楚（图 18－7），也可发生于颈部、肩部，可沿 BlaSchko 线分布，亦有泛发性皮脂腺痣的报道。线状皮脂腺痣综合征（linear nevus sebaceous syndrome，LNSS）是一种罕见的先天性综合征，以面部中线皮肤缺损、眼部症状、癫痫和智力缺陷为特征，发病率占新生儿的 0.1% ~ 0.3%，发病原因和机制还不明确，可能与胚胎早期接触放射线、药物或病毒感染造成基因突变、外胚叶发育异常有关。

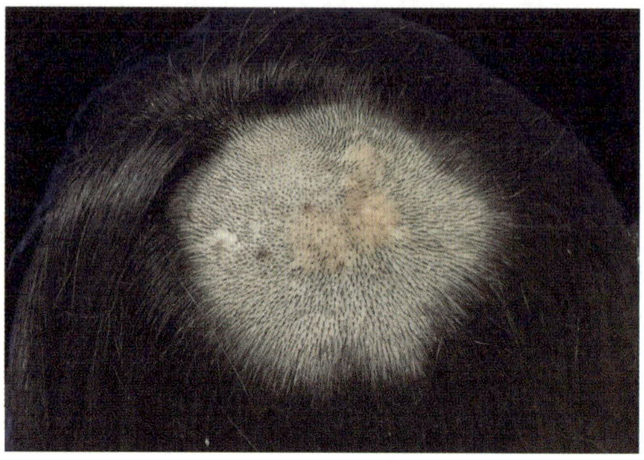

图 18－7　皮脂腺痣

本病的发育过程分为婴儿儿童期、青春期和老年期。婴儿儿童期由于皮脂腺未完全发育，此时皮损无明显变化，多呈淡黄色斑块，稍隆起，表面光滑，有蜡样光泽。进入青春期后，由于激素水平的影响，皮损开始明显增大，皮脂腺充分发育，呈结节状、分瓣状、疣状。皮脂腺痣内不成熟的毛胚芽结构发生分化。其中大部分分化为成熟的皮脂腺，少数情况下可以分化为各种附属器肿瘤，主要是来自毛囊、皮脂腺、大汗腺的肿瘤，因此，皮脂腺痣并发肿瘤的现象多发生在青春期后。进入老年期后，皮脂腺痣可以呈肿瘤样增生，呈疣状，质地坚实，而且更常见并发各种附属器肿瘤。皮脂腺痣可与乳头状汗管囊腺瘤、毛母细胞瘤、透明细胞汗腺瘤、皮脂腺肿瘤、角化棘皮瘤等良性皮肤肿瘤并发，少数可伴发恶性皮肤肿瘤，其中，基底细胞癌是最常伴发的恶性肿瘤。

三、辅助检查

病理表现：青春期前，皮损内皮脂腺尚未发育，诊断较困难，在典型皮损处，可见未分化的上皮细胞构成的束条、胚芽，皮脂腺小叶较小，真皮上部可见分化不完全的毛囊结构。而在青春期的皮损中，可见大量成熟的皮脂腺，无皮脂腺导管，直接与毛囊漏斗相连，毛囊很小，可见畸形的毛发胚芽。上方可见表皮呈疣状或乳头瘤样增生改变。老年期皮损表皮多呈疣状增生，可见皮脂腺呈肿瘤样增生。

四、诊断和鉴别诊断

典型的临床表现，尤其是婴幼儿时期出现在头面部的典型皮损，应考虑本病，结合病理检查可明确诊断。本病需与皮脂腺瘤、幼年性黄色肉芽肿、黄色瘤、毛母质瘤、乳头状汗管囊腺瘤、疣状痣等进行鉴别。

五、治疗

因本病青春期后易并发附属器肿瘤，部分有癌变风险，故最好在青春期前进行治疗。可采取手术切除、电干燥、冷冻、刮除术等。

任务七　血管瘤与脉管畸形

情境导入

情境：钟无艳被称为中国古代4大丑女之一，她的脸上有一片大大的红斑，古人认为这是不祥之兆，觉得丑陋。齐宣王因此嫌弃她，偏爱相貌美丽的妃子夏迎春，但又看中钟无艳治国的才华，所以才有“有事钟无艳，无事夏迎春”的说法。

思考：1. 血管瘤的来源是什么？

2. 有几种不同类型的血管瘤及脉管畸形？

3. 不同类型血管瘤及脉管畸形的治疗原则分别是什么？

1982年，John B. Mulliken首次提出基于血管内皮细胞生物学特性的分类方法，将此前传统意义的“血管瘤”（vascular anomalies）重新分为血管瘤和脉管畸形，并阐释了两者最本质的差别，即血管瘤存在血管内皮细胞的异常增殖，而脉管畸形则无此现象。

一、血管瘤

（一）临床表现

1. 先天性血管瘤（congenital haemagioma）　又称草莓状血管瘤，皮损好发于头面部、肩部，呈突出于皮表的鲜红色肿物，分叶状，质地柔软，压之不易褪色，与周围分界清楚（图18－8）。出生时或出生后数月内发生，多于1岁内生长至最大。70%～90%患者在5～7岁时可自行完全消退。常见有两型。①快速消退型先天性血管瘤：该血管瘤在宫内明显增生，产后基本停止生长，在出生后一年内迅速消退。②不消退型先天性血管瘤：皮损不能自行消退，随患儿生长等比例增长，多见于男婴。

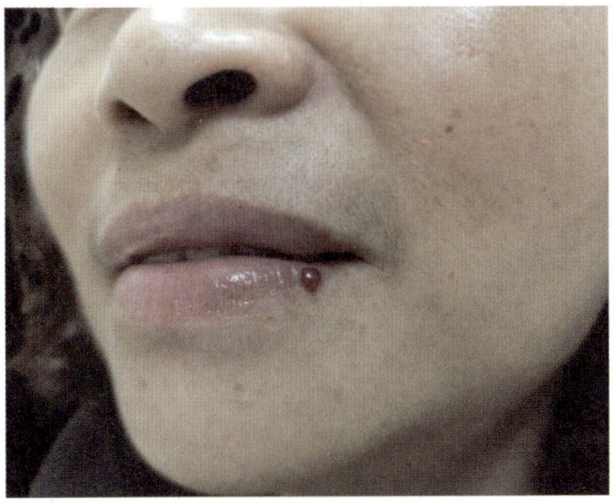

图18－8　草莓状血管瘤

2. 婴儿血管瘤（haemagiom of infancy）　又称草莓样痣、毛细血管瘤，是由胚胎期间的血管组织增生而形成的，以血管内皮细胞异常增生为特点，是婴儿最常见的良性软组织肿瘤，女婴多见，男女比例为1∶（2～5），早产儿、低出生体重儿、高龄产妇产儿、绒毛膜取样后所产婴儿较多见。般出生后1周左右出现。数月内皮损迅速增长，几年后皮损逐渐消退，约90%皮损可在9岁以内消退。前驱期可表现为轻微毛细血管扩张，随后可发展为可突出的鲜红色斑块或丘疹。根据皮损深浅不同，可分为浅表性血管瘤、深在性血管瘤，分别位于真皮浅层、真皮深部/皮下组织。皮损多为单发，偶见多发者，多提示系统性血管瘤可能。

3. 其他血管瘤 ①良性血管瘤：包括化脓性肉芽肿、丛状血管瘤、梭形细胞血管瘤等。②局部侵袭型或交界型：如卡波西样血管内皮瘤、网状/复合性血管内皮瘤。③恶性血管肿瘤：血管肉瘤、上皮样血管内皮瘤等。

（二）辅助检查

1. 先天性血管瘤组织病理 婴幼儿时期皮损可见血管内皮细胞增生、增大，聚成索团、小叶，可见少量细小毛细血管腔，可见肥大细胞，基膜突出。成熟期皮损可见血管腔增大、显著扩张，内皮细胞扁平。周围可见致密纤维间隔，含铁血黄素沉积。

2. 婴儿血管瘤组织病理 增殖期表现为结节状、境界清楚的团块，无包膜，血管腔狭小，内皮细胞肥大。消退期可见间质纤维化，血管成分减少。

（三）治疗

对于先天性血管瘤、婴儿血管瘤，功能及美观无明显影响的小皮损，多可等待观察，以期自行消退。而以下情况需及时治疗：皮损迅速增长、皮损面积大、伴有出血、感染、破溃、影响患者功能、美观，或有严重并发症者。治疗可采取口服普萘洛尔、激素，注射糖皮质激素或平阳霉素、硬化剂。对于早期、浅表皮损可尝试光电治疗、外用β受体阻断剂等。其他治疗方法有放疗、手术、介入治疗等。

二、脉管畸形

脉管畸形是血管或淋巴管的先天性发育畸形，出生时即有，但有时并不明显，出生后逐渐明显。脉管畸形的男女发病率相等，不会自行消退，随患者的生长发育等比例生长。常见的有毛细血管畸形、静脉畸形、淋巴管畸形，以及动静脉畸形、动静脉瘘等。

（一）葡萄酒色斑

葡萄酒色斑（port - wine stains，PWS）为最常见的毛细血管畸形，又称鲜红斑痣、毛细血管扩张痣，系先天性皮肤毛细血管扩张畸形。常在出生时或出生不久出现，本病好发于头面颈部，也可发生于躯干、四肢，表现为一个或数个鲜红色斑片，边缘清楚但不规则，不突出于皮表，压之褪色或不完全褪色（图 18 - 9）。红斑颜色常随气温、情绪等因素而变化，皮损可随人体生长而增大。临床可分 3 型。①粉红型：病变区平坦，呈浅粉红至红色，指压完全褪色。②紫红型：病变区平坦，呈浅紫红至深紫红，指压褪色至不完全褪色。③增厚型：病变增厚或有结节增生，指压不完全褪色至不褪色。本病根据其病史及典型的临床表现可诊断，6 个月以内的皮损需与婴儿血管瘤相鉴别，后者有增生的过程，可突出于皮表。

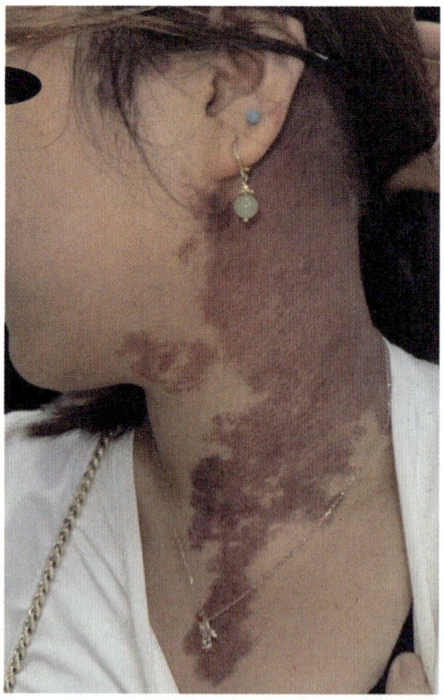

图 18 - 9 葡萄酒色斑

组织病理：真皮浅层毛细血管网扩张畸形，管壁仍为单层内皮细胞构成，表皮层及其周围组织正常。

治疗：可选择激光治疗如脉冲染料激光脉冲染料激光 PDL、脉冲倍频 Nd：YAG 激光、长脉冲 Nd：YAG 激光、长脉冲翠绿宝石激光等，此外，可以使用光动力、强脉冲光治疗。对于非手术治疗无效的病例，可采用手术治疗来清除病灶，或改善外观畸形。

（二）静脉畸形

静脉畸形（venous malformation）既往也称海绵状血管瘤，是静脉异常发育产生的静脉血管结构畸形，出生时即存在，大部分可以被发现，少部分在幼年或青少年时才被发现。头、颈、颌面为好发部位，四肢、躯干次之。可从独立的皮肤静脉扩张，或局部海绵状肿块，到累及多组织和器官的混合型。其生长速度与身体生长基本同步，不会自行退化，发病无性别差异。表现为肤色至蓝色的柔软、压缩性、无搏动性的包块。包块体积大小可随体位改变或静脉回流快慢而发生变化。根据病史及典型皮损多可做出诊断，对于深在性皮损，可结合辅助检查：瘤体穿刺到回血、X 平片、B 超、MRI、造影等。

组织病理：从毛细血管到腔穴不等的扩张血管腔窦，腔内壁衬以正常扁平的内皮细胞，内皮细胞下为一单层基底膜。血窦的管腔壁平滑肌稀少，外膜纤维变性。静脉畸形通常以单一的静脉结构为组分，也可与其他血管结构混合形成毛细血管静脉畸形或淋巴静脉畸形等混合畸形。

治疗：静脉畸形的主要方法是血管内硬化治疗，非手术治疗包括血管内硬化治疗、激光治疗、铜针留置术、电化学及患肢压迫治疗等。手术切除治疗包括单纯手术切除、硬化后手术切除、热凝及其他治疗后手术，以及相关的修复重建手术。

（三）淋巴管畸形

淋巴管畸形（lymphatic malformation，LM）以往称为“淋巴管瘤”，是一种常见的先天性脉管畸形疾病。淋巴管畸形可以发生在全身任何部位，以主要淋巴系统所在区域最为常见，颈部及腋下发病率最高，表现为皮下囊性结构，囊腔中包含水样透明液体。通过典型的皮损结合超声/磁共振可诊断，深部皮损，不易与血管畸形鉴别的，也可进行辅助诊断性穿刺，若穿刺抽出淡黄色清亮淋巴液，即可诊断为淋巴管畸形。

组织病理：内皮细胞组成的壁薄、形态不规则及大小各异的淋巴管腔内充满淋巴液，周围有大量的成纤维细胞、白细胞、脂肪细胞和肌细胞等。

治疗：本病通常预后良好，如皮损突然增大，或影响美观及功能，可积极予以治疗。包括手术切除、激光治疗、硬化剂注射（如注射博来霉素、多西环素、无水乙醇及 OK-432）治疗等。

任务八　瘢痕疙瘩

情境导入

情境：小红一直梦想着戴上漂亮的耳环，于是她鼓起勇气去打了耳洞。但没过多久，她发现耳朵上出现了红肿的硬块，随着时间增长，肿块越来越大，变成了一个小肉球。诊断为瘢痕疙瘩。

思考：1. 瘢痕疙瘩的发病机制是什么？

2. 瘢痕疙瘩有何临床表现？

3. 如何鉴别瘢痕疙瘩与增生性瘢痕？

4. 瘢痕疙瘩应如何治疗？

瘢痕疙瘩属于良性皮肤纤维化疾病。可继发于皮肤外伤，也可自发形成，呈过度生长的病理性瘢痕组织。

一、病因和发病机制

具体机制目前尚不明确，可能与以下因素相关。

1. 遗传易感性 瘢痕疙瘩的发生存在明显的遗传易感性，主要表现为患病人种的差异，黑种人较黄种人及白种人有更高的患病率；部分呈家族聚集性。提示本病具有遗传易感性。

2. 炎症反应 成纤维细胞与纤维化相关信号通路调控所继发组织重塑的稳态失衡是瘢痕疙瘩形成的主要原因。在皮肤受损－修复过程中，细胞启动炎症反应，促进创伤愈合，另一方面导致成纤维细胞过度增殖、胶原蛋白等细胞外基质异常沉积，引起伤口异常愈合。

3. 机械力 机械刺激影响伤口愈合进程，并导致身体特定区域过度瘢痕形成的易感性增加，机械传感器将机械信号传递给细胞外基质结合的细胞，并触发进一步的信号级联反应。

二、临床表现

好发于前胸、肩背、上臂、下颌、耳、耻骨区及关节等部位，呈粉红至暗紫色质硬肿块，高出皮面，表面光亮，偶尔伴有毛细血管扩张，其表皮较薄，边缘向正常皮肤侵袭性持续生长，超出损伤范围。一般无自然消退趋势（图18－10）。可伴有瘙痒、刺痛等自觉症状。

根据发病部位，分为单部位单发、多部位单发、单部位多发及多部位多发（包括全身广泛性/弥散性瘢痕疙瘩）4大类型。根据其大小，分为：①小型瘢痕疙瘩，直径＜2cm。②中、大型瘢痕疙瘩，瘢痕长度为2～10cm，宽度＜5cm。③超大型瘢痕疙瘩，长度＞10cm，宽度≥5cm。

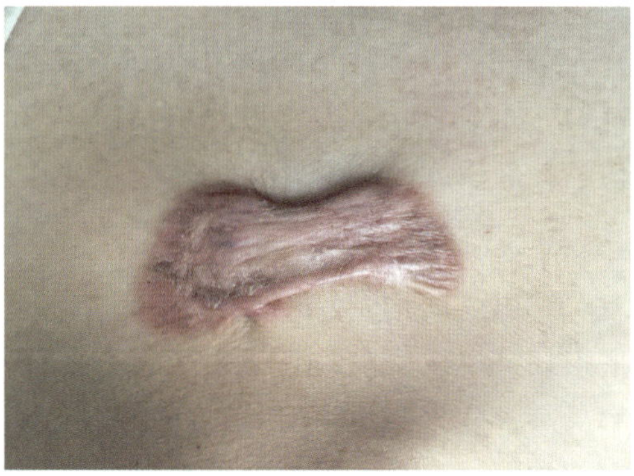

图18－10 瘢痕疙瘩

三、诊断和鉴别诊断

1. 诊断依据 ①肿块隆起于皮肤表面，坚硬，表面光滑发亮，界限欠规则，1年内无退缩征象；②病变超过原始损伤边缘，向周围正常组织发生浸润，呈蟹足状生长；③具有持续性生长、发红、痛痒等临床症状，无自愈倾向，不能自行消退；④单纯手术切除后极易复发，且复发范围可超过原瘢痕范围；⑤病理学检查证实瘢痕疙瘩组织内有胶原及基质成分的大量沉积，成纤维细胞很多，并有分裂象。

2. 鉴别诊断 瘢痕疙瘩主要与增生性瘢痕鉴别，后者边界不超越损伤范围，6～12个月后有自然消退趋势。另外，还应与隆突性皮肤纤维肉瘤、错构瘤、平滑肌肉瘤、梭形细胞肿瘤、皮肤癌、炎性肉芽肿和人工性皮炎等相鉴别。

四、治疗

1. 单纯手术切除 复发率高，通常手术切除还要联合其他治疗，如放射、糖皮质激素注射、肉毒素A注射等。

（1）儿童 ＜2cm推荐非手术治疗；＞2cm且隆起者，参照肿瘤类治疗原则。

（2）成人 中/大型（长2～10cm，宽＜5cm）：推荐切除缝合＋综合治疗。超大型（＞10cm）：手术切除＋皮瓣/植皮＋综合治疗。多发/弥散型推荐非手术治疗；含有感染灶者切除感染灶＋非手术治疗。

2. 注射及外用药物治疗 包括注射糖皮质激素、抗肿瘤药物（5－氟尿嘧啶、丝裂霉素C、博来霉素等）、肉毒素、透明质酸、免疫调节药物（干扰素、他克莫司、咪喹莫特、曲尼司特等）。

3. 维拉帕米 为钙离子通道拮抗剂，常用于治疗高血压和心律失常。有学者发现，维拉帕米能使瘢痕疙瘩软化、变平，与曲安奈德相比，维拉帕米的副作用较少，复发率较高，两者的联合治疗可取得长期且稳定的效果。

4. 中医中药　积雪草酸能有效抑制瘢痕疙瘩Ⅰ型胶原蛋白的合成，传统中医膏药积雪苷霜对瘢痕疙瘩有一定疗效。

5. 物理治疗　放射治疗、激光治疗、病灶内冷冻等。

6. 新型治疗　超声联合4－HPR微泡、脂质体负载紫杉醇胆固醇复合物等。

7. 心理治疗　在巨大瘢痕疙瘩患者和儿童瘢痕疙瘩患者中可能会出现心理健康问题。及时的心理疏导以及生活健康指导将有助于提高瘢痕疙瘩患者的生活质量。

答案解析

目标检测

选择题

A型题

1. 下列哪项不是色素痣恶变的表现（　）
   A. 形态不对称　B. 边界不清晰　C. 边缘不光滑
   D. 颜色不均匀　E. 皮损发展缓慢
2. 下列不是脂溢性角化临床特点的是（　）
   A. 无自觉症状　B. 毛囊角栓　C. 头面常见
   D. 易癌变　E. 偶感瘙痒
3. 下面哪项情况不是表皮囊肿的临床特点（　）
   A. 常见于头皮　B. 表面为乳头瘤状　C. 生长缓慢
   D. 表面光滑　E. 可有中央孔
4. 患者，男，眼睑及周围出现多个1～2mm大小的白色或黄白色皮内小囊肿，表面光滑，无自觉症状。针挑可见皮脂样物排出。该患者的主要诊断是（　）
   A. 粟丘疹　B. 毛囊炎　C. 脂溢性角化
   D. 肉芽肿　E. 色素痣
5. 患者，男，11岁，头皮圆形淡黄色斑块10余年，有蜡样光泽，境界清楚，无明显症状，该患者主要诊断是（　）
   A. 皮脂腺痣　B. 色素痣　C. 脂溢性角化
   D. 粟丘疹　E. 表皮囊肿
6. 下列哪项不是汗管瘤的病因（　）
   A. 孕激素　B. 遗传　C. 过敏
   D. 心理　E. 环境因素

书网融合……

重点小结　习题

项目十九　皮肤癌前病变及恶性肿瘤

PPT1　PPT2

学习目标

知识目标：通过本项目的学习，掌握皮肤肿瘤的分类，常见皮肤癌前病变及恶性肿瘤的临床表现；熟悉日光性角化病、基底细胞癌、鳞状细胞癌、恶性黑素瘤的组织病理学表现；了解 Bowen 病、Paget 病的组织病理。

技能目标：具备运用皮肤组织活检等方法诊断皮肤癌前病变及恶性肿瘤，以及帮助、指导患者正确治疗皮肤肿瘤的能力。

素质目标：养成认真细致的学习态度和良好的医德医风，建立尊重患者人格、保护患者隐私的职业素养，体现人文关怀精神。

皮肤起源于外胚叶及中胚叶，组织结构异常复杂，在各种致病因素作用下，各种组织、细胞均可异常增生形成肿瘤，因此皮肤肿瘤的种类较多。皮肤肿瘤可分为良性和恶性两大类，良性肿瘤中易演变为恶性者，称为癌前期皮肤病或皮肤癌前病变。

任务一　日光性角化病

情境导入

情境：患者，男，63 岁，因“面部淡褐色斑片 3 年”就诊。3 年前，无明显诱因，患者右侧面部出现淡红色斑片，黄豆大小，表面有散发的淡红色小丘疹，稍高出皮面，无明显痒痛不适，未重视。后该皮损逐渐增多，表面有黏着性鳞屑。自以为“老年斑”，经常自行剥除表面鳞屑，可引起轻微出血及疼痛。查体：右侧颞部蚕豆大类圆形淡褐色斑，稍高出皮面，表面疣状增生、角化及黏着性鳞屑，不易剥除。

思考：1. 该患者考虑何诊断？

2. 需要做哪些检查以确诊？

3. 应如何治疗？

日光性角化病（actinic keratosis）又称光化性角化病、老年性角化病或光线性角化病，是长期日光暴露损伤皮肤而引起的一种癌前病变，电离辐射、热辐射、紫外线、沥青及煤焦油产物等亦可引发本病，患者遗传易感性也起一定作用。

一、临床表现

本病多累及经常日晒的中老年人，男性多于女性，白种人发病率较高。好发于头、面、耳、颈、躯干上部、手背和前臂等日光暴露部位。皮损初发为正常皮色或淡红色扁平丘疹或小结节，呈散在性；也有境界不清的红斑、色素斑或毛细血管扩张（图 19－1）。呈单发或多发，皮疹轻微隆起，米粒至蚕豆大，圆形或不规则形，边缘正常或有炎症现象，表面光亮或覆盖干燥黏着性鳞屑，厚薄不等，不易剥离，偶见角化明显、增厚呈疣状。若强行除去，可见轻度出血。一般无自觉症状或轻痒，也可伴有疼痛。常与老年性皮肤萎缩、干燥和色素沉着伴发。少数病例炎症显著，或形成糜烂、溃疡而继发皮角或鳞状细胞癌（图 19－2），但通常不易转移。

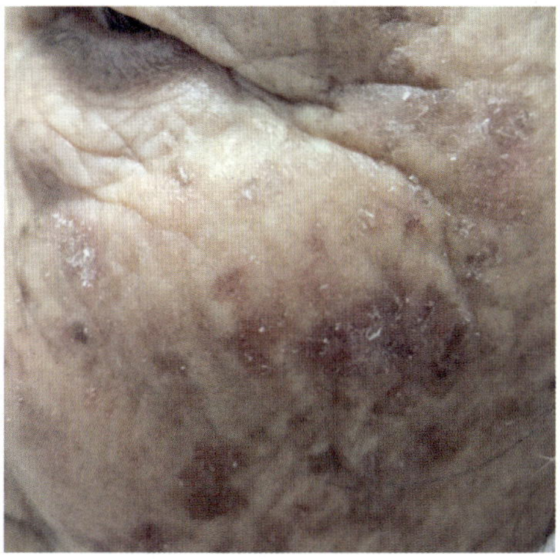

图 19－1　日光性角化病

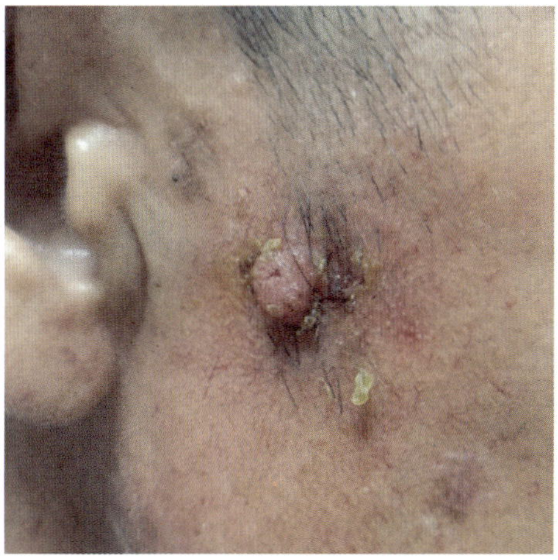

图 19－2　日光性角化病癌变

二、辅助检查

本病组织病理可分为肥厚型（角化过度型）、萎缩型、苔藓型、皮肤原位癌样型、棘层松解型和色素型等 6 型。表皮有广泛性角化过度伴境界明显的角化不全，基底层非典型细胞常呈芽状增生，伸向真皮上部；真皮呈明显的弹力纤维变性，并有较多的淋巴细胞浸润。异常表皮与邻近正常表皮相互交替存在，界限清楚，为本病组织病理特点。

三、诊断和鉴别诊断

根据临床表现和病理变化易诊断本病。应与脂溢性角化病、盘状红斑狼疮、Bowen 病、扁平苔藓等进行鉴别。

四、治疗

皮损单一或数目少者可应用液氮冷冻、电烧灼、激光、手术等治疗；多发性或大面积皮损可局部外用维 A 酸乳膏、1% ~5% 氟尿嘧啶、咪喹莫特，光动力疗法或口服阿维 A 酯亦有较好疗效。发现有恶变时应及早彻底切除。

任务二　Bowen 病

Bowen 病（Bowen disease）是一种表皮内鳞状细胞癌，亦称原位鳞状细胞癌。以持久性、稍隆起的暗红色鳞屑性斑块为特征，侵袭性生长潜能较小。发病可能与长期接触砷剂、慢性日光损伤及免疫功能抑制有关，也可能与病毒（尤其高危型 HPV）感染有关。

一、临床表现

本病可累及任何年龄，多见于中老年人。好发于日光暴露的部位，如颜面、头、颈及四肢远端，亦可累及口腔、鼻、咽、女阴和肛门等黏膜。皮损为孤立性、边界清楚的暗红色斑片或斑块，圆形、匐行形或不规则形，大小为数毫米至十余厘米，缓慢增大，表面常有鳞屑、结痂和渗出（图 19-3），除去鳞屑和结痂可露出暗红色颗粒状或肉芽状湿润面，很少出血或不出血；少数呈多发性，可散在、密集或互相融合，有时亦可呈不规则隆起或结节状，如形成溃疡则提示侵袭性生长，约 5% 患者可演变为鳞状细胞癌。本病通常无自觉症状，偶有瘙痒或疼痛。病程缓慢，出现后可迁延数年或数十年。

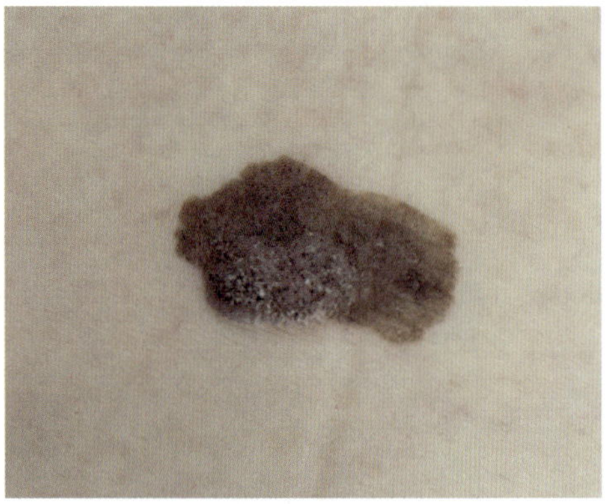

图 19-3　Bowen 病

二、辅助检查

组织病理：表皮细胞排列紊乱，伴角化过度、角化不全、棘层肥厚，表皮突延长增宽，真皮乳头被压缩成细带状，表皮各层可见少数角化性细胞和非典型性细胞，真表皮分界清楚，基底膜带完整，若破坏则提示为浸润癌；真皮上部炎症细胞浸润。

三、诊断和鉴别诊断

中老年人发生持久性、孤立的边界清楚、稍隆起的暗红色鳞屑性斑片或斑块，应高度怀疑本病，确诊依靠病理活检。本病应与基底细胞癌、斑块状银屑病、脂溢性角化病、体癣、神经性皮炎等进行鉴别。

四、治疗

本病最佳的治疗为外科手术切除。较大的皮损光动力疗法亦有一定疗效。较小皮损可采用电烧灼、冷冻或激光治疗，亦可外用咪喹莫特或氟尿嘧啶。分布广泛的较多皮损可采用放射疗法。

知识链接

光动力疗法

光动力疗法（photodynamic therapy，PDT）是利用光动力反应进行疾病诊断和治疗的一种方法，其原理是病变处细胞摄入光敏剂后，在特定光源作用下发生反应，产生氧自由基、单态氧等物质，由此损伤细胞膜和血管内皮细胞，选择性地杀伤病变细胞而达到治疗目的。光动力治疗的基本要素包括光敏剂、光源、分子氧。光动力的临床特点为：选择性好；具有一定的作用深度；对微血管组织损伤作用强；创伤小、美容效果好；可重复治疗和姑息治疗。光动力临床适应证包括：①肿瘤性皮肤病，如日光性角化、基底细胞癌、Bowen 病等；②非肿瘤性皮肤病，如痤疮、病毒疣等。

任务三　Paget 病

Paget 病（Paget disease）又名湿疹样癌，为临床上表现为湿疹样皮损，病理上表皮内有大而淡染的异常细胞（Paget 细胞）为特点的一种特殊型皮肤肿瘤。多认为是起源于乳腺导管及顶泌汗腺导管开口部的原位癌，并从该处向下沿乳腺导管及腺上皮扩展，最终可侵入结缔组织；向上则扩展到表皮内而形成 Paget 病皮损。

一、临床表现

本病可分为乳房 Paget 病（mammary Paget disease）和乳房外 Paget 病（extramammary Paget disease）。

1. 乳房 Paget 病　多见于中老年女性，平均 40～60 岁；罕见于男性，多于应用雌激素治疗前列腺癌之后发病。好发于单侧乳房和乳晕部，皮损初发为无痛性红斑或斑块，境界清楚，表面常有湿疹样改变，呈表浅糜烂、渗出、血性液体溢出，缓慢向周围扩展，边缘隆起、浸润，可形成溃疡和乳头回缩（图 19－4）。常伴发乳腺癌，可有腋窝淋巴结转移。

2. 乳房外 Paget 病　可累及两性，多为男性，常发生于 50 岁以上者，病程缓慢。皮损好发于顶泌汗腺分布部位，以女性外阴和男性阴茎阴囊最常见。常为单发，少数多发，皮损形态类似乳房 Paget 病，表现为缓慢延伸的红色斑块，边界清楚，表面常糜烂，呈湿疹样外观（图 19－5），可伴瘙痒和烧灼感，也可无症状。

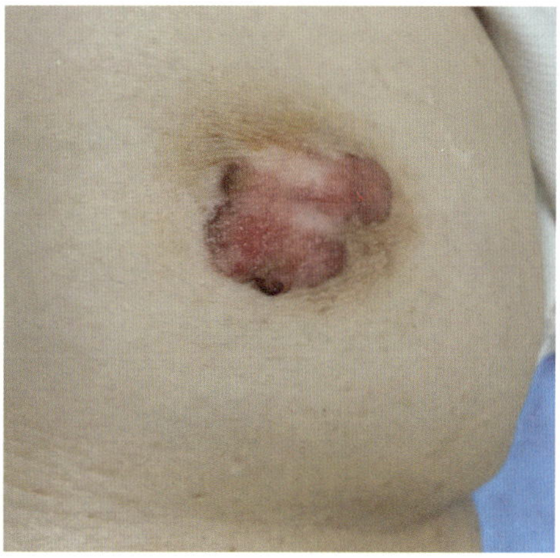

图 19－4　乳房 Paget 病

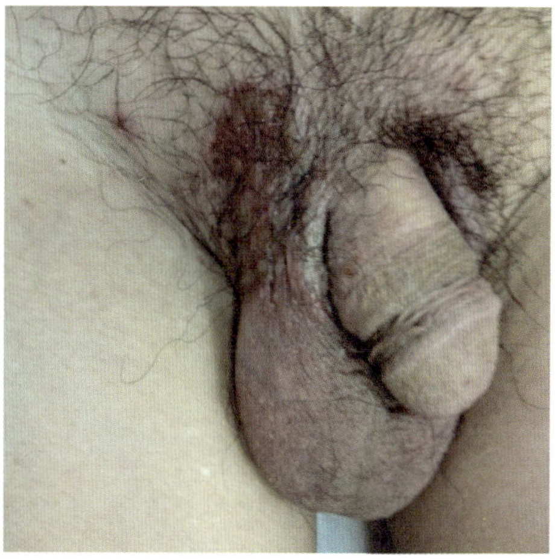

图 19－5　乳房外 Paget 病

二、辅助检查

组织病理：表皮内单个或呈巢状排列的 Paget 细胞，胞体大，圆形或椭圆形，无细胞间桥，细胞内含一个大的胞核，胞质丰富而淡染，甚至空泡状，Paget 细胞 PAS 反应阳性，阿新蓝染色阳性；Paget 细胞增多时可将周围细胞挤压成网状，还可将表皮基底膜带挤压成细线状；真皮内可见中等程度的慢性炎症细胞浸润。

三、诊断和鉴别诊断

中老年人单侧乳房或顶泌汗腺分布区长期存在的湿疹样斑片，境界清楚，基底浸润，无明显自觉症状，如按湿疹治疗无效，均应怀疑本病，病理活检可确诊。本病应与乳房和外阴湿疹、Bowen 病、基底细胞癌、念珠菌病等进行鉴别。

四、治疗

乳房 Paget 病确诊后治疗方法同乳腺癌，外科扩大切除术或乳房切除术是根本的治疗方法。如伴发乳房内肿块，应进行乳房根治术。乳房外 Paget 病应进行广泛深切除，以免复发。对于不能耐受手术或皮损较大的患者可采用光动力治疗。

任务四 基底细胞癌

情境导入

情境：患者，女，72 岁，因“面部结节 5 年”就诊。5 年前，无明显诱因，患者右侧鼻唇沟出现绿豆大淡红色丘疹，无明显不适，以为“肉痣”，未重视。后该皮疹缓慢增大至黄豆大结节，中央凹陷，半年前表面出现糜烂，逐渐形成溃疡。易出血。查体：右侧鼻唇沟出黄豆大结节，表面溃疡及褐色结痂，周边绕以珍珠样隆起边缘，参差不齐向内卷起。

思考：1. 该患者考虑何诊断？

2. 需要做哪些检查以确诊？

3. 应如何治疗？

基底细胞癌（basal cell carcinoma，BCC）又称基底细胞上皮瘤，是一种起源于表皮及其附属器基底细胞的低度恶性上皮肿瘤。分化较好，生长缓慢，有局部破坏性，但极少转移。发病与长期日晒密切相关，此外，大剂量 X 线照射、烧伤、瘢痕等与本病的发生、发展亦可能有关。

一、临床表现

本病好发于老年人的曝光部位，特别是颜面部，主要在眼眦、鼻部、鼻唇沟和颊部。皮损常单发，但亦有散发或多发。可伴发光化性角化病、黑子及毛细血管扩张。临床上可分为以下类型。

1. 结节型 最常见，好发于颜面，特别是颊部、鼻唇沟、前额等处。皮损初起为灰白色或蜡样小结节，质硬（图 19-6 至图 19-8），缓慢增大并出现溃疡，绕以珍珠状向内卷曲的隆起边缘，称侵蚀性溃疡（图 19-9）。色素型 BCC 是结节型 BCC 的变异型，皮损呈褐色或深黑色，边缘部分色泽较深，中央呈点状或网状，易误诊为恶性黑素瘤。偶见结节型 BCC 皮损呈侵袭性扩大或向深部生长，破坏眼、鼻，甚至穿通颅骨，侵及硬脑膜，造成患者死亡。

2. 表浅型 较少见，常发生于躯干部。皮损为一个或数个轻度浸润性鳞屑性红斑，可向周围缓慢扩大，边界清楚，常绕以细线状珍珠状边缘，表面可见小片表浅性溃疡和结痂。愈后留有光滑萎缩性瘢痕。

3. 硬斑病型 罕见，多见于年轻人，常单发于头面部。皮损为扁平或轻度萎缩的黄白色蜡样硬化性斑块，无隆起性边缘、溃疡及结痂，类似局限性硬皮病。病程进展缓慢。

4. 囊肿型　为透明、圆顶状、蓝灰色囊肿性结节，易与汗腺囊瘤混淆。

5. Pinkus 纤维上皮瘤型　好发于背部。为一个或数个高起性结节，触之呈中等硬度，表面光滑，类似纤维瘤。

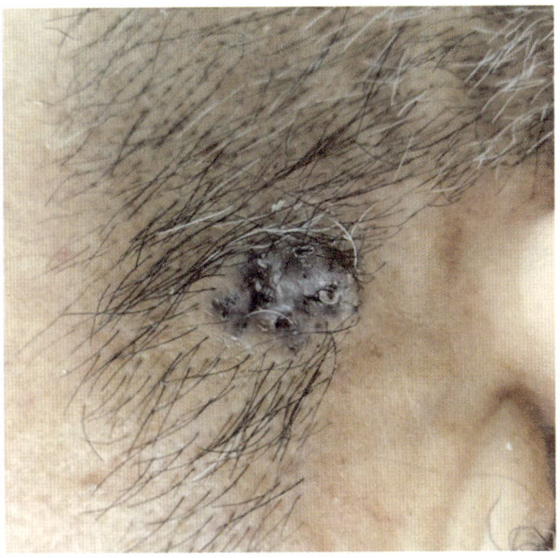

图 19－6　基底细胞癌（耳前）

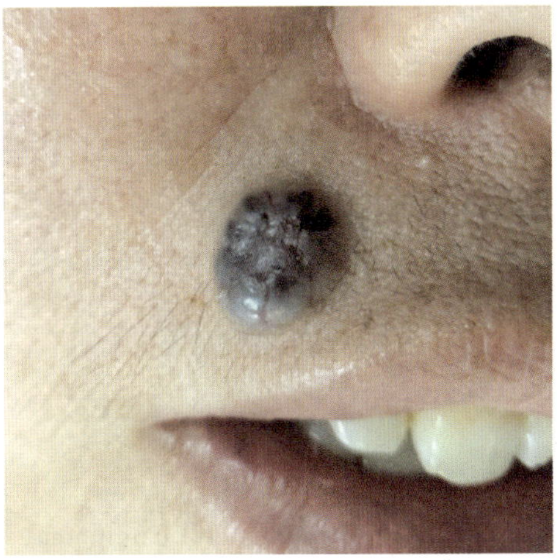

图 19－7　基底细胞癌（上唇）

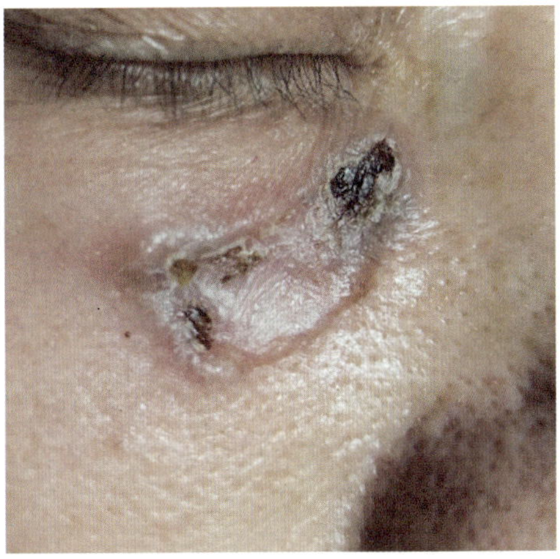

图 19－8　基底细胞癌（下睑）

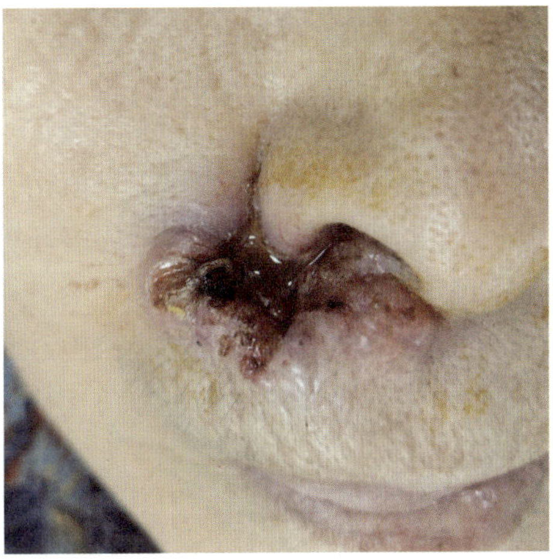

图 19－9　基底细胞癌（侵蚀性溃疡）

二、辅助检查

组织病理：基底细胞癌的特点为不对称，可与表皮相连，有时破溃，边界大多清楚，有的呈浸润性生长，边界不清楚。瘤细胞在瘤团块周边排列成栅栏状，中央无一定排列方式。其细胞具有特征性，核大、深染、卵圆形或长形，胞质相对较少，细胞间界限不清，无桥粒。瘤团周边结缔组织间质增生，部分或全部瘤细胞岛与周围间质分离，可见收缩间隙，此点在基底细胞癌具有特征性，有助于基底细胞癌与其他肿瘤相鉴别。

根据组织病理学表现的不同可分为以下类型。①实体型：其病理改变如上所述；②色素型：有较多色素；③硬斑病型：结缔组织明显增生，瘤细胞被挤压呈束条状排列；④表浅型：瘤细胞团呈花蕾状或不规则团块状附着于表皮；⑤角化型：瘤细胞团块中央可见角化性区域；⑥囊肿型：瘤细胞团中央大片坏死出现囊腔；⑦腺样型：瘤细胞排列成细长索条，互相交织呈腺体样或花边样；⑧Pinkus 纤维上皮瘤型：瘤细胞排列成细长分枝的束条状，互相吻合，交织呈网，周围结缔组织基质明显增生。

三、诊断和鉴别诊断

根据临床及病理表现不难诊断。本病应与鳞状细胞癌、Bowen 病、Paget 病、光化性角化病、脂溢性角化病等鉴别。主要靠组织病理学进行诊断和鉴别诊断。

四、治疗

根据皮损大小、部位和患者年龄等因素选择合适的治疗方法。理想疗法是手术切除或切除后植皮，建议应用 Mohs 外科切除术。不能耐受手术的患者可应用光动力疗法、放射疗法、电烧灼、激光、冷冻等治疗。局部外用维 A 酸、咪喹莫特、1% ~5% 氟尿嘧啶等有一定疗效。

任务五　鳞状细胞癌

鳞状细胞癌（squamous cell carcinoma，SCC）简称鳞癌，是起源于表皮或附属器角质形成细胞的一种恶性肿瘤，癌细胞倾向于不同程度的角化。

一、病因和发病机制

本病病因尚不清楚，但与下列因素明显相关。

1. 长期紫外线、放射线或热辐射损伤。

2. 经常接触化学致癌物，如砷、多环芳香族碳氢化合物、煤焦油、木馏油、石蜡、蒽、烟草焦油、铬酸盐等。

3. 致肿瘤性 HPV 感染，特别是 HPV-16、18、30 和 33 型感染。

4. 常发生于日光性角化病、砷角化病、放射性皮炎或黏膜白斑等癌前期皮肤病的基础上，某些慢性皮肤病如慢性不愈合伤口、慢性骨髓炎、长期的盘状红斑狼疮、汗孔角化症（尤其是线状）等均可诱发或继发鳞状细胞癌。

5. 遗传因素，某些遗传性皮肤病如着色性干皮病、白化病等患者本病发病率较高。

6. 免疫抑制，如器官移植、HIV 感染等。

二、临床表现

本病好发于老年人的曝光部位皮肤。皮损初起常为小而硬的红色斑块或结节，上覆黏着性鳞屑，境界不清，易演变为疣状或乳头瘤状，中央易发生溃疡，呈火山口样，溃疡基底高低不平，易出血，溃疡边缘宽而隆起，呈菜花状，触之坚实，溃疡表面常有腥臭的脓性分泌物和坏死组织（图 19 - 10）。部分肿瘤可呈凹陷性，进行性扩大并出现溃疡，进一步侵犯其下方筋膜、肌肉和骨骼，引起剧痛。鳞癌的恶性程度较高，转移率为 2% ~3%，常沿淋巴道转移到局部引流淋巴结，晚期可通过血液循环发生远处转移。继发于放射性皮炎、焦油角化病、瘢痕者（图 19 - 11），转移性远高于继发于日光

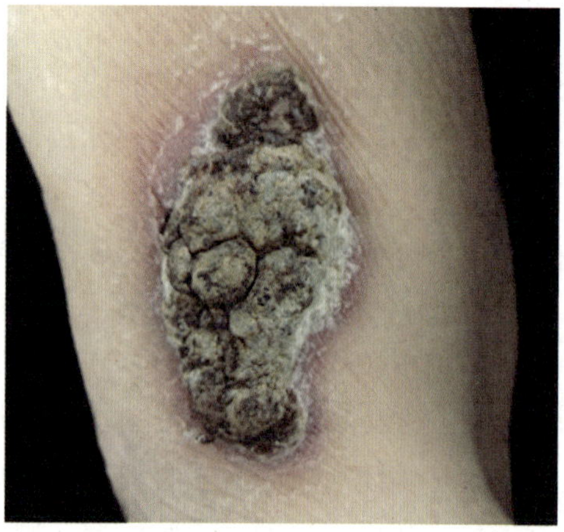

图 19 - 10　鳞状细胞癌

损伤者；发生于口唇、耳郭、阴茎、女阴和肛门处的皮损（图 19-12），也易发生转移，同时存在免疫抑制及淋巴细胞增殖性疾病患者更易发生转移。

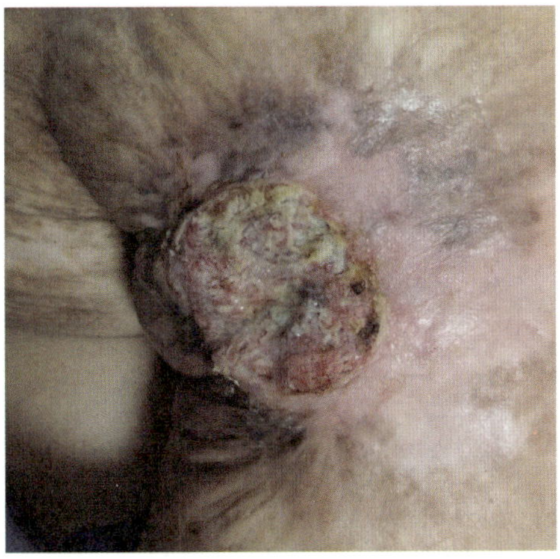

图 19-11　鳞状细胞癌（继发于瘢痕）

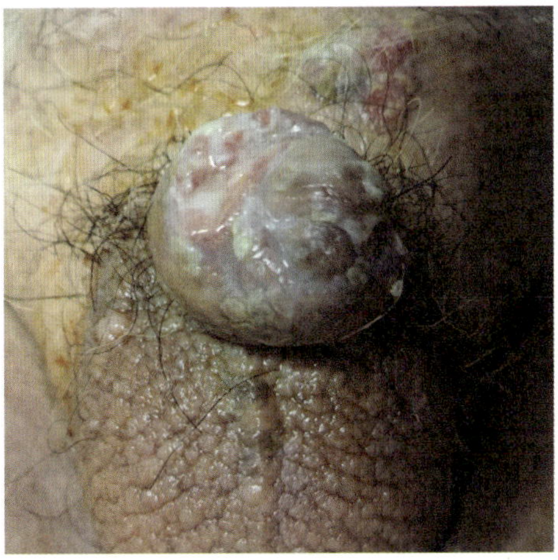

图 19-12　阴茎鳞状细胞癌

三、辅助检查

组织病理：鳞癌由不同比例的非典型鳞状细胞和正常鳞状细胞组成。肿瘤组织突破基底膜，呈不规则的团块状或束条状，侵及真皮网状层或更深。非典型鳞状细胞的特点为细胞大小和形态不一，核不规则、染色深，出现核分裂，细胞间桥消失。由于癌细胞倾向于不同程度的角化，因此，可见角化不良细胞和角珠形成，即瘤细胞呈同心圆样排列，中央可完全或不完全角化。非典型鳞状细胞的比例越高，肿瘤的恶性程度越大。

四、诊断和鉴别诊断

本病确诊依靠组织病理学检查。对于经久不愈甚至不断扩大的丘疹、结节或溃疡，特别是位于曝光部位或继发于某些基础皮肤病的皮损，应及时进行活检以确诊。本病应与角化棘皮瘤、基底细胞癌及其他皮肤恶性肿瘤和肉芽肿等进行鉴别，主要根据组织病理学特征。

五、治疗

首选手术切除，切除范围至少在肿瘤边缘以外 0.5~2cm，并需有足够深度。应用 Mohs 外科切除技术可以获得更高治愈率和保存更多的正常组织。切除标本应做病理检查，以检查肿瘤是否切除干净。有淋巴结转移者，需做淋巴结清扫术。根据肿瘤的大小、组织分化程度、患者的年龄和身体状态等，还可应用光动力疗法、维 A 酸、干扰素、电烧灼等治疗。

任务六　黑素瘤

黑素瘤（melanoma）又称恶性黑素瘤，简称恶黑，是来源于黑素细胞和痣细胞的高度恶性肿瘤；多发生于皮肤，亦可见于皮肤-黏膜交界、眼脉络膜和软脑膜等处。

一、病因和发病机制

1. 种族与遗传 恶黑在种族间有明显差异，白种人发病最高，其次是黄种人，黑种人最低，白种人的发病率较同一地区的黑种人高 6 ~7 倍。恶黑与遗传有关，3% ~10% 的恶黑患者有家族史，在黑素瘤家族中已发现两种基因：位于染色体 9p21 的 *CDKN2A*（p16）和位于 12 号染色体上的 *ADK4*。在全世界，*CDKN2A* 突变见于多达 25% 的黑素瘤家族，而 *ADK4* 仅见于少数家族。伴有遗传性 DNA 修复系统缺陷的患者，黑色素瘤发病危险性升高 1000 倍。

2. 日光照射 波长为 290 ~320nm 的紫外线可引起黑素细胞增生和恶变。

3. 原有色素性皮损恶变 约 50% 的恶黑患者发生在原有的色素性皮损基础上，包括色素痣，特别是先天性色素痣、发育不良痣、雀斑样痣等。

4. 创伤与刺激 某些恶黑易发生于掌、跖和黏膜部位，可能与长期慢性摩擦刺激有关。

5. 免疫 研究表明，恶黑患者体内存在抗黑素瘤细胞胞质和胞膜的抗体，抗体水平的高低与恶黑有无转移相关，一旦发生转移，抗体水平明显下降或消失，恶黑患者的淋巴细胞对培养的自身肿瘤细胞有细胞毒作用。恶黑的发生、发展和预后与机体的免疫功能密切相关。

二、临床表现

按照其生长模式，皮肤恶性黑素瘤可分为 4 种临床亚型。

1. 肢端雀斑样痣型黑素瘤 本型约占 8%，多见于黑种人和黄种人，我国的恶黑以此型为多见。好发于掌跖、甲床及甲周无毛部位，早期表现为边界不清楚、颜色不均匀的色素斑，甲下黑素瘤常表现为棕褐色或黑色的纵行色素带或黑色条纹。此型黑素瘤水平生长的时间短，很快发生侵袭性垂直生长，在原有色素斑中央出现丘疹、结节，易破溃、出血（图 19 –13），此时常易转移，预后较差，5 年存活率约为 11%。

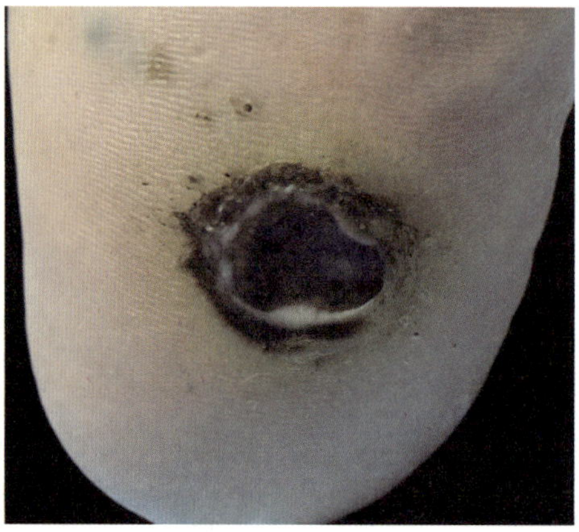

(a)

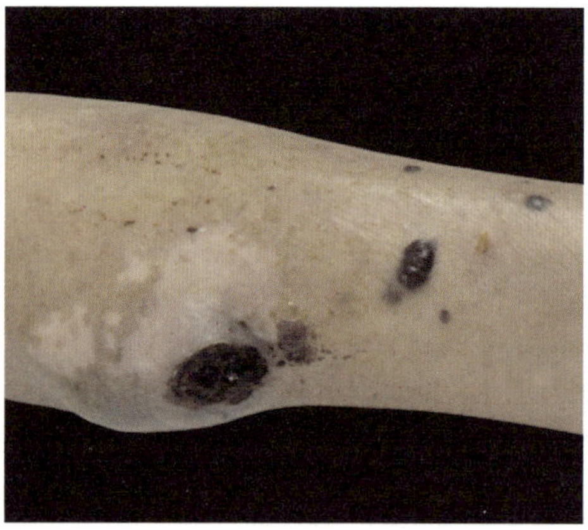

(b)

图 19 –13 恶性黑素瘤

2. 恶性雀斑样痣型黑素瘤 发病率约占 5%，好发于老年人的曝光部位，常由恶性雀斑样痣发展而来。皮损为淡褐色或褐色不均匀的色素性斑片，伴有暗褐色或黑色小斑点，边缘不规则，逐渐向周围扩大。约有 1/3 损害经过 5 ~20 年发展为侵袭性恶黑，在原有斑状损害的基础上出现结节或原有斑状损害隆起变硬。此型生长慢、转移较晚，最初仅局限于局部淋巴结转移，预后较好，5 年存活率为 80% ~90%。

3. 结节型黑素瘤 本型约占 15%，好发于头、颈及躯干部、足底、外阴、下肢等处。皮损初起为蓝黑或暗褐色隆起性结节，沿水平和垂直方向迅速增大成乳头瘤状、蕈样，可形成溃疡。转移发生较早，在转移前接受治疗者，5 年存活率为 50% ~60%。

4. 浅表播散型黑素瘤　本型最常见，约占 70%，以中年患者为多，好发于非暴露部位，好发于男性的躯干和女性的四肢。皮损比恶性雀斑样痣小，直径很少超过 2.5cm，呈不规则斑片，部分呈弓形，其特点为颜色多变而不一致，可呈棕黄色、褐色或黑色，亦可呈淡红色、蓝色和灰色。一般在 1 ~2 年内向深处发展为侵袭性恶黑，出现浸润、结节、溃疡或出血，5 年存活率约为 70%。

此外，恶性黑素瘤还可累及鼻腔、口腔、肛管黏膜等，常导致破溃，并引起出血、疼痛、阻塞等表现。

皮肤镜检查对于相当多的黑素瘤有确诊价值，可表现为不对称、色素不均匀、不规则条纹/小点/球、污斑及蓝白幕等。

三、辅助检查

组织病理：恶性黑素瘤起源于表皮基底层的黑素细胞，首先在水平方向向四周不规则地生长，继而转变为垂直生长，侵袭真皮。早期表皮内可见单个或巢状聚集的异形黑素细胞，瘤细胞大小、形态不一，核大而不典型，核仁明显，核分裂象常见，瘤细胞最初位于基底细胞层，以后散布于表皮各层及毛囊上皮内。侵入真皮后，瘤细胞巢倾向于融合成片，可见奇异单核或多核瘤巨细胞，瘤体内黑素含量多少不定，分布不均，肿瘤周围有不同程度的炎症反应，真皮上层可见严重的日光弹力变性，真皮基质缺损。

四、诊断和鉴别诊断

早期诊断对治疗和预后影响很大，目前对恶黑早期损害的识别多采用“ABCD”法。A（asymmetry）：皮损不对称；B（border irregularity）：边缘不规则，有切迹，界限不清；C（color variegation or dark black color）：颜色不均一、不规则或暗黑；D（diameter）：直径大于 0.6cm。临床上，对成年人皮肤上出现的直径 >1cm 的黑色斑片或斑块，边界不规则，易发生破溃、出血，应及时进行组织病理学检查，以明确诊断。

一部分恶黑是在原有黑素细胞痣的基础上恶变而来，痣细胞痣（尤其是交界痣）、先天性黑素细胞痣、发育不良性痣、甲母质痣等均可发生恶变。下列临床表现应高度怀疑为恶变征象：①青春期后皮损显著增大或在斑疹上出现丘疹；②青春期后皮损出现疼痛不适；③青春期后单个皮损色素较其他皮损色素明显加深，周围出现红晕；④35 岁以上患者新出现的色素痣。应尽早手术切除并进行组织病理学检查以除外恶变的可能。色素痣发生自然出血、溃疡，周围发生卫星状损害、所属淋巴结增大等是色痣真正恶变的征象，应及时切除并做病理检查。

本病需与多种疾病进行鉴别，特别是交界痣和复合痣，此外还有色素性基底细胞癌、脂溢性角化病、化脓性肉芽肿、Kaposi 肉瘤以及甲下外伤性血肿等。

五、治疗

手术切除是目前治疗恶黑的主要手段，切除要有足够深度和范围。原位黑素瘤推荐切除肿瘤边缘以外 1.0cm 的正常组织；厚度 <1mm 的恶黑，切除至边缘以外 1 ~2cm；厚度 1 ~2mm 的恶黑，切除至边缘以外 2 ~3cm；厚度 >2mm 的恶黑，切除至边缘以外 3cm。位于头、颈、手、足的恶黑要比位于躯干和四肢的恶黑需要切除更宽的边缘，最小应切除至肿瘤边缘以外 1.5cm。已转移患者可采用化疗或联合化疗，肢端恶性黑素瘤可采用局部灌注化疗。放射疗法对缓解内脏及中枢神经系统转移灶的压迫症状有一定疗效，亦可缓解骨转移所致的疼痛。近年来，非特异性免疫治疗（干扰素、白介素单抗、反义寡核苷酸技术、小RNA干扰技术、抑癌基因和自杀基因导入等）和特异性免疫治疗（多效价细胞疫苗、多肽疫苗、无修饰的DNA疫苗、树突状细胞疫苗、抗P97或gp240糖蛋白的抗体等）以及靶向药物（维罗非尼和达拉菲尼等）治疗恶性黑素瘤也取得了一定的进展。

知识链接

Mohs 显微外科技术

Mohs 显微外科学由Frederic Mohs 医生于20世纪30年代早期发明，是一种用氯化锌糊原位组织固定、手术切除病变组织的方法。用组织病理方法检查病变是否切除完全，如果未完全切除，这一过程将反复进行，直到无肿瘤细胞的界面出现。这种与使用化学药物结合外科手术的治疗（化学外科）方法当时被称为Mohs显微外科学组织固定技术，是肿瘤外科手术治疗的一项重要革新。从经组织学检查确认肿瘤被全部切除，以及手术中正常组织丢失最少方面看，Mohs显微外科学被称为肿瘤切除的金标准。Mohs显微外科技术的最佳适应证是复发性基底细胞瘤和鳞状细胞癌。另外，原发性基底细胞瘤、乳房外Paget病、恶性黑素瘤等也是较好的适应证。

目标检测

答案解析

选择题

A 型题

1. 皮肤黏膜的表皮内鳞状细胞癌称为（　）
   A. Bowen 病　B. Paget 病　C. 基底细胞癌
   D. 光化性角化病　E. 恶性黑素瘤
2. 以下属于癌前病变的是（　）
   A. 日光性角化病　B. Paget 病　C. Bowen 病
   D. 疣状痣　E. 皮脂腺痣
3. 下列哪种类型的基底细胞癌最常见（　）
   A. 结节型　B. 色素型　C. 硬斑病型
   D. 表浅型　E. 囊肿型
4. 以下不是乳房外Paget好发部位的是（　）
   A. 阴囊　B. 阴茎　C. 大小阴唇
   D. 阴道　E. 面部
5. 恶性黑素瘤的高发人群是（　）
   A. 黄种人　B. 白种人　C. 黑种人
   D. 阿拉伯人　E. 因纽特人

书网融合……

重点小结　　习题

项目二十　性传播疾病

PPT

学习目标

知识目标：通过本项目的学习，掌握性传播疾病的定义、分类、传播途径；熟悉常见性传播疾病的临床特征；了解性传播疾病的流行病学及防治。

技能目标：具备判断常见性传播疾病病原微生物及临床特征的能力。

素质目标：提高防治性传播疾病的意识。

性传播疾病（sexually transmitted disease，STD）是指主要通过性行为直接接触传播的传染病，简称性病，主要发生在泌尿生殖器部位。经典的性病包括梅毒、淋病、软下疳、性病性淋巴肉芽肿及腹股沟肉芽肿。近年来，除经典的性病外，还包括非淋菌性尿道炎、生殖器疱疹、尖锐湿疣、生殖器念珠菌病、阴道毛滴虫病、细菌性阴道病、阴虱、艾滋病等20多种疾病。

性病病原体种类繁多，细菌、真菌、病毒和寄生虫均可引起。性病传播途径主要是性行为直接接触，也可通过非性行为直接接触、间接接触、血液及其制品、胎盘、产道、母乳喂养等途径传播。性病不仅对患者的身心健康造成威胁，危害家庭，而且可成为严重的社会问题。

由于当今世界国际旅游业的迅速发展以及西方社会普遍存在的性自由，性滥交、吸毒、酗酒和性变态行为，使得性病的传播更加广泛。性传播疾病不仅在发达国家中迅速蔓延，而且在发展中国家的患病率也不断增加。近20年来，性传播疾病的流行逐渐呈现出范围扩大，罹患年龄降低和严重程度加重的态势，已成为全人类必须共同面对的严峻公共健康问题。尤其是艾滋病的全球肆虐，已经给世界各国，特别是广大发展中国家和经济落后地区带来了巨大的社会生产力损失。据估计，全世界每年新发生的性传播疾病患者在1亿以上。我国近年来性传播疾病发病率也呈增高趋势。因此，对性传播疾病的防治应引起高度重视，绝不可掉以轻心。

性传播疾病的流行与蔓延涉及医学、社会学许多方面，是典型的生物－心理－社会医学模式，不同于一般传染病的控制环节。其不但具有与道德、法律交结在一起的特征和广泛性、持续性、隐蔽性以及不易防治的特点，同时作为一种社会病，受思想意识、风俗习惯等多种社会及自我因素的综合影响，其潜伏性强、扩展性高，彻底根除要比生理疾病困难和复杂得多。因此，防治性病决不能只着眼于生物医学方面，必须扩展到社会性、整体性、综合性，与整个社会发展同步考虑，开展全方位的综合治理。

目前性传播疾病的有效控制方式有：①对危险人群进行教育与咨询，促进安全性行为。②规范和指导各级医疗机构的实验室检查。③对感染者进行正规治疗。④对患者周边人群进行积极防治。

任务一　梅　毒

情境导入

情境：李某，男，35岁，全身玫瑰色斑疹5天。查体：掌跖、躯干、四肢屈侧有豆瓣大小铜红色圆形或卵圆形斑疹，互不融合，其上有白色细薄鳞屑覆盖。无痛痒不适。

思考：1. 梅毒有哪些临床表现？
2. 如何诊断和治疗梅毒？

梅毒是由梅毒螺旋体引起的一种慢性性传播疾病，几乎侵犯全身各器官，产生多种多样的症状和体征，也可能很多年无症状而呈潜伏状态。早期主要侵犯皮肤黏膜，晚期侵犯心血管和中枢神经系统，危害极大。主要通过性交传播，也可以通过血液及其制品、胎盘等途径传播。

一、病因和发病机制

病原体为梅毒螺旋体，通常不易着色，故又称苍白螺旋体，由 8～14 个整齐规则、固定不变、折光性强的螺旋构成。梅毒螺旋体为厌氧微生物，人工培养困难，其离开人体不易生存，煮沸、干燥、日光照射、普通消毒剂、肥皂水等均可将其迅速杀灭，但其耐寒能力强，4℃可存活 3 天，－78℃保存数年仍具有传染性。

二、传播途径

梅毒患者是唯一的传染源，患者的皮损、血液、精液、乳汁和唾液中均有梅毒螺旋体存在。其常见传播途径有以下几种。

1. 性接触传染 约 95% 患者通过性接触由皮肤黏膜微小破损传染。未治疗患者在感染后 1～2 年内具有强传染性，随着病期延长，传染性越来越小，感染 4 年以上患者基本无传染性。

2. 垂直传播 妊娠 4 个月后，梅毒螺旋体可通过胎盘及脐静脉由母体传染给胎儿，可引起死产、流产、早产或胎传梅毒，其传染性随病期延长而逐渐减弱，未经治疗的一期、早期潜伏和晚期潜伏梅毒孕妇垂直传播的概率分别为 70%～100%、40%、10%。分娩过程中新生儿通过产道时，也可于头部、肩部擦伤处发生接触性感染。

3. 其他途径 冷藏 3 天以内的梅毒患者血液仍具有传染性，输入此种血液可发生感染；少数患者可经医源性途径、接吻、握手、哺乳或接触污染衣物、用具而感染。

三、分类与分期

梅毒根据传播途径分为获得性（后天）梅毒与胎传性（先天）梅毒，根据病程分为早期梅毒和晚期梅毒。

（一）获得性梅毒

1. 早期梅毒 病程在 2 年以内，传染性强，分一期、二期和早期潜伏梅毒。

2. 晚期梅毒 病程在 2 年以上，分三期及晚期潜伏梅毒。

（二）胎传性梅毒

1. 早期胎传性梅毒 2 岁以内发病。

2. 晚期胎传性梅毒 2 岁以后发病。

知识链接

不同时期梅毒的治疗方式

欧洲在 1497 年开始用汞剂治疗梅毒；Martini 于 1821 年用碘剂治疗梅毒性咽喉溃疡获得成功；1909 年，Ehrlich 用胂凡纳明治疗梅毒；铋剂最早由俄国人于 1884 年用于治疗二期梅毒疹；1943 年，Mahoney 等用青霉素治愈了 4 例一期梅毒患者，这是梅毒治疗史上的真正突破。

在这一过程中，我们看到了梅毒治疗方式的从落后到先进的转变，这背后体现出了人类对于健康的追求与责任。尽管在探索道路上会遇到困难和挑战，但是人类的勇往直前的精神使得我们能够不断取得进步。

四、临床表现

（一）获得性梅毒

1. 一期梅毒　主要表现为硬下疳与硬化型淋巴结炎。

（1）硬下疳　梅毒螺旋体在侵入部位引起，好发于外生殖器（90%）。单个直径为 1～2cm、圆形或椭圆形无痛性溃疡，境界清楚，周边水肿并隆起，基底呈肉红色，触之具有软骨样硬度，表面有浆液性分泌物，内含大量梅毒螺旋体，传染性极强。

（2）硬化性淋巴结炎　发生于硬下疳出现 1～2 周后。常累及单侧腹股沟或患处附近淋巴结，受累淋巴结明显肿大，表面无红肿破溃，一般无疼痛、触痛，消退常需要数月。淋巴结穿刺检查可见大量梅毒螺旋体。

2. 二期梅毒　一期梅毒未经治疗或治疗不彻底，梅毒螺旋体由局部经淋巴系统进入血液，在人体内大量播散后出现全身损害，发生二期梅毒。一般发生在感染后 7～10 周或硬下疳消退后 3～4 周，以皮肤黏膜损害为主，亦可见骨骼、感觉器官及神经的损害。

（1）皮肤黏膜损害

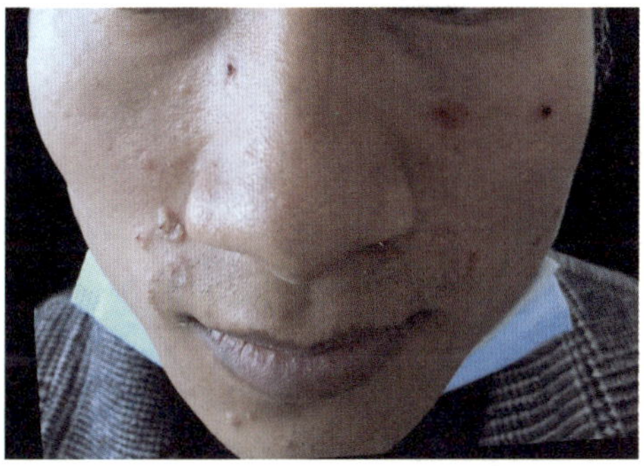

图 20－1　梅毒疹（面部）

1）梅毒疹　皮损内含有大量梅毒螺旋体，传染性强，不经治疗一般持续数周可自行消退。皮损通常缺乏特异性，可表现为红斑、丘疹、斑丘疹、斑块、结节、脓疱或溃疡等，常以一种类型皮损为主，大多数泛发，不痒或轻微瘙痒。斑疹性梅毒疹表现为淡红色或黄红色斑疹，直径 0.2～1cm，类似于病毒疹、玫瑰糠疹、麻疹猩红热样药疹或股癣等（图 20－1）。丘疹性梅毒疹表现红色丘疹、斑丘疹，表面可脱屑或结痂，类似于皮炎、湿疹、扁平苔藓、银屑病等。表现为红色斑块或结节的梅毒疹常误诊为皮肤淋巴瘤。脓疱性梅毒疹多见于体质衰弱者，表现为潮红基底上的脓疱，可伴发溃疡或瘢痕形成。掌跖部位梅毒疹表现为绿豆至黄豆大小、铜红色、浸润性斑疹或斑丘疹，常有领圈样脱屑，互不融合，具有一定特征性（图 20－2，图 20－3）。

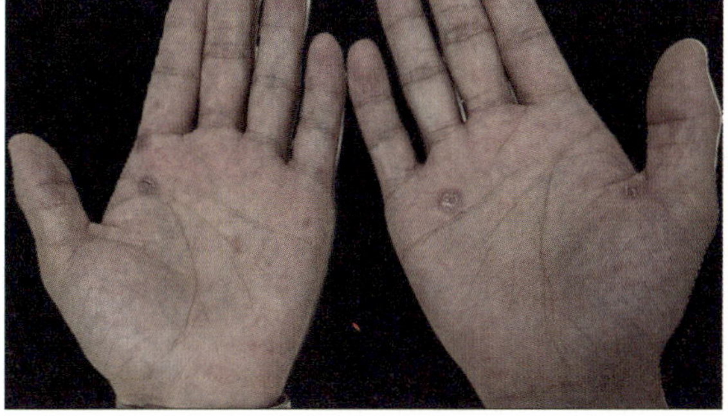

图 20－2　梅毒疹（手掌）

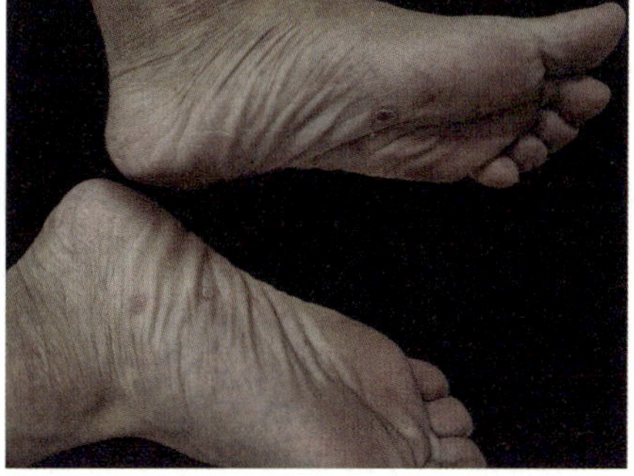

图 20－3　梅毒疹（足底）

2）扁平湿疣　好发于肛周、外生殖器、会阴、腹股沟及股内侧等部位。损害表现为肉红色或粉红色扁平丘疹或斑块，表面糜烂湿润或轻度结痂，单个或多个，内含大量梅毒螺旋体，传染性强。

（2）骨关节损害　梅毒螺旋体侵犯骨骼系统可引起骨膜炎、关节炎、骨炎、骨髓炎、腱鞘炎或滑囊炎。骨膜炎最常见，多发生于长骨，表现为骨膜轻度增厚、压痛明显且夜间加重；关节炎常见于肩、肘、膝、髋及踝等处，且多为对称性，表现为关节腔积液、关节肿胀、压痛、酸痛，症状昼轻夜重。

（3）眼损害　包括虹膜炎、虹膜睫状体炎、脉络膜炎、视网膜炎、视神经炎、角膜炎、基质性角膜炎及葡萄膜炎，均可引起视力损害。

（4）神经损害　主要有无症状神经梅毒、梅毒性脑膜炎、脑血管梅毒。无症状神经梅毒仅有脑脊液异常；梅毒性脑膜炎可引起高颅压症状、脑神经麻痹等；脑血管梅毒常与梅毒性脑膜炎存，主要侵犯脑动脉造成管壁增厚、狭窄，导致血供不足。

3. 三期梅毒　早期梅毒未经治疗或治疗不充分，经过 3～4 年，40% 患者发生三期梅毒。

（1）皮肤黏膜损害　主要为结节性梅毒疹和梅毒性树胶肿，近关节结节少见。

1）结节性梅毒疹　好发于头面肩、背及四肢伸侧，皮损为直径 0.2～1cm，呈簇集排列的铜红色浸润性结节，表面可脱屑或坏死，新旧皮损此起彼伏，迁延数年，呈簇集状、环状、匍行奇异状分布或融合，无自觉症状。

2）梅毒性树胶肿　是三期梅毒的标志，也是破坏性最强的一种皮损。好发于小腿，少数发生于骨骼、口腔、上呼吸道黏膜及内脏。小腿皮损初起常为单发的无痛性皮下结节，逐渐增大和发生溃疡，形成直径 2～10cm 的穿凿状溃疡，呈肾形或马蹄形，境界清楚，边缘锐利，溃疡面有黏稠树胶状分泌物，愈后形成萎缩性瘢痕。黏膜损害也表现为坏死、溃疡，并在不同部位出现相应临床表现（如口腔黏膜损害导致发音及进食困难，眼部黏膜损害导致眼痛、视物障碍甚至失明等）。

（2）骨梅毒　发生率仅次于皮肤黏膜损害。最常见的是长骨骨膜炎，表现为骨骼疼痛、骨膜增生胫骨受累后形成佩刀胫，骨髓炎、骨炎及关节炎可导致病理性骨折骨穿孔、关节畸形等。

（3）眼梅毒　表现类似于二期梅毒眼损害。

（4）心血管梅毒　发生率为 10%，多在感染 10～20 年后发生。表现为单纯性主动脉炎、主动脉瓣关闭不全冠状动脉狭窄或阻塞、主动脉瘤及心肌树胶肿等。

（5）神经梅毒　发生率为 10%，多在感染 3～20 年后发生。主要类型有无症状神经梅毒、脊髓痨、麻痹性痴呆、脑（脊髓）膜血管型神经梅毒等。

（二）先天性梅毒

先天性梅毒分为早期先天梅毒、晚期先天梅毒和先天潜伏梅毒，特点是不发生硬下疳，早期病变较后天性梅毒重，骨骼及感觉器官受累多而心血管受累少。

1. 早期先天梅毒　患儿常早产，发育营养差、消瘦、脱水、皮肤松弛，貌似老人，哭声低弱嘶哑，躁动不安。

（1）皮肤黏膜损害　多在出生 3 周后出现，少数出生时即有，皮损与二期获得性梅毒相似。口周及肛周常形成皲裂，愈后遗留放射状瘢痕，具有特征性。

（2）梅毒性鼻炎　多在出生后 1～2 个月内发生。初期为鼻黏膜卡他症状，病情加剧后鼻黏膜可出现溃疡，排出血性黏稠分泌物，堵塞鼻孔造成呼吸、吸吮困难，严重者可导致鼻中隔穿孔、鼻梁塌陷，形成鞍鼻。

（3）骨梅毒　较常见，可表现为骨软骨炎、骨髓炎、骨膜炎及梅毒性指炎等，引起肢体疼痛、活动受限，状如肢体麻痹，称梅毒性假瘫。

2. 晚期先天梅毒　一般 5～8 岁发病，13～14 岁才相继出现多种表现，以角膜炎、骨损害和神经系统损害常见，心血管梅毒罕见。

（1）皮肤黏膜梅毒　发病率低，以树胶肿多见，好发于硬腭、鼻中隔黏膜，可引起上腭、鼻中隔穿孔和鞍鼻。

（2）眼梅毒　约90%为基质性角膜炎，初起为明显的角膜周围炎，继之出现特征性弥漫性角膜浑浊，反复发作可导致永久性病变，引起失明。

（3）骨梅毒　骨膜炎多见，可形成佩刀胫和Clutton关节（较罕见，表现为双侧膝关节无痛性肿胀、轻度强直及关节腔积液）。

（4）神经梅毒　1/3～1/2患者发生无症状神经梅毒，常延至青春期发病，以脑神经损害为主，尤其是听神经、视神经损害，少数出现幼年麻痹性痴呆、幼年脊髓痨等。

（5）标志性损害　①哈钦森齿：门齿游离缘呈半月形缺损，表面宽基底窄，牙齿排列稀疏不齐；②桑葚齿：第一臼齿较小，其牙尖较低，且向中偏斜，形如桑葚；③胸锁关节增厚：胸骨与锁骨连接处发生骨疣所致；④基质性角膜炎；⑤神经性耳聋：多发生于学龄期儿童，先有眩晕，随之丧失听力。哈钦森齿、神经性耳聋和基质性角膜炎合称哈钦森三联征。

五、辅助检查

辅助检查包括梅毒螺旋体直接检查、梅毒血清学试验（详见第六章）脑脊液检查、影像学检查及组织病理学检查。

1. 梅毒螺旋体检查　通常采用暗视野显微镜、镀银染色、吉姆萨染色或直接免疫荧光检查等方法，适合于硬下疳或扁平湿疣者。

2. 梅毒血清学试验　是梅毒主要的检查方法和确诊的主要依据，分为非特异性试验（包括RPR、TRUST和VDRL试验）和特异性试验（包括TPHA、TPPA和FTA－ABS）。

3. 脑脊液检查　主要用于神经梅毒的诊断，包括白细胞计数、蛋白定量、VDRL、PCR和胶体金试验。脑脊液白细胞计数和总蛋白量的增加属非特异性变化，脑脊液VDRL试验是神经梅毒的可靠诊断依据。病情活动时脑脊液白细胞计数常增高（5个/mm^3），因此脑脊液白细胞计数也常作为判断疗效的敏感指标。

4. 影像学检查　X线摄片、彩超、CT和MRI检查分别用于骨关节梅毒、心血管梅毒和神经梅毒的辅助诊断。

5. 组织病理学检查　梅毒的组织病理学基本改变是血管内膜炎和血管周围炎，表现为血管内皮细胞肿胀增生，血管周围大量淋巴细胞浆细胞浸润；三期梅毒主要为肉芽肿性损害，中央坏死，周围大量浆细胞、淋巴细胞浸润，伴有较多上皮样细胞及巨细胞浸润。

六、诊断和鉴别诊断

梅毒的病程长，表现复杂，可与很多疾病表现相似，因此，必须结合详细病史、典型临床表现及实验室检查进行综合分析，才能做出诊断。必要时还需要进行追踪观察、家属调查和试验治疗等辅助方法。

1. 一期梅毒的诊断　主要根据不洁性交史、2～4周的潜伏期、硬下疳；梅毒螺旋体或梅毒血清试验阳性进行诊断。需与软下疳、固定性药疹等疾病相鉴别。

2. 二期梅毒的诊断　主要根据不洁性交史或硬下疳史，病程在2年以内；特征性皮肤黏膜损害；梅毒螺旋体或梅毒血清试验阳性进行诊断。需与玫瑰糠疹、银屑病、多形性红斑、尖锐湿疣、药疹、扁平苔藓、毛囊炎等疾病相鉴别。

3. 晚期梅毒的诊断 主要根据既往有一期或二期梅毒病史，病程在2年以上；三期梅毒皮肤黏膜损害及晚期心血管梅毒、神经梅毒临床表现；梅毒血清学试验阳性；三期梅毒典型的病理变化；神经梅毒脑脊液检查，淋巴细胞≥10×10^6/L、蛋白量>50mg/dl、VDRL阳性进行诊断。需与皮肤结核、慢性皮肤溃疡、麻风病、硬结性红斑、皮肤肿瘤等相鉴别。

七、治疗

1. 常用的驱梅药物

（1）青霉素类 为首选药物，血清浓度达0.03IU/ml即有杀灭梅毒螺旋体的作用，但血清浓度必须稳定维持10天以上方可彻底清除体内的梅毒螺旋体。常用苄星青霉素、普鲁卡因水剂青霉素G、水剂青霉素G，心血管梅毒不用苄星青霉素。

（2）头孢曲松钠 近年来证实为高效的抗梅毒螺旋体药物，可作为青霉素过敏者优先选择的替代治疗药物。

（3）四环素类和大环内酯类 疗效较青霉素差，通常作为青霉素过敏者的替代治疗药物。

2. 治疗方案的选择

（1）早期梅毒 苄星青霉素240万U，分两侧臀部肌内注射，1次/周，连续2~3次；或普鲁卡因青霉素G 80万U/d肌内注射，连续10~15天。青霉素过敏者可选用头孢曲松钠1.0g/d静脉注射，连续10~14天，或连续口服四环素类药物（多西环素100mg，一天2次；米诺环素100mg，一天2次）15天；或连续口服大环内酯类药物（阿奇霉素0.5g，每天1次或红霉素0.5g，每天4次）15天。

（2）晚期梅毒 苄星青霉素240万U，分两侧臀部肌内注射，1次/周，连续3~4次；或普鲁卡因青霉素G 80万U/d肌内注射，连续20天。青霉素过敏者可用四环素类或大环内酯类药物30天，剂量同上。

（3）心血管梅毒 应住院治疗，对于并发心衰者，应控制心衰后再进行驱梅治疗。首先选用水剂青霉素G肌内注射，剂量第1天10万U，第2天20万U（分2次），第3天40万U（分2次）；第4天起肌内注射普鲁卡因青霉素G 80万U/d，连续15天为1个疗程，共2个疗程，疗程间间歇2周。青霉素过敏者处理同上。

（4）神经梅毒 应住院治疗，为避免吉-海反应，应口服泼尼松。首先选用水剂青霉素G 1200万~2400万U/d，分4~6次静脉注射，连续10~14天，继以苄星青霉素240万U肌内注射，1次/周，连续3次；或普鲁卡因青霉素G 240万U/d肌内注射，同时连续口服丙磺舒（2.0g/d，分4次）10~14天，继以苄星青霉素240万U肌内注射，1次/周，连续3次。青霉素过敏者处理同上。

（5）妊娠梅毒 根据孕妇梅毒的分期不同，采用相应的方案进行治疗，用法及用量与同期其他梅毒患者相同，但妊娠初3个月及妊娠末3个月各进行1个疗程的治疗。青霉素过敏者选用红霉素类药物口服。

（6）先天梅毒

1）早期先天梅毒 脑脊液异常者选用水剂青霉素G 10万~15万U/(kg·d)，分2~3次静脉注射，连续10~14天；或普鲁卡因青霉素G 5万U/(kg·d)肌内注射，连续10~14天。脑脊液正常者选用苄星青霉素5万U/(kg·d)肌内注射。无条件检查脑脊液者按脑脊液异常者的方案进行治疗。

2）晚期先天梅毒 水剂青霉素G 20万~30万U/(kg·d)，分4~6次静脉注射，连续10~14天；或普鲁卡因青霉素G 5万U/(kg·d)肌内注射，连续10~14天为1个疗程，可用1~2个疗程。较大儿童的青霉素剂量不应超过成人同期患者剂量。青霉素过敏者选用红霉素，20~30mg/(kg·d)，分4次口服，连续30天。

任务二 生殖器疱疹

情境导入

情境：患者，女，27岁，孕35周。外阴起水疱伴疼痛两天。查体：大阴唇内侧可见簇集的针尖大小水疱。周围有红晕。壁薄易破，有触痛。实验室检查疱液HSV－DNA阳性。

思考：1. 本病的诊断是什么？

2. 本病应如何治疗？

生殖器疱疹是由单纯疱疹病毒（HSV）感染泌尿生殖器及肛周皮肤黏膜而引起的一种慢性、复发性、难治愈的STD。近30多年来本病的发病率不断上升，已成为很多国家和地区生殖器溃疡的首要病因。

生殖器疱疹可引起播散性HSV感染、病毒性脑膜炎、盆腔炎等一系列并发症，孕妇还可引起胎儿感染和新生儿疱疹。在艾滋病流行地区，生殖器疱疹增加HIV感染的危险性，同时HIV感染也改变生殖器疱疹的流行状况和临床特点。女性生殖器疱疹还与宫颈癌的发生密切相关。

一、病因和发病机制

HSV有HSV-1和HSV-2两个血清型，在血清学上存在交叉反应。生殖器疱疹主要为HSV-2（约占90%）感染。近年来口－生殖器性行为方式导致HSV-1感染比例明显增加（10%～40%）。HSV侵入机体后首先在表皮角质形成细胞内复制，引起表皮局灶性炎症和坏死，出现原发性感染的临床表现或轻微的亚临床感染表现。当原发性生殖器疱疹的皮损消退后，残留的病毒长期潜存于骶神经节，机体抵抗力降低或某些诱发因素作用下可使潜存病毒激活而复发。

生殖器疱疹患者、亚临床或无表现排毒者及不典型生殖器疱疹患者是主要传染源，有皮损表现者传染性强。HSV存在于皮损渗液、精液、前列腺液、宫颈及阴道的分泌物中，主要通过性接触传播。

二、临床表现

本病好发于15～45岁性活跃期男女。好发部位为生殖器及会阴部。男性多见于包皮、龟头、冠状沟等处；女性多见于大小阴唇、阴阜、阴蒂、子宫等处；少见部位为肛周、腹股沟、股臀部及阴囊；男性同性恋者常见肛门、直肠受累。临床上分为原发性、复发性和亚临床三种类型，临床症状的轻重及复发频率受病毒型别和宿主免疫状态等因素影响。

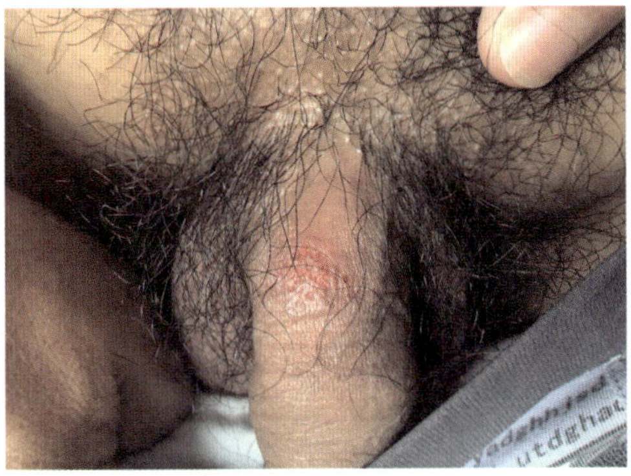

图20－4 生殖器疱疹

1. 原发性生殖器疱疹 即首次感染HSV-1或HSV-2。潜伏期为2～14天，平均3～5天。皮损为簇集或散在的小水疱（图20－4），2～4天后破溃形成糜烂或浅溃疡，后结痂自愈。自觉疼痛。常伴腹股沟淋巴结肿痛、发热、头痛、乏力等全身症状。病程一般为2～3周。

2. 复发性生殖器疱疹 指原发性生殖器疱疹皮损消退后1～4个月内病情复发，皮损一般于原部位出现。皮损类似于原发性生殖器疱疹，但病情较轻，病程较短，发疹前常有前驱症状（如局部烧灼感、针刺感或感觉异常等）；病程一般为7～10天；可间隔2～3周或月余复发多次。男性同性恋者可累及肛门、直肠，表现为局部疼痛、便秘、里急后重、肛周溃疡等，乙状结肠镜检可见直肠下段黏膜充血、出血和溃疡。

3. 亚临床型生殖器疱疹 50%的HSV-1感染者和70～80%的HSV-2感染者缺乏典型临床表现，是生殖器疱疹主要传染源。其不典型皮损可表现为生殖器部位的微小裂隙、溃疡等，易被忽略。妊娠期生殖器疱疹可造成胎儿宫内发育迟缓、流产、早产甚至死产，产道分娩也可引起胎儿感染。

HIV感染者并发生殖器疱疹可具有以下特点：①病情严重，病程长，可表现为泛发性慢性持续性溃疡及坏死，疼痛剧烈；②临床复发更频繁，排毒时间长，可持续1个月以上；③并发症多且严重，常合并细菌或白念珠菌感染，易发生疱疹性脑膜炎及播散性HSV感染；④治疗较困难，对阿昔洛韦易产生耐药性，常需进行病毒抑制治疗。

三、辅助检查

1. 直接检测法 在疱疹或溃疡的基底部取材，然后涂片，用直接荧光免疫法、间接荧光免疫法、过氧化物酶和酶联免疫吸附法，直接检测HSV抗原。

2. HSV分离 用组织培养法，一般在接种5天可出现典型的细胞病理变化，此方法为其他方法的金标准。但复发病毒感染损害的检出率仅为50%。

3. PCR检测法 对培养阴性的生殖器疱疹损害进行检测，确能提高损害中HSV阳性检出率。

4. 血清学法 用中和试验、补体结合试验和酶免疫试验等方法检测患者血清中的HSV抗体。

四、诊断和鉴别诊断

本病主要根据病史（性接触史或配偶感染史等）、典型临床表现和实验室检查结果进行诊断。本病应与接触性皮炎、带状疱疹及白塞病等进行鉴别。

五、治疗

患者应保持规律的生活习惯、适当的体育锻炼和良好的心理状态。避免过度饮酒、疲劳、感冒、焦虑、紧张等生殖器疱疹复发的常见诱发因素。出现临床症状时应避免性生活，并建议性伴尽快检查和治疗。

初发性生殖器疱疹阿昔洛韦400mg，口服，1天3次，用7～10天；或阿昔洛韦200mg，口服，1天5次，用7～10天；或泛昔洛韦250mg，口服，1天3次，用7～10天；或伐昔洛韦1g，口服，1天2次，用7～10天。

复发性生殖器疱疹可在出现前驱症状或损害出现1天内给药。阿昔洛韦400mg，口服，1天3次，用5天；或阿昔洛韦200mg，口服，1天5次，用5天；或阿昔洛韦800mg，口服，1天2次，用5天；或泛昔洛韦125mg，口服，1天2次，用5天；或伐昔洛韦500mg，口服，1天2次，用5天。

外用抗病毒制剂有阿昔洛韦乳膏、喷昔洛韦乳膏、外用干扰素凝胶。预防继发细菌感染可采用新霉素、莫匹罗星、夫西地酸乳膏，对渗出明显者，可用生理盐水湿敷。

任务三　尖锐湿疣

情境导入

情境：患者，女，28岁，因“外阴赘生物1个月”来院就诊。患者一个月前发现外阴新生物。不痛不痒，逐渐增多，偶有出血。在外院激光治疗两周后，局部又有新发皮疹。查体：小阴唇外侧、阴道口散在菜花状、疣状赘生物。质地软、粉红色，部分薄融合成团块状。

思考：1. 本病的诊断是什么？

2. 本病应如何治疗？

尖锐湿疣（condyloma acuminatum，CA）是由人类乳头瘤病毒所致，常发生在肛门及外生殖器等部位，主要通过性行为传染。尖锐湿疣是全球范围内最常见的STD之一。

一、病因和发病机制

人是人类乳头瘤病毒（HPV）的唯一宿主。目前采用分子生物学技术将HPV分为100多种亚型，引起尖锐湿疣的病毒主要是HPV-6、11、16、18等型。HPV主要感染上皮组织，HPV-16、18、45、56型为最常见的致宫颈癌高危型。

二、临床表现

本病好发生于性活跃的青中年。潜伏期一般为1～8个月，平均为3个月。外生殖器及肛门周围皮肤黏膜湿润区为好发部位，男性多见于龟头、冠状沟、包皮系带、尿道口、阴茎部、会阴（图20－5），同性恋者多见于肛门及直肠内（图20－6），女性多见于大小阴唇、阴道口、阴蒂、阴道、宫颈、会阴及肛周，少数患者可见于肛门生殖器以外部位（如口腔腋窝、乳房、趾间等）。皮损初起为单个或多个散在的淡红色小丘疹，质地柔软，顶端尖锐，后渐增多增大，依疣体形态可分为无柄型（即丘疹样皮损）和有柄型，后者可呈乳头状、菜花状、鸡冠状及草样状；疣体常呈白色、粉红色或污灰色，表面易发生糜烂，有渗液浸渍及破溃，尚可合并出血及感染。多数患者无明显自觉症状，少数可有异物感、灼痛、刺痒或性交不适。宫颈部位疣体通常较小，界限清，表面光滑或呈颗粒状、沟回状，妊娠时可明显增大增多。少数患者疣体过度增生成为巨大型尖锐湿疣，常与HPV－6型感染有关，部分可发生恶变。

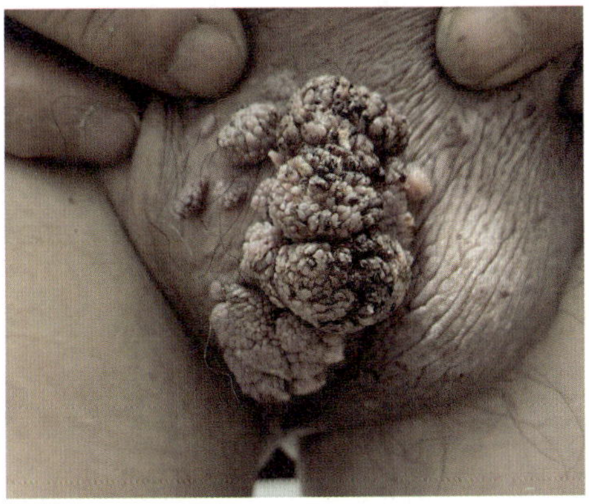

图20－5　尖锐湿疣（外阴）

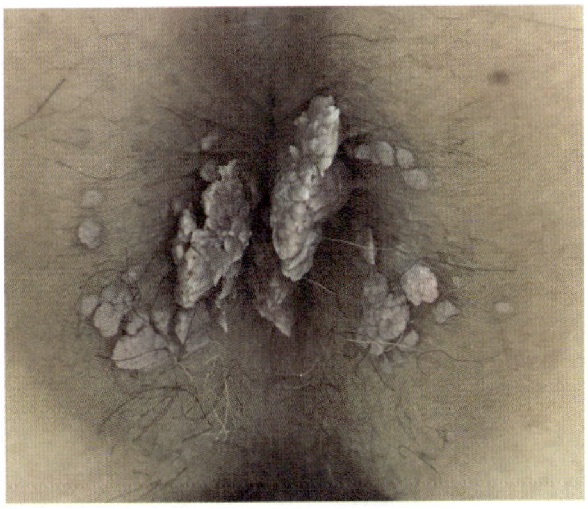

图20－6　尖锐湿疣（肛周）

少数患者表现为潜伏感染或亚临床感染。前者局部皮肤黏膜外观正常且醋酸白试验阴性，但通过分子生物学方法可检到 HPV 的存在，目前认为 HPV 潜伏感染是尖锐湿疣复发的主要原因之一；后者表现为肉眼不能辨认的皮损，醋酸白试验阳性，亚临床感染的存在和再活动也与本病复发有关。

三、辅助检查

组织病理表现为表皮乳头瘤样增生伴角化不全，颗粒层和棘层上部细胞可有明显的空泡形成，胞质着色淡，核浓缩深染，核周围有透亮的晕（凹空细胞），为特征性改变；真皮浅层毛细血管扩张，周围常有较多炎性细胞浸润。

四、诊断和鉴别诊断

1. 诊断 本病主要根据病史（性接触史、配偶感染史或间接接触史等）、典型临床表现和实验室检查结果（醋酸白试验、组织病理检查）进行诊断。

2. 鉴别诊断 本病需和阴茎珍珠状丘疹、阴茎系带旁腺增生、皮脂腺异位症、假性湿疣、汗管瘤、大汗腺痒疹、传染性软疣、扁平湿疣、鲍温病样丘疹病、生殖器鳞状细胞癌等进行鉴别。

（1）阴茎珍珠状丘疹 发生在男性龟头冠状沟边缘的细小圆锥状、排列成单行或多行的、白色或淡红色小丘疹，不融合，无自觉症状；醋酸白试验阴性。

（2）皮脂腺异位症 皮损表现为群集针尖大小淡黄色小丘疹；醋酸白试验阴性。

五、治疗

治疗原则为以局部去除疣体为主，辅助抗病毒和提高免疫功能药物。

1. 物理治疗 如激光、冷冻、电灼、微波等，可酌情选用，巨大疣体可手术切除。妊娠患者接受物理治疗可能诱发流产。

2. 光动力治疗 适合于疣体较小者、尿道口尖锐湿疣以及采用物理治疗或外用药物去除疣体后预防复发治疗。

3. 外用药物 可选择 5% 咪喹莫特乳膏、0.5% 鬼臼毒素酊等，注意局部不良反应及其处理。妊娠患者不宜应用。

4. 抗病毒和提高免疫功能药物 可选用干扰素、转移因子或胸腺素等。

任务四 淋 病

情境导入

情境：患者，男，28 岁。患者 2 天前尿道口出现红肿、疼痛，伴轻微瘙痒，未予处理。1 天前感到排尿疼痛不适，尿道口溢出脓性分泌物，今晨起分泌物增多，质稠。

思考：1. 本病的诊断是什么？

2. 本病应如何治疗？

淋病由淋病奈瑟菌（Neiseria gonorrhoeae，简称淋球菌）感染引起，主要表现为泌尿生殖系统的化脓性感染，也可导致眼、咽、直肠感染和播散性淋球菌感染。淋病潜伏期短，传染性强，可导致多种并发症和后遗症。

一、病因和发病机制

淋球菌呈卵圆形或肾形，无鞭毛、芽孢，常成对排列，接触面平坦或稍凹陷，直径0.6～0.8μm，革兰染色阴性。淋球菌的适宜生长条件为35～36℃，pH 7.2～7.5，含5%～7% CO_2的环境。淋球菌离开人体后不易生长，对理化因子的抵抗力较弱，42℃可存活15分钟，52℃只能存活5分钟，60℃ 1分钟内死亡；在完全干燥的环境中1～2小时即死亡，但在不完全干燥的环境和脓液中则能保持传染性10余小时甚至数天；对一般消毒剂很敏感，1∶4000硝酸银溶液7分钟死亡，1%苯酚1～3分钟死亡。

人是淋球菌的唯一天然宿主。淋球菌主要侵犯黏膜，尤其对单层柱状上皮和移行上皮所形成的黏膜有亲和力。淋球菌感染后侵入男性前尿道、女性尿道及宫颈等处，通过其表面菌毛含有的黏附因子黏附到柱状上皮细胞的表面进行繁殖，并沿生殖道上行，经柱状上皮细胞吞噬作用进入细胞内繁殖，导致细胞溶解破裂；淋球菌还可从黏膜细胞间隙进入黏膜下层使之坏死。

淋球菌内毒素及外膜脂多糖与补体结合后产生化学毒素，能诱导中性粒细胞聚集和吞噬，引起局部急性炎症，出现充血、水肿、化脓和疼痛；如治疗不及时，淋球菌可进入尿道腺体和隐窝，成为慢性病灶。近年来研究表明，淋球菌的菌毛和外膜主要蛋白具有抵抗中性粒细胞、巨噬细胞杀伤作用的能力。

淋病主要通过性接触传染，淋病患者是其传染源。少数情况下也可因接触含淋球菌的分泌物或被污染的用具（如衣裤、被褥、毛巾、浴盆、坐便器等）而被传染。女性（包括幼女）因其尿道和生殖道短，很易感染；新生儿经过患淋病母亲的产道时，眼部被感染可引起新生儿淋菌性眼炎；妊娠期女性患者感染可累及羊膜腔，导致胎儿感染。

二、临床表现

淋病可发生于任何年龄，但多发于性活跃的青中年。潜伏期一般为2～10天，平均3～5天，潜伏期患者具有传染性。

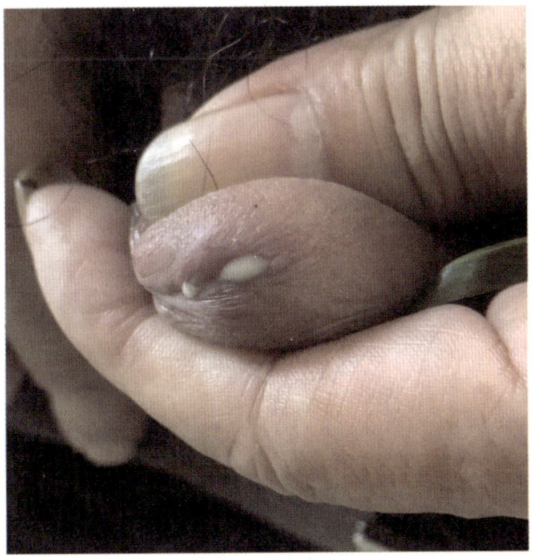

图20－7　男性淋病

1. 无并发症淋病

（1）男性急性淋病　早期症状有尿频、尿急、尿痛，很快出现尿道口红肿，有稀薄黏液流出，24小时后病情加重，分泌物变为黄色脓性，且量增多（图20－7）。可有尿道刺激症状，有时可伴发腹股沟淋巴结炎。包皮过长者可引起包皮炎、包皮龟头炎或并发嵌顿性包茎；后尿道受累时可出现终末血尿、血精、会阴部轻度坠胀等，夜间常有阴茎痛性勃起。一般全身症状较轻，少数可有发热、全身不适、食欲缺乏等。

（2）女性急性淋病　60%的女性感染淋病后无症状或症状轻微，好发于宫颈、尿道。淋菌性宫颈炎的分泌物初为黏液性，后转为脓性，体检可见宫颈口红肿、触痛、脓性分泌物；淋菌性尿道炎、尿道旁腺炎表现为尿道口红肿，有压痛及脓性分泌物，男性急性淋病可以出现尿频、尿急、尿痛，体检可见尿道口潮红、黏膜水肿、尿道口脓性分泌物，挤压尿道旁腺可有脓液渗出；淋菌性前庭大腺炎表现为单侧前庭大腺红肿、疼痛，严重时形成脓肿，可有全身症状。

（3）淋菌性肛门直肠炎　主要见于男性同性恋者，女性可由淋菌性宫颈炎的分泌物直接感染肛门直肠所致。轻者仅有肛门瘙痒、烧灼感，排出黏液和脓性分泌物，重者有里急后重，可排出大量脓性和血性分泌物。

（4）淋菌性咽炎　多见于口交者。表现为急性咽炎或急性扁桃体炎，偶伴发热和颈淋巴结肿大，有咽干、咽痛和吞咽痛等表现。

（5）淋菌性结膜炎　成人多因自我接种或接触被分泌物污染的物品所感染，多为单侧；新生儿多为母亲产道传染，多为双侧。表现为眼结膜充血水肿，脓性分泌物较多，体检可见角膜呈云雾状，严重时角膜发生溃疡，引起穿孔，甚至导致失明。

2. 淋病并发症

（1）淋菌性前列腺炎　急性者有发热、尿频及会阴部疼痛，直肠指检示前列腺肿大，压痛明显，分泌物检查可发现上皮细胞、少数脓细胞和淋球菌，如不及时治疗可形成脓肿；慢性患者一般无明显自觉症状，起床后第一次排尿时尿道口有糊口现象。

（2）淋菌性精囊炎　急性时有发热、尿频、尿痛，终末尿浑浊并带血，直肠指检可触及肿大的精囊，并有剧烈触痛；慢性者无自觉症状，直肠检查可触及精囊发硬。

（3）淋菌性附睾炎　多为单侧，可有发热、阴囊红肿、疼痛，同侧腹股沟和下腹部有反射性抽痛，尿液常浑浊。

女性淋病患者的主要并发症为淋菌性盆腔炎（包括急性输卵管炎、子宫内膜炎、继发性输卵管卵巢脓肿及破裂后所致的盆腔脓肿、腹膜炎等），误诊误治者很容易发展为盆腔及附件感染，反复发作可造成输卵管狭窄或闭塞，可引起宫外孕、不孕或慢性下腹痛等。

3. 播散性淋球菌感染　少见，占淋病患者的1%～3%，常见于月经期妇女。淋球菌通过血管、淋巴管播散全身，可发生菌血症，病情严重，若不及时治疗可危及生命。临床表现有发热、寒战、全身不适，常在四肢关节附近出现皮损，表现为瘀斑基础上脓疱、血疱和坏死，散在分布，数目常不多；还可发生关节炎、腱鞘炎、心内膜炎、心包炎、胸膜炎、肝周炎及肺炎等。诊断主要根据临床表现和血液、关节液、皮损等处淋球菌培养为阳性结果。

三、辅助检查

1. 直接涂片镜检　取患者分泌物涂片，革兰染色，镜下可见白细胞内或细胞外革兰阴性双球菌。

2. 细菌培养　淋球菌培养是诊断淋病的重要手段。常用的培养基有改良的T－M培养基、巧克力琼脂培养基。根据菌落形态、革兰染色和氧化酶试验进行鉴定。

四、诊断和鉴别诊断

本病主要根据病史（性接触史、配偶感染史、与淋病患者共用物品史或新生儿的母亲有淋病史等）、典型临床表现和实验室检查结果进行诊断。

本病应与非淋菌性尿道炎、念珠菌性阴道炎及滴虫性阴道炎等进行鉴别。非淋菌性尿道炎临床表现较轻，淋球菌检查阴性；需注意的是，临床上两者常并存，导致患者迁延不愈。

五、治疗

1. 淋菌性尿道炎、宫颈炎、直肠炎　头孢曲松250mg一次肌内注射，或大观霉素2.0g（宫颈炎4.0g）一次肌内注射，或环丙沙星500mg顿服，或左氧氟沙星400mg顿服或阿奇霉素1g顿服。

2. 淋菌性咽炎　头孢曲松250mg一次肌内注射，或环丙沙星500mg一次口服，或左氧氟沙星

400mg 一次口服。

3. 淋菌性眼炎

（1）新生儿　头孢曲松 25～50mg/（kg·d）（单剂不超过 125mg）静脉或肌内注射，连续 7 天，或大观霉素 40mg/（kg·d）肌内注射，连续 7 天。

（2）成人　头孢曲松 1.0g/d 肌内注射，连续 7 天，或大观霉素 2.0g/d 肌内注射，连续 7 天。同时应用生理盐水冲洗眼部，每小时 1 次。

4. 妊娠期淋病　头孢曲松 250mg 一次肌内注射，或大观霉素 4.0g 一次肌内注射。禁用喹诺酮类和四环素类药物。

5. 儿童淋病　头孢曲松 125mg 一次肌内注射，或大观霉素 40mg/kg 一次肌内注射；体重大于 45kg 者按成人方案治疗。

6. 淋菌性附睾炎　头孢曲松 250～500mg/d 肌内注射，连续 10 天；或大观霉素 2.0g/d 肌内注射，连续 10 天。

7. 淋菌性盆腔炎　头孢曲松 500mg/d 肌内注射，连续 10 天；或大观霉素 2.0g/d 肌内注射，连续 10 天。应加用甲硝唑 800mg/d，分 2 次口服；或多西环素 200mg/d，分 2 次口服，连续 10 天。

8. 播散性淋病　头孢曲松 1.0g/d 肌内注射或静脉注射，连续 10 天以上；或大观霉素 4.0g/d，分 2 次肌内注射，连续 10 天以上。淋菌性脑膜炎疗程约 2 周，心内膜炎疗程要 4 周以上。

9. 考虑同时有衣原体或支原体感染　应在上述药物治疗中加用多西环素 200mg/d，分 2 次口服，连服 7 天以上；或阿奇霉素 1.0g，一次口服。

10. 预防发生新生儿眼病　应用 1% 硝酸银眼药水滴眼。

治疗结束后 2 周内，在无性接触史情况下，症状和体征全部消失且在治疗结束后 4～7 天淋球菌复查阴性为治愈。

任务五　生殖道沙眼衣原体感染

情境导入

情境：患者，男，34 岁，因“晨起尿道口分泌物增多，伴瘙痒 2 天。”来院就诊。患者两天前晨起发现尿道口有白色痂膜，内裤上有污斑，伴有尿道瘙痒。2 周前有婚外性生活史。查体：尿道口略红，见少量白色分泌物。尿道分泌物检查示：沙眼衣原体（+），解脲支原体（-），人型支原体（-），淋球菌涂片检查及培养（-）。

思考：1. 本病的诊断是什么？

2. 本病应如何治疗？

生殖道沙眼衣原体感染（chlamydial trachomatis genital infection）是一种以衣原体为致病菌的泌尿生殖系统感染，主要通过性接触传染，临床过程隐匿、迁延、症状轻微，常引起上生殖道感染，是最常见的性传播疾病。

一、病因和发病机制

病原体为沙眼衣原体（Chlamydia trachomatis，CT）血清型 D-K，其可导致宿主细胞凋亡，所携带的质粒及分泌蛋白致病性较强，并可引发免疫病理反应。

衣原体有独特的发育周期，在进入细胞前为具有感染性的小的致密的原体，进入宿主细胞后逐渐增大繁殖成为始体，无感染性；当成熟后又成为原体。

二、临床表现

多发生在性活跃人群，主要经性接触感染，男性和女性均可发生，新生儿可经产道分娩时感染。潜伏期为1～3周，但大约有50%以上无症状。

1. 男性尿道炎 尿道刺痒、刺痛或烧灼感，少数有尿频、尿痛，尿道口轻度红肿，尿道分泌物呈浆液性，量少，晨起时会发现尿道口有少量分泌物结成痂封住了尿道口（糊口现象）或内裤被污染。

2. 女性黏液性宫颈炎 白带增多，宫颈水肿、糜烂等。半数以上患者无症状。

3. 新生儿感染 新生儿经母亲产道分娩时可感染沙眼衣原体，引起结膜炎或肺炎。

三、辅助检查

1. 培养法 沙眼衣原体培养阳性。

2. 抗原检测 酶联免疫吸附试验、直接免疫荧光法或免疫扩散试验检测沙眼衣原体抗原阳性。

3. 抗体检测 血清抗体水平升高（大于1∶64），见于沙眼衣原体附睾炎、输卵管炎。

四、诊断和鉴别诊断

本病主要根据病史（性接触史、配偶感染史等）、典型临床表现（男性以尿道炎为主，女性以宫颈炎为主）和实验室检查结果进行诊断。本病主要与淋病进行鉴别，此外尚需排除白念珠菌和滴虫的感染。

五、治疗

原则上应做到早期诊断、早期治疗、规则用药、治疗方案个体化。

常用治疗方案选择喹诺酮类、大环内酯类或四环素类抗生素口服，妊娠或儿童患者选择红霉素或阿奇霉素，疗程7～10天（阿奇霉素多采用1g一次性顿服）。用量：左氧氟沙星200mg，每天2次；莫西沙星400mg，每天1次；罗红霉素150mg，每天2次；红霉素500mg，每天2次；多西环素100mg，每天2次；米诺环素100mg，每天2次。儿童用量为：红霉素20～30mg/(kg·d)，分2～3次口服，阿奇霉素10mg/(kg·d)。

治愈的标准是患者的自觉症状消失，无尿道分泌物，尿沉渣无白细胞，且细胞涂片未见衣原体。在判断治愈时，一般可不做病原微生物培养。

答案解析

目标检测

选择题

A 型题

1. 二期梅毒的骨关节损害最常见的是（ ）

A. 骨折　B. 骨软骨炎　C. 关节强直

D. 骨髓炎　E. 骨膜炎

2. 下列哪项是二期梅毒的皮疹表现（　）
A. 扁平苔藓　B. 扁平疣　C. 扁平湿疣
D. 尖锐湿疣　E. 假性湿疣
3. 梅毒患者经规则、足量治疗后血清不转阴，超过多长时间属于血清固定（　）
A. 3 个月　B. 3 年　C. 2 个月
D. 2 年　E. 4 年
4. 由于治疗不及时引起的男性慢性淋病，其主要病灶在（　）
A. 咽部　B. 前列腺　C. 尿道腺体和隐窝
D. 附睾　E. 精囊
5. 在淋病的发病机制中，淋球菌主要是被哪种细胞吞饮，并在其内繁殖（　）
A. 扁平上皮细胞　B. 上皮细胞　C. 淋巴细胞
D. 中性粒细胞　E. 单层柱状上皮细胞
6. 播散性淋病的典型皮肤损害是（　）
A. 瘀斑基础上坏死的小脓疱
B. 结节性红斑
C. 虹膜状或靶形的红斑
D. 全身泛发浅在的黄白色小脓疱
E. 紫癜型药疹样改变
7. 非淋病性尿道炎的潜伏期一般是（　）
A. 1 周内　B. 1 ~2 周　C. 1 ~3 周
D. 3 ~4 周　E. 4 ~5 周
8. 非淋病性尿道炎的主要病原体是（　）
A. 厌氧革兰阴性杆菌　B. 阴道毛滴虫　C. 金黄色葡萄球菌
D. 链球菌　E. 沙眼衣原体生殖和解脲支原体
9. 关于女性非淋菌性泌尿生殖道炎的临床表现，下列哪项是错误的（　）
A. 很多患者无症状，仅表现为白带增多
B. 尿道炎可表现主要为尿道口充血、尿频
C. 尿道是感染的主要部位
D. 围生产期感染能引起新生儿衣原体性结膜炎
E. 宫颈水肿、表面肥大性滤泡是宫颈炎特殊的外观

书网融合……

重点小结　习题

附录　中英文名词对照索引

A

阿糖腺苷 vidarabine

氨甲环酸 tranexamic acid

B

白癜风 viliigo

白色浅表型 superficial white onychomycosis，SWO

白癣 tinea alba

斑块 plaque

斑贴试验 patch test

斑秃 alopecia areata

斑疹 macule

瘢痕 scar

半抗原 hapten

伴嗜酸性粒细胞增多和系统症状的药疹 drug eruption with eosinophilia and systemic symptoms，DRESS

孢子 spore

保护剂 protective agents

扁平苔藓 lichen planus，LP

变应性接触性皮炎 allergic contact dermatitis

变应性皮肤血管炎 allergic cutaneous vasculitis

表皮癣菌属 Epidermophyton

丙烯胺类 allylamine

剥脱性皮炎型药疹 drug-induced exfoliative dermatitis

不加热血清反应素试验 unheated serum reagin test，USR

C

传染性软疣 molluscum contagiosum

刺激性接触性皮炎 irritant contact dermatitis

D

大疱 bulla

大疱性表皮松解型药疹 drug-induced bullosaepidermolysis

大疱性类天疱疮 bullouspemphigoid，BP

大疱性脓疱疮 impetigo bullosa

带状疱疹 herpes zoster

丹毒 erysipelas

单纯疱疹 herpes simplex

弹力纤维 elastic fibers

酊剂 tincture

顶泌汗腺 apocrine glands

冻疮 chilblains

度普利尤单抗 Dupilumab

短帚霉 Scopulariopsis brericaulis

断发毛癣菌 T. tonsurans

多毛症 hypertrichosis

多烯类 polyene

多形红斑 erythemamultiforme

多形红斑型药疹 erythema muliforme drug eruption

E

恶性黑素瘤 malignantmelanoma，MM

F

泛发性脓疱型银屑病 generalized pustular psoriasis，GPP

粉剂 powder

风团 wheal

氟胞嘧啶 flucytosin，5-FC

腐蚀剂 caustics

G

干扰素 interferon，IFN

股癣 tinea cruris

固定型药疹 fixed drug eruption

关节病型银屑病 psoriasis arthropathica

光动力治疗 photodynamic therapy，PDT

光化学疗法 psoralen-ultraviodet A，PUVA

过敏性休克 anaphylactic shock

过敏性紫癜 anaphylactoid purpura

H

汗疱疹 pompholyx
黑点癣 tinea nigra
黑素细胞 melanocyte
亨-许紫癜 Henoch-Sch nlein purpura
红皮病型银屑病 psoriasis erythrodermic
红外光疗法 infraredray
糊剂 paste
花斑糠疹 pityriasis versicolor
化学剥脱术 chemical peeling
环孢素 ciclosporin，CsA
环磷酰胺 cyclophosphamide，CTX
黄褐斑 melasma
黄瘤病 xanthomatosis
黄癣 tinea favosa
灰黄霉素 griseofulvin

J

Janus 激酶 Janus kinase，JAK
鸡眼 clavus
基底层 stratum basale
基底细胞癌 basal cell carcinoma，BCC
基质 matrix
激光 laser
急性点滴状银屑病 acute guttate psoriasis
急性泛发性发疹性脓疱病 acute generalized exanthematous pustulosis，AGEP
棘层 stratum spinosum
棘细胞松解征 Nikolskysign
痂 crust
甲氨蝶呤 methotrexate，MTX
甲硝唑 metronidazole
甲癣 tinea unguium
甲真菌病 onychomycosis
胶原纤维 collagen fibers
角质剥脱剂 keratolytics
角质层 stratum corneum
角质促成剂 keratoplasticsagents
角质形成细胞 keratinocyte
疖 furuncle
疖病 furunculosis
接触性皮炎 contact dermatitis
结节 nodule
结节性红斑 erythema nodosum
疥疮 scabies
近端甲下型 proximal subungual onychomycosis，PSO
浸渍 maceration
菌丝 hypha

K

抗病毒剂 antiviral agents
抗菌剂 antibacterial agents
抗衰老剂 anti - aging agents
抗真菌剂 antifungal agents
抗组胺药 antihistamines
颗粒层 stratum granulosum
快速血浆反应素环状卡片试验 rapid plasma reagin test，RPR
溃疡 ulcer

L

朗格汉斯细胞 Langerhans cell
雷公藤总苷 tripterygium glycosides
冷冻 cryotherapy
利巴韦林 ribavirin
裂隙 fissure
鳞屑 scale
鳞状细胞癌 squamous cell carcinoma，SCC
膦甲酸 foscarsnet
硫代硫酸钠 sodium thiosulfate
硫唑嘌呤 azathioprine，AZA

M

马拉色菌毛囊炎 Malassezia folliculitis
马拉色菌属 Malassezia
吗替麦考酚酯 mycophenolate mofetil，MMF
慢性单纯性苔藓 lichen simplex chronicus
毛囊炎 folliculitis
毛癣菌属 Trichophyton
毛周角化症 perifollicular keratosis
玫瑰痤疮 rosacea
玫瑰糠疹 pityriasis rosea
梅毒螺旋体颗粒凝集试验 treponema pallidum particle agglutination test，TPPA

梅毒螺旋体血凝试验 treponema pallidum particle hemagglutination assay，TPHA
梅克尔细胞 Merkel cell
糜烂 erosion
母斑 mother patch

N

囊肿 cyst
尼氏征 Nikolsky sign
念珠菌属 Candida
凝胶 gel
脓疱 pustule
脓疱疮 impetigo
脓疱型银屑病 psoriasis pustulosa
脓癣 kerion

P

皮肤 skin
皮肤淀粉样变病 amyloidosis
皮肤反射式共聚焦显微镜 reflexion confocal microscope，RCM
皮肤附属器 cutaneous appendages
皮肤光学相干层析成像技术 optical coherence tomo-graphy，OCT
皮肤黑变病 melanosis
皮肤癣菌 dermatophyte
皮肤癣菌病 dermatophytosis
皮肤血管炎 cutaneous vasculitis
皮下组织 subcutaneous tissue
皮脂腺 sebaceous glands
胼胝 callus
葡萄球菌型中毒性表皮坏死松解症 staphylococcal toxic epidermal necrolysis，STEN
葡萄球菌性烫伤样皮肤综合征 staphylococcal scalded skin syndrome，SSSS

Q

气雾剂 aerosol
荨麻疹 urticaria
荨麻疹型药疹 urticarial drug eruption
前驱斑 herald patch
羟氯喹 hydroxychloroquine
清洁剂 cleansing agents
丘疹 papule
球形马拉色菌 Malassezia globosa
全基因组关联研究 genome-wide association study，GWAS
全甲毁损型 total dystrophic onychomycosis，TDO
犬小孢子菌 Microsporum canis
雀斑 freckle

R

日光性角化病 actinic keratosis，AK
日光性皮炎 solar dermatitis
溶液 solution
乳房 Paget 病 mammary Paget disease
乳房外 Paget 病 extramammary Paget disease
乳剂 emulsion
软膏 ointment
润肤剂 emollient

S

瘙痒症 pruritus
色素性紫癜性皮肤病 pigmentary purpuric dermatosis
杀虫剂 insecticides
深脓疱疮 ecthyma
神经性皮炎 neurodermatitis
虱病 pediculosis
湿疹 eczema
石膏样小孢子菌 M. gypseum
收敛剂 astringents
手癣 tinea manus
手足皲裂 rhagadia manus and pedalis
水痘 varicella
水疗 hydrotherapy
水疱 vesicle

T

苔藓样变 lichenification
太田痣 nevus of Ota
糖皮质激素 glucocorticoid
糖皮质激素 glucocorticoid
特应性皮炎 atopic dermatitis，AD
体癣 tinea corporis
天疱疮 pemphigus
铁锈色小孢子菌 M. ferugineum

同形反应 isomorphism
头癣 tinea capitis
透明层 stratum lucidum
涂膜剂 film
脱色剂 depigmentingagents

W

网状纤维 reticular fibers
微波治疗 microwave
维 A 酸类 retinoids
萎缩 atrophy
文身 tattoos
无色素痣 achromic nevus

X

洗剂 lotion
夏季皮炎 dermatitis aestivalis
小孢子菌属 Microsporum
小汗腺 eccrine glands
新生儿脓疱疮 impetigo neonatorum
性病研究实验室试验 venersal disease research laboratory test，VDRL
雄激素性秃发 androgenetic aopecia，AGA
许兰毛癣菌 Trichophyton schoenleinii
癣 tinea
血管性皮肤病 vascular dermatosis
血管性水肿 angioedema
寻常痤疮 acne vulgaris
寻常型脓疱疮 impetigo vulgaris
寻常型银屑病 psoriasis vulgaris

Y

痒疹 prurigo
药物超敏反应综合征 drug hypersensitivity syndrome，DHS
药物性皮炎 dermatitis medicamentosa
药疹 drug eruption
异位性 atopy
银屑病 psoriasis
隐翅虫皮炎 paederus dermatitis
荧光螺旋体抗体吸收试验 fluoresent treponemal antidody-absorption test，FTA - ABS
硬膏 plaster
油剂 oil
疣 verruca，wart
疣状毛癣菌 T. verrucosum
鱼鳞病 ichthyosis
远端侧位甲下型 distal and lateral subungual onychomycosis，DLSO

Z

窄谱 UVB narrow-band，NB-UVB
掌跖角化症 palmoplantar Keratoderma，PPK
遮光剂 sunscreenagents
真菌 fungus
真菌病 mycosis
真皮 dermis
脂溢性皮炎 sebortheie dermatitis
止痒剂 antipruriticagents
中毒性表皮坏死症 toxic epidermalnecrolysis，TEN
柱顶孢霉属 Scytalidium
抓痕 excoriation
紫色毛癣菌 T. violaceum
紫外光疗法 ultravioletray
自身敏感性皮炎 autosensitization dermatitis
足癣 tineapedis
左旋咪唑 levamisole
唑类 azole

参考文献

［1］张学军．皮肤性病学［M］．2 版．北京：人民卫生出版社，2022

［2］刘洪波．皮肤性病学．［M］．5 版．北京：北京大学医学出版社，2020.

［3］陈丽娟．美容皮肤病学［M］．3 版．北京：人民卫生出版社，2019.

［4］魏志平，胡晓军．皮肤性病学［M］．8 版．北京：人民卫生出版社，2018.

［5］陈洪铎．皮肤性病学［M］．2 版．北京：人民卫生出版社，2018.

［6］赵辨．中国临床皮肤病学［M］．2 版．南京：江苏凤凰科学技术出版社，2017.

［7］张信江，皮肤性病学［M］．5 版．北京：人民卫生出版社，2004.

［8］安德鲁斯临床皮肤病学［M］．12 版．雷铁池主译．北京：科学出版社，2019.

［9］〔美〕William D. James，〔美〕Timothy G. Berger，〔美〕Dirk M. Elston 等主编．安德鲁斯临床皮肤病学［M］. 12 版．雷铁池主译．北京：科学出版社，2019.

［10］中华医学会皮肤性病学分会，中国医师协会皮肤科医师分会．自身免疫性表皮下大疱病诊疗共识（2022）［J］. 中华皮肤科杂志，2022，55（1）：1－11.

［11］王思航，左亚刚．2021 版法国大疱性类天疱疮治疗指南解读［J］. 中国医学科学院学报，2022，44（5）：828－836.

［12］Karakioulaki M，Eyerich K，Patsatsi A. Advancements in Bullous Pemphigoid Treatment：A Comprehensive Pipeline Update［J］. Am J Clin Dermatol，2024 Mar，25（2）：195－212.

［13］Borradori L，Van Beek N，Feliciani C，et al. Updated S2 K guidelines for the management of bullous pemphigoid initiated by the European Academy of Dermatology and Venereology［J］. J Eur Acad Dermatol Venereol，2022 Oct，36（10）：1689－1704.